Theodor Krauß
Die Grundgesetze der JSO-Komplex-Heilweise

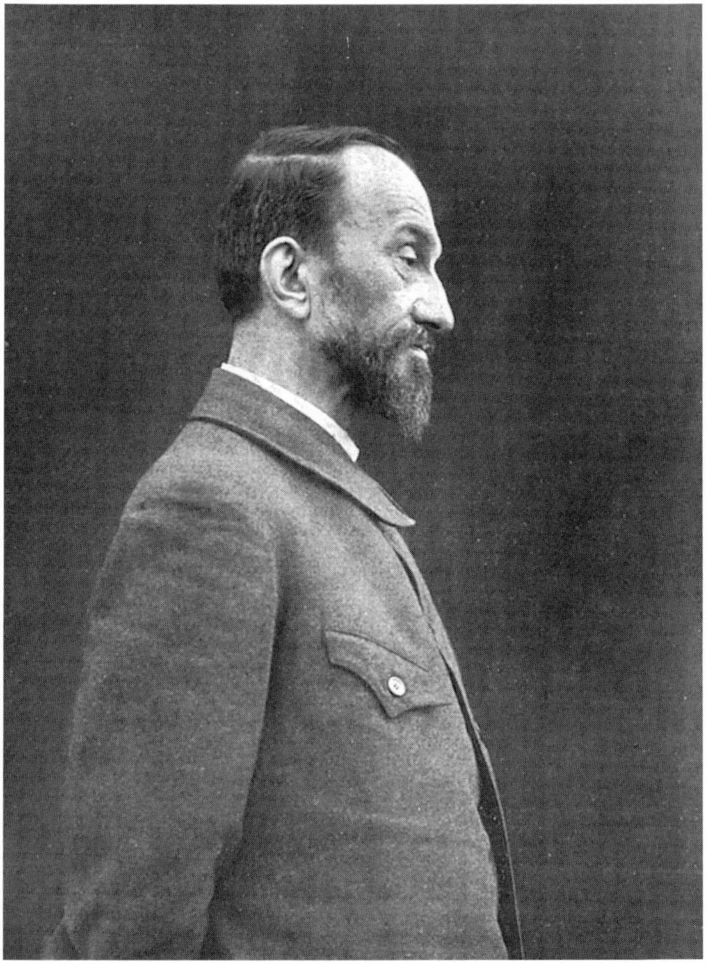

Theodor Krauß

Die Grundgesetze der JSO-Komplex-Heilweise

Bearbeitet von der medizinisch-wissenschaftlichen Abteilung der ISO-Arzneimittel GmbH & Co. KG

Theodor Krauß

Mit 43 graphischen Darstellungen und Zeichnungen

14. Auflage

Sonntag Verlag Stuttgart

Die Deutsche Bibliothek – CIP-Einheitsaufnahme

Krauss, Theodor:
Die Grundgesetze der Jso-Komplex-Heilweise : nach frei gehaltenen Vorträgen dargestellt / von Theodor Krauss. Bearb. von d. Med.-Wiss. Abt. d. ISO-Arzneimittel GmbH & Co KG, Regensburg. Mit 43 graph. Darst. u. Zeichn. – 14. Aufl. – Stuttgart : Sonntag, 1997
ISBN 3-87758-125-0

Anschrift der Bearbeiter:
ISO-Arzneimittel GmbH & Co. KG
Med.wiss. Abteilung
Bunsenstr. 6–10
76275 Ettlingen

Wichtiger Hinweis
Medizin als Wissenschaft ist ständig im Fluß. Forschung und klinische Erfahrung erweitern unsere Erkenntnisse, insbesondere was Behandlung und medikamentöse Therapie anbelangt. Soweit in diesem Werk eine Dosierung oder eine Applikation erwähnt wird, darf der Leser zwar darauf vertrauen, daß Autoren, Herausgeber und Verlag große Sorgfalt darauf verwandt haben, daß diese Angabe genau dem **Wissensstand bei Fertigstellung** des Werkes entspricht. Dennoch ist jeder Benutzer aufgefordert, die Beipackzettel der verwendeten Präparate zu prüfen, um in eigener Verantwortung festzustellen, ob die dort gegebene Empfehlung für Dosierungen oder die Beachtung von Kontraindikationen gegenüber der Angabe in diesem Buch abweicht. Das gilt nicht nur bei selten verwendeten oder neu auf den Markt gebrachten Präparaten, sondern auch bei denjenigen, die vom Bundesgesundheitsamt (BGA) oder Paul-Ehrlich Institut (PEI) in ihre Anwendbarkeit eingeschränkt worden sind.
Geschützte Warennamen (Warenzeichen) werden nicht besonders kenntlich gemacht. Aus dem Fehlen eines solchen Hinweises kann also nicht geschlossen werden, daß es sich um einen freien Warennamen handele.

ISBN 3-87758-125-0

Printed in Germany 1997
Gesamtherstellung: Friedrich Pustet, Regensburg

INHALT

Vorwort zur 6. Auflage

Der Begründer und Altmeister der Jso-Komplex-Heilweise *Theodor Krauß* hat auf Grund seiner reichen Erfahrung, die er sowohl bei volkstümlichen Vorträgen wie in seiner ausgedehnten Praxis sammeln konnte, das Buch „Die Grundgesetze der Jso-Komplex-Heilweise“ verfaßt, das wegen der Einfachheit und Klarheit seines Aufbaues und der inneren Geschlossenheit seiner Beweisführung in besonderem Maße geeignet ist, den mit dieser Heilweise noch nicht Vertrauten in ihre Theorie und Praxis einzuführen, das aber auch dem erfahrenen Praktiker bei genauerem Durcharbeiten immer wieder neue Anregungen und wertvolle Hinweise auf die mannigfaltigen Heilmöglichkeiten vermittelt, die in diesem therapeutischen System verborgen liegen. Es ist daher begreiflich, daß der Wunsch nach einer Neuauflage dieses Werkes nach Kriegsende immer dringlicher geäußert wurde, so daß sich der Verlag entschloß, ihm nachzukommen.

In allem Wesentlichen blieb das Buch inhaltlich unverändert. Es wurden nur die neuen Bezeichnungen der Mittel nach lateinischen Pflanzennamen eingeführt und solche sachliche Änderungen vorgenommen, die sich auf Grund der Entwicklung der Medizin in den letzten 25 Jahren als notwendig ergaben. Gerade die grundlegenden Auffassungen von Krauß, daß nämlich immer der Mensch als Ganzes erkrankt und daß infolgedessen auch immer der ganze Mensch behandelt werden muß, nicht ein einzelnes Organ oder ein begrenzter Körperbereich, gerade diese Auffassung ist im Lauf der letzten Jahrzehnte mehr und mehr Allgemeingut der Medizin geworden, wahrhaftig ein schönes Zeugnis für die Güte der Beobachtung und die Selbstständigkeit des Denkens von Altmeister Krauß. Sogar die Prinzipien der Relationspathologie und der Neuraltherapie sind von Krauß schon praktisch verwertet worden. Seine Betonung auch der äußeren Behandlung mit Einreibungen, Waschungen, Massagen mutet gleichfalls ganz modern an und bedurfte daher keiner nachträglichen Anpassung an heutige Auffassungen. Das ist auch der Grund, warum die therapeutischen Ratschläge von Krauß zur Behandlung chronischer Krankheiten im wesentlichen unverändert gelassen wurden.

So möge das kleine Werk aufs neue hinausziehen und der seit drei Jahrzehnten bewährten Jso-Komplex-Heilweise neue Freunde gewinnen oder ihre alten Freunde mit neuer Zuversicht erfüllen und ihnen viele Anregungen zu einer weiteren erfolgreichen therapeutischen Tätigkeit vermitteln. Auch der Arzt kann durch das Studium dieses Buches manche ihm bisher nicht bekannte Behandlungs- und Heilungsmöglichkeit kennen lernen und durch Anwendung dieser fein zusammengestimmten Pflanzenkomplexe noch Erfolge erzielen, wo gröbere anorganisch-mineralische Mittel sich als unwirksam erwiesen. Der gute Arzt ist sein Leben lang ein Lernender. Er lernt unablässig, um kranken Menschen besser helfen zu können. So möge er es auch nicht unter seiner Würde finden, sich mit dieser Heilweise vertraut zu machen. Überraschende und reiche Erfolge werden ihm die Mühe lohnen.

Regensburg, im Mai 1956.

Medizinisch-wissenschaftliche
Abteilung der Jso-Werk KG

Vorwort zur 8. (durchgesehenen) Auflage

Das wachsende Interesse an der Jso-Komplex-Heilweise (JKH) hat eine verstärkte Nachfrage nach dem grundlegenden Werk von Theodor Krauß zur Folge, so daß die 7. Auflage ebenso wie vorher die 6. in wenigen Jahren vergriffen war. Eine Neuauflage wurde deshalb notwendig.

Nachdem in den vorhergegangenen Auflagen manche Aussagen über die pharmazeutisch-technische Herstellung der JKH-Mittel neuen Auffassungen und Erkenntnissen angepaßt worden waren, brauchten sie in der 8. Auflage in keinem Punkt geändert werden.

Die 8. Auflage unterscheidet sich von der 7. lediglich in einigen redaktionellen Änderungen, die der Gesetzgeber notwendig machte. Die Originaltexte von Krauß sind unverändert beibehalten worden, selbst auf die Gefahr hin, daß die eine oder andere Aussage von »Übelwollenden« falsch ausgelegt werden könnte. Das Wort »Krebs« z. B. steht bei Krauß als Sammelbegriff für eine ganze Reihe von Erkrankungen, bei denen im allgemeinen mit ungünstigen Verlaufsformen gerechnet werden muß.

Wir wünschen der 8. Auflage denselben Erfolg bei ihren Lesern den alle vorhergegangenen Auflagen für sich in Anspruch nehmen können.

Regensburg, im März 1971

Medizinisch-wissenschaftliche
Abteilung der Jso-Werk KG

Vorwort zur 13. Auflage

Der Originaltext von Theodor Krauß wurde unverändert übernommen. Kleinere Korrekturen wurden jedoch notwendig, die sich auf Verbesserung der Herstellungsweise, nicht mehr abgegebene Dilutionen, Änderung der Bezeichnung der Dilutionen und andere Aktualitäten beziehen.

Wir wünschen der neuen 13. Auflage ebensoviel Erfolg wie den bisherigen.

Regensburg, Juli 1989

Medizinisch-wissenschaftliche
Abteilung
ISO-Arzneimittel GmbH & Co KG

Abkürzungen

Adermittel 1—3	= *Ad 1—Ad 3*
Brustmittel 1—9	= *Br 1—Br 9*
Fiebermittel 1—2	= *Fb 1—Fb 2*
Gewebemittel 1—17	= *G 1—G 17*
Lymphmittel 1—2	= *Lf 1—Lf 2*
Stoffmittel 1—12	= *St 1—St 12*
Konstitutionsmittel 1—5	= *K 1—K 5*
Darmmittel 1—2	= *W 1—W 2*
Fluida	= *Fl*
×	= *abwechselnd*
+	= *und*

EINLEITUNG

Was ist Jso-Komplex-Heilweise!

Welches Bild macht man sich denn in den weitesten Kreisen von der Homöopathie und von der aus ihr entwickelten Jso-Komplex-Heilweise!

Manche glauben diese beiden Töchter der Heilkunde einfach mit dem Ausdruck der souveränen Verachtung: „Schwindel" — abtun zu können, andere stellen sie etwa auf die Stufe des Gesundbetens und meinen „der Glaube", die „Einbildung" oder, wenn sie sich besonders wissenschaftlich ausdrücken wollen, die „Autosuggestion" seien das eigentliche „Wirksame" an dieser Heilmethode, womit man die ja unleugbar „vorkommenden Heilerfolge" erklären müsse.

Sicher, ein gewisser „Glaube", ein gewisses Vertrauen in den Arzt und sein Wissen und Können ist wohl notwendig, aber doch nur insoferne und insoweit, daß seine Verordnungen und Anweisungen genau und pünktlich befolgt werden. Aber *diese* Art von Suggestion werden und müssen gewiß auch die Vertreter der alten und überhaupt *jeder* medizinischen Schule für sich und ihr Wirken beanspruchen.

O! das müßten traurige Heilmittel sein, an die man erst glauben müßte, damit und bevor sie wirken! Woher käme denn dann der Einfluß auf kleine, der Überlegung noch nicht fähige Kinder, auf Besinnungslose, Ohnmächtige, Betrunkene, auf Personen, die sich nicht im Besitze ihrer normalen Geisteskräfte befinden? Woher die Wirkung auf Tiere?

Sollten diese wohl auch erst zum „Glauben" an die „Körnchen" gebracht werden, bevor diese wirken?

Nun, so lange solche Meinungen von Laien geäußert werden, wäre die Sache nicht schlimm; aber daß auch Ärzte, welche auf ein „wissenschaftliches Denken" Anspruch machen, an solchen oberflächlichen Urteilen teilnehmen, ist wahrlich bedauerlich; denn von den Fachleuten müßte man eigentlich verlangen, daß sie die Sache, über die sie urteilen, zuvor prüfen und kennen lernen, nicht aber sie ungeprüft verdammen, nur deshalb, weil sie den eben herrschenden Schulansichten zu widersprechen scheint.

Aber diese Ansichten gerade sind es ja, welche einem ewigen Wechsel unterworfen sind, wie uns die Geschichte der Medizin in den letzten Jahrzehnten sattsam *bewiesen* hat. Was heute „Wissenschaft" heißt, war zum Teil vor zwanzig Jahren Utopie und wird in wieder zwanzig Jahren teilweise als veraltet und „obsoleter Plunder" verworfen sein.

Also: Mit dem Urteil, daß die sogenannten homöopathischen Nichtse keine Wirkung hätten und keine Wirkung haben könnten, daß eine solche Wirkung unmöglich und die gegenteilige Behauptung Schwindel sei, muß man sehr vorsichtig umgehen in einem Zeitalter, welches uns täglich neue Möglichkeiten der Auswertung physikalischer Errungenschaften bringt (Strahlentherapie, Zerfall der Atome radioaktiver Indikatoren usw.). Alles Beweise dafür, daß es außer der grobstofflichen auch eine verfeinerte Materie gibt und daß auch die erstere nicht nur durch ihre Körperlichkeit, sondern auch und vielleicht in viel höherem und jedenfalls durchdringenderem Maße energetisch durch jene Kraftstrahlung wirkt, die von ihr ausgeht.

Freilich, wer sich bei der Beurteilung der Homöopathie mit oberflächlichen Gemeinplätzen oder dem oft aufgewärmten Witz begnügt: Homöopathie, das ist ein Tropfen einer Arzneiessenz in den Bodensee getan und dann umgerührt — der ist in seinem Urteil nicht ernst zu nehmen, er sei Laie oder „Gelehrter".

Ich habe vorher schon darauf hingewiesen, wie in der Schulmedizin die wissenschaftlichen Meinungen mit erstaunlicher Schnelligkeit wechseln.

Aber sind denn solche Meinungen noch „Wissenschaft?"

Was ist denn überhaupt „Wissenschaft"? Wissenschaft kommt doch offenbar von „wissen". *Wissen* kann ich aber nur das, was feststeht und in Tatsachen begründet ist. Wo diese feststehende Unterlage fehlt, kann man wohl von „Annahmen", „Theorien", „Meinungen" oder „Hypothesen" sprechen, niemals aber von Wissenschaft. Die Wissenschaft kann zwar durch Erforschung neuer Tatsachen fortschreiten, aber sie kann und darf sich niemals widersprechen, sonst beweist sie selbst durch ihren Widerspruch, daß die von ihr verkündeten Lehren nicht wahr, also nicht wissenschaftlich, sondern irrtümlich waren.

Wenn wir nun dem gegenüberhalten, daß die Homöopathie seit ca. 150 Jahren, die Jso-Komplex-Heilweise seit mehr als 6 Jahrzehnten sich eine immer weiter greifende Ausbreitung erkämpft hat, ja wahrhaft erkämpft gegen alle Anfeindungen und Unterdrückungsversuche, gegenüber aller Verspottung — so liegt doch offenbar der Schluß sehr nahe, daß dieser Wissenschaft ein starker, mächtiger Schatz an Wahrheit innewohnen muß, Wahrheiten, die sich auf Tatsachen gründen, die in ihrer immer gleichbleibenden Wiederholung nur der Ausfluß ewig feststehender, unwandelbarer Naturgesetze sein können.

Darum also, weil sich die Homöopathie und Jso-Komplex-Heilweise auf Tatsachen stützt, die sich nach bestimmten Gesetzen vollziehen, die der Schöpfer in die Natur gelegt, als Ausfluß seines eigenen Wesens, welches ewiges Gesetz ist — darum ist die Homöopathie und Jso-Komplex-Heilweise wahre Wissenschaft, die wohl fortschreiten, sich entwickeln und erweitern, niemals aber mit sich selbst und den Gesetzen der Natur in Widerspruch kommen kann.

Diese Naturgesetze näher zu untersuchen und kennen zu lernen wird unsere weitere Aufgabe sein.

Ein Vorläufer der Jso-Komplex-Heilweise war die Homöopathie im weiteren Sinne.

Der Begründer der Homöopathie war ein Meißener Arzt, Dr. Samuel Hahnemann, welcher sich, neben verschiedenen chemischen Problemen, besonders auch die Erforschung der reinen Arzneimittelwirkungen zur Aufgabe gemacht hatte.

Die Heilkunde befand sich damals, an der Wende des 18. und 19. Jahrhunderts, in einer sehr verfahrenen Bahn. Die ärztlichen Rezepte zeigten ein wahrhaft schauerliches Gemisch der stärkst wirkenden Stoffe, vielfach ohne jede Rücksicht darauf, daß die Wirkungen einzelner Bestandteile sich entweder aufheben oder stören mußten, oder daß durch die Verbindung so verschiedenartiger Stoffe ein neuer, zusammengesetzter Körper, mit ganz andern Eigenschaften und Wirkungen entstehen mußte, als seinen einzelnen Bestandteilen für sich allein genommen zukam.

Hahnemann, ein ungewöhnlich scharfblickender Geist, erkannte sehr wohl, auf wie schwachen Füßen die ganze Arzneimittellehre und die ganze Kenntnis der Arzneiwirkungen stand und darum beschloß er, die letzteren sorgsam zu erforschen.

Er ging bei seinen Prüfungen von dem Grundsatz aus, daß die

reine Wirkung der Arznei am klarsten und unvermischtesten in Form von Erscheinungen etwaiger Krankheitsvorgänge zutage treten müsse, wenn dieselbe an Gesunden erprobt würde. So — sagte er sich — muß sich am besten zeigen, auf welche Organe, auf welche Gewebe irgendeine Arznei einwirkt und welche Veränderungen sie daran hervorbringt.

Hahnemann hat bei der Prüfung der Arzneiwirkungen einen völlig anderen Weg eingeschlagen als unsere modernen Physiologen und Pharmakologen, welche die Wirkungen der zu prüfenden Arzneien zuerst an Hunden, Katzen, Affen und besonders Meerschweinchen studieren, obwohl die Verschiedenheit dieser Organismen von dem menschlichen durchaus kein sicheres Urteil darüber zuläßt, ob der betreffende Stoff auf den Menschen die gleiche oder ähnliche Wirkung äußern würde, wie auf das viel niedriger organisierte Meerschweinchen.

Nein — der mutige Hahnemann erprobte die Wirkungen der Arzneien an sich selbst.

Eine der ersten Arzneien, die er sich zur Prüfung auswählte, war die Chinarinde, aus der, wie bekannt, das Chinin und seine verschiedenen Abarten (Derivate) erzeugt werden.

Die Chinarinde ist uns zuerst durch die Spanier aus dem eroberten Peru herübergebracht worden, dessen Ureinwohner dieselbe bereits kannten und als ein wirksames Fiebermittel in der Heilkunde benützten, besonders gegen die tropischen — sogenannten Wechselfieber.

Wer beschreibt nun das Staunen Hahnemanns, als er nach dem Gebrauche dieses Mittels das schönste Wechselfieber ausbrechen sah, dieselben Erscheinungen also, gegen welche die Chinarinde als Heilmittel angewendet wird!

Als sich die gleichen Erscheinungen bei jedem wiederholten Versuche immer wieder zeigten, als er dann weiter bei der Prüfung anderer bekannter Arzneien ein ähnliches Verhalten beobachten konnte, kam Hahnemann zu dem Schlusse, daß zwischen der Wirkung einer Arznei auf einen gesunden Körper und der Heilwirkung derselben auf einen kranken Körper ein gesetzmäßiger Zusammenhang bestehen müsse und zwar derart, daß jede Arznei diejenigen Krankheitserscheinungen am vollkommensten zu beseitigen befähigt sei, die sie mit größter Ähnlichkeit in einem gesunden Körper erzeugen könne.

Damit war das erste und oberste Grundgesetz der Homöopathie

gefunden: *„Ähnliches wird durch Ähnliches geheilt“* oder *„Similia similibus curantur“*.

Daraus ist zu ersehen, daß der erste Grund- und Eckstein der Homöopathie noch gar nicht die unendlich kleinen — sogen. Infinitesimal — Arzneigaben war, die man später dieser Heilmethode zum Vorwurf und Spott gemacht hat, sondern das Gesetzmäßige in der Anwendung ihrer Heilmittel.

Merkwürdig ist dabei zu sehen, daß fast vierhundert Jahre vor Hahnemann schon ein anderer dieses große Naturgesetz nicht nur gekannt, sondern auch in seinen leider nur zu oft un- und mißverstandenen Schriften ausgesprochen hat. Niemand geringerer als der große Paracelsus.

An einer Stelle sagt er: „Wenn das Salz (im Körper) krank ist, dann heilt's das Salz“.

Aber natürlich ist hier das „Salz“ nicht wörtlich — sondern *„cum grano salis“* zu verstehen.

Und an einer anderen Stelle mahnt er die Ärzte, die wahrhaft heilen wollen, es nicht nur zu machen wie die Alten *„contraria contrariis“* (Entgegengesetztes durch Entgegengesetztes) sondern auch *„Similia similibus“*.

Wir werden weiterhin noch wiederholt Gelegenheit finden, diesen großen Geist zu bewundern.

Die Homöopathie und ihre Entwicklung

Die Entdeckung des homöopathischen Fundamentalsatzes bedeutet in der Geschichte der Medizin einen Mark- und Eckstein. Nicht mehr und nicht weniger, als daß an die Stelle von Meinungen und Hypothesen das Gesetz, an die Stelle des Zufalls die Regel bei der Anwendung, Beurteilung und Prüfung von Heilmitteln gesetzt wurde: *Similia similibus curantur. Ähnliches wird durch Ähnliches geheilt,* oder weiter gefaßt und erläutert:

Jede Krankheit weicht am vollkommensten jenem Heilmittel, welches imstande ist, in einem gesunden Körper Zustände zu erzeugen, welche dem Bilde der Krankheit, d. h. ihren Symptomen — am ähnlichsten sind.

Dieses ist das erste und oberste Gesetz der Homöopathie, auf welchem sich die Lehre mit allen ihren Folgerungen aufbaut, wie ein Haus auf seinen Grundmauern.

Bis dahin hatte Hahnemann immer noch mit verhältnismäßig massiven Dosen gearbeitet; denn um einen gesunden Organismus in seinen regelmäßigen (physiologischen) Tätigkeiten derartig umstimmen zu können, daß krankhafte (pathologische) Erscheinungen und Beschwerden hervorgebracht werden, ist es meist notwendig, den betreffenden Arzneistoff in massiger, also toxischer (giftiger) Form zu geben.

Die Folge zeigte aber, daß es zur Erzielung von Heilwirkungen beim kranken Menschen gar nicht notwendig ist, die Arznei in so starken Dosen zu geben, als erforderlich sind, in einem gesunden Organismus die „homöopathischen" Symptome zu erzeugen, sondern daß zur Erzielung von Heilwirkungen schon weit, weit geringere Arzneigaben genügen.

Zu diesem Schlusse kamen Hahnemann und seine Schüler besonders durch eine eigentümliche Beobachtung.

Je genauer und ähnlicher nämlich im Sinne des homöopathischen Grundgesetzes die Arznei gegenüber den bestehenden Krankheitserscheinungen gewählt schien, desto häufiger geschah es, daß sich dieselben unter dem Einflusse der Arznei zuerst verschlimmerten und dann erst in Besserung und Heilung übergingen.

Mit Recht wurde bei der Stetigkeit, mit welcher sich diese Erscheinung wiederholte, ein ursächlicher Zusammenhang vermutet. Man nannte diese Erscheinung die *homöopathische Erstverschlimmerung oder Reaktion.*

Infolge dieser Beobachtung kam in der Homöopathie schon unter Hahnemann und noch mehr dann unter seinen Schülern die Neigung zur Geltung, die Dosis der Heilmittel mehr und mehr zu verringern, um die „Erstverschlimmerung" wo nicht zu vermeiden, so doch zu verringern und so die Heilung selbst nicht nur „sicher", sondern auch „leicht" und „angenehm" zu gestalten nach dem alten Grundsatze, den sich jeder Arzt zur Richtschnur nehmen soll: *„Tuto, cito et jucunde"*.

Zu der Kleinheit der Arzneigaben kam die Homöopathie also nicht durch vorher aufgestellte Theorien, sondern durch Beobachtung und Erfahrung.

Gleichwohl aber wurde in der Folge gerade diese Kleinheit der Dosis zu einer der Hauptsäulen der Homöopathie und zu einem der unterscheidendsten Merkmale zwischen ihr und der Allopathie.

Zur Vermeidung der, zwar als Beweis der richtigen Mittelwahl willkommenen, für den Kranken aber immerhin lästigen, beschwerlichen, oft auch beunruhigenden „Erstverschlimmerung" waren zwei Wege offen.

Entweder man blieb zwar bei den verhältnismäßig „massiven" Dosen, gab sie aber nur in längeren Pausen oder Zwischenräumen, oder man ging kurzerhand zu den geringen Dosen oder „Verdünnungen" oder „Potenzen" über. Das Resultat ist wesentlich dasselbe. Im ersteren Falle besorgt die Zeit und die umwandelnde und ausscheidende Tätigkeit des Organismus die „Verdünnung" der Arznei, im letzteren Falle die Kunst.

Die Gesundheit ist streng genommen nichts anderes als die völlige Harmonie, das Gleichgewicht jener verschiedenen chemischen und physikalischen Kräfte, welche im normalen Organismus das Leben unterhalten. Sagen wir also kurzerhand der „Lebenskräfte".

Nehmen wir zum besseren Verständnis und zur Veranschaulichung dieser Tatsache im Folgenden den physikalischen oder mathematischen Vergleich zu Hilfe.

Wir haben hier zunächst die angenommene Krafteinheit, d. i. ○ den Zustand des völligen Gleichgewichts oder gegenseitiger Neutralität der oben erwähnten physikalischen und chemischen Lebenskräfte des Organismus, die wir praktisch als den Zustand der Gesundheit oder Harmonie zusammenfassen.

Auf diesen Gleichgewichtszustand ○ beginnt nun ein gewisser Krankheitsreiz, die „Noxe", derart einzuwirken, daß unter dem Einfluß dieses Reizes, den wir uns beliebig als chemische oder physikalische Kräfte oder Bakterien usw. vorstellen mögen, sich Tätigkeitsstörungen einstellen, die mit ihren Wirkungen als „Symptom", d. h. Anzeichen der Krankheit, in verschiedener Form in Erscheinung treten.

Es bedeutet also in der nachstehenden Figur ○ den indifferenten Organismus, auf welchem die Krankheitsreize (Noxe) + A in bestimmter Form und bestimmtem Grade krankmachend einwirken und dergestalt Krankheitserscheinungen hervorbringen, die wir als

$+ A \longrightarrow \bigcirc$

„Symptome" bezeichnen und die wir uns ebenfalls als eine ganz bestimmte Krafteinheit zu denken haben, wie wir ja auch von verschiedenen „Krankheitsformen" und „Graden" sprechen.

Es muß also das Verhältnis zwischen den krankmachenden Kräften und ihrem Produkt — der Krankheit — einerseits und den diese in ihrer Wirkung austilgenden Arzneikräften kein willkürliches und zufälliges, sondern ein gesetzmäßiges sein.

Wir haben jetzt eben von den „Erstverschlimmerungen" gesprochen. Nun gehen wir auf unser Beispiel zurück.

Wir haben hier vor uns + A: Die Summe der krankmachenden Kräfte (Krankheitsreiz oder Noxe), deren Ergebnis als bestimmte Krankheit in Erscheinung tritt.

Dann haben wir A^1 die Arzneikraft, die wir ihr entgegenstellen wollen, und zwar zunächst, dem historischen Entwicklungsgang entsprechend, in massiver, toxischer Dosis, d. h. in einer solchen, welche imstande wäre, im gesunden Organismus dem homöopathischen Grundgesetz gemäß Erscheinungen (toxische Symptome, Vergiftungserscheinungen) hervorzubringen, welche jenen der Krankheit + A am ähnlichsten sind.

Wir haben also hier zwei gleiche und in derselben Richtung wirkende Kräftequalitäten vor uns, nämlich

+ A ⟶ ○

———————————— = den Krankheitsweg,

+ A^1 ⟶ ○

— — — — — — — — = den Arzneiweg.

Wir wissen aber nicht allein aus der Mathematik, sondern auch aus der Physik und Mechanik, daß zwei gleiche und in derselben Richtung wirkende Kräfte einander niemals gegenseitig aufheben, sondern im Gegenteil verstärken. Anders gesagt:

Krankheitsreiz und Arzneireiz werden also in diesem Falle einander in der Wirkung verstärken,

+ A ⟶ ○ + A^1 ⟶ ○

———————————— + — — — — — — —

geradeso wie die obigen beiden Linien, nebeneinander aufgetragen, eine verlängerte Linie ergeben.

Das gibt für unseren Fall die Erklärung der homöopathischen Verschlimmerung und den weiteren Lehrsatz: *Die Krankheitserscheinungen verschlimmern sich, wenn die homöopathisch richtig gewählte Arznei in einer zu starken Dosis verabreicht wird.*

Aus dem Gesagten ist zu ersehen, daß die Wirkung einer bestimmten Arznei keineswegs etwas „Absolutes", Starres oder Feststehendes ist, sondern daß sich dieselbe nach der Stärke der Gabe (Dosis) richtet, in welcher die Arznei verabreicht wird.

Schon Paracelsus weist darauf hin, wenn er sagt: „jede Arznei enthalte einen heilenden ‚Balsam' und ein zerstörendes ‚Gift' und es sei die Sache des Arztes, den Balsam von dem Gift zu scheiden."

Nun, diese Scheidung der Wirkung geschieht eben durch die Wahl unterschiedlicher Dosen.

Gehen wir in der Zergliederung des „Ähnlichkeitsgesetzes" weiter! Wir haben gesehen, daß die starken (toxischen, d. h. giftigen) Gaben einer Arznei

1. im gesunden Körper gewisse Veränderungen hervorbringen, die demgemäß krankhafter (pathologischer) Natur sind;
2. im kranken Körper diejenigen Erscheinungen verschlimmern, welche der eigenen Wirkung ähnlich und verwandt sind.

Das ist beides also eine gewissermaßen positive, d. h. Erscheinungen hervorbringende Wirkung.

3. Dasselbe Medikament aber, in schwachen Dosen gegeben, nimmt die gleichen Erscheinungen hinweg, wirkt also hier als Heilmittel (Balsam nach Paracelsus), wo es vorher als „Gift" gewirkt hatte.

Diese Wirkung ist also negativ und der ersteren entgegengesetzt.

Aber damit ist die Tiefe des Ähnlichkeitsgesetzes noch keineswegs erschöpft.

Wird nämlich die Anwendung von stark dosierten Arzneien (also der giftigen, toxischen Form) für einige Zeit unterbrochen, so wirkt die Tätigkeit des Organismus und seines Stoffwechsels selbst als „Verdünnungsmittel" und so kommt es, daß dann die anfänglich „positive" Wirkung der Arznei sich allmählich in das Gegenteil verkehrt, d. h. die anfängliche Verschlimmerung verwandelt sich in Besserung. Das ist die Nachwirkung des Mittels, die negativ ist, wo die Erstwirkung des Mittels positiv war.

Hieraus leiten wir die weiteren Lehrsätze ab: *Die Nachwirkung der stark dosierten Arznei ist der Erstwirkung entgegengesetzt und entspricht der Erstwirkung der schwachen Dosis derselben Arznei.*

Ich will zum besseren Verständnis hier ein Beispiel aus der täglichen Erfahrung geben.

In der allopathischen Medizin wird das Opium und das daraus bereitete Morphium als ein betäubendes, schlafmachendes und schmerzstillendes oder beruhigendes Mittel in ziemlich starken Dosen gegeben, die beruhigende Wirkung hält aber nur wenige Stunden an und es muß nach und nach zu immer stärkeren Dosen gegriffen werden, um dieselbe Wirkung zu erzielen. Aber nicht nur das!

Wenn die beruhigende, betäubende, einschläfernde *Erstwirkung* vorüber ist, kehrt der Schmerz, die Unruhe, die Aufregung und Schlaflosigkeit in desto höherem Maße zurück und bewirkt jene furchtbare Zerrüttung, welche die Folge längeren, wiederholten Opium- und Morphiumgebrauches ist: die Morphium- oder Opiumsucht, die mit entsetzlichen Aufregungszuständen verbunden ist und zu Tobsucht oder Wahnsinn, ja oft zu Selbstmord in Anfällen der Verzweiflung führen kann.

Hier sieht man in drastischer Weise sich Erst- und Nachwirkung gegenüberstehen. Das ist auch die Erklärung dafür, daß in der Homöopathie Opium und Morphium in hohen Verdünnungen nicht als Beruhigungs-, sondern als Anregungsmittel gegen Schwäche und Erschlaffungszustände verwendet werden.

Man findet ganz denselben Vorgang auch bei vielen täglichen Genußgiften, z. B. Alkohol, Tee, Bohnenkaffee, Tabak und dergleichen, die man in der Regel der augenblicklichen „Anregung“ wegen gern zu sich nimmt, die aber in der Nachwirkung immer die „Erschlaffungs“-Neigung erkennen lassen und damit das Bedürfnis nach immer erneuter Wiederholung des „anregenden“ Genusses, so zwar, daß diese Reizstoffe zum unentbehrlichsten Bedürfnis werden, deren plötzliche Entziehung ein fühlbares Zusammenklappen der Kräfte und Leistungsfähigkeit auf den verschiedensten Gebieten nach sich zieht.

Aus der gegenteiligen Wirkung der starken und schwachen Dosen ergibt sich aber noch die weitere Folgerung: *Jede Arznei ist ihr eigenes Gegenmittel oder Gegengift, indem die Wirkung der schwachen die Wirkung der starken Dosis aufhebt.* Dieser Lehrsatz wird durch die Praxis tausendmal bestätigt. Aber zunächst wieder zur Erläuterung einige Beispiele aus dem täglichen Leben:

Die Wirkung von Alkohol ist bekannt, wenn er in großer Menge oder starker Konzentration genossen wird, z. B. als schwerer Wein, Bockbier oder Schnaps.

Einige Schlucke oder Löffel einer Mischung von einigen Tropfen Wein oder Alkohol in 1 Glas Wasser lassen diese Wirkung sehr schnell verschwinden.*)

In homöopathischer Weise verdünntes Schlangengift *(Lachesis)* wirkt als Gegenmittel gegen Schlangenbisse, in derselben Weise verdünntes Bienengift gegen Bienen- und dergleichen Stiche *(Apis mellifica)* usw.**)

Indessen ist der Krankheitsreiz (Noxe) keineswegs immer positiver Natur, d. h. seine Wirkung ist nicht immer derartig beschaffen, daß sie im Organismus gewisse abnorme, also krankhafte Erscheinungen *hervorbringt;* sie kann vielmehr auch lediglich natürliche

*) Darauf beruht auch die Berzelius-Schreiber'sche Kur gegen Alkoholismus, daß allen Speisen oder Getränken einige Tropfen Alkohol beigemengt werden.

**) Die sog. „Giftdoktoren“ in Afrika immunisieren sich in dieser Weise gegen die Wirkung des Bisses der giftigsten Schlangen und geben dann ihren eigenen Urin, der das Schlangengift gewissermaßen „homöopathisch verdünnt“ enthält, als Heilmittel gegen Schlangenbisse ab.

(physiologische) Tätigkeiten und Erscheinungen *unterdrücken, hemmen* oder *lähmen.* In diesem Falle also haben wir die Noxe, richtig ausgedrückt, nicht mehr als „Reiz", sondern als „Hemmung" zu betrachten, sie ist also negativer Natur geworden.

Hier wird sich folgerichtig auch das Verhältnis zwischen Krankheit (Noxe) und Arznei umgekehrt gestalten.

Also: ○ ⟵ — A
____

— A als Summe der Hemmungskräfte, welche hier eine gewisse Untertätigkeit von Organen und Geweben bewirken. Um diese aufzuheben, werden ebenso folgerichtig positiv wirkende, also verstärkte Arzneigaben notwendig sein, also + A^1, nämlich

○ ⟵ — A = die krankmachenden Hemmungskräfte,
____
— — — — — — — — —
+ A^1 ⟶ ○ = der Arzneireiz.

Wie sich in ersterem Beispielsfalle der + (positive) Krankheitsreiz und der + (positive) Arzneireiz zu einer Erstverschlimmerung verstärken würden, so würde dasselbe auch hier der Fall sein, sobald man die — (negative) Hemmungs-Noxe durch — (negative) schwache, also ebenfalls hemmende Arzneigaben bekämpfen wollte:

— A ⟶ ○ —A^1 ⟶ ○
______________________ + — — — — —

geradeso wie die obigen beiden Linien nebeneinander aufgetragen eine verlängerte Linie ergeben.

Hier hätten wir also die homöopathische Verschlimmerung nach der entgegengesetzten Richtung hin: als Hemmung.

Es genügt also keineswegs, das richtige Heilmittel an und für sich homöopathisch richtig zu wählen, sondern es ist mindestens ebenso wichtig und notwendig, auch die dem vorliegenden Krankheitszustand entsprechende Dosis, den richtigen Stärkegrad des Mittels zu finden und anzuwenden, weil ein und dasselbe Mittel in verschiedenen Dosen ganz verschiedene, ja entgegengesetzte Wirkungen erzielt, folglich als Heilmittel nur in derjenigen Gabenstärke in Betracht kommt, welche nach den oben entwickelten Beispielen gerade die Gegenwage des Krankheitsreizes bildet.

Das Verhältnis zwischen Arznei und Krankheit ist also nicht allein nach Beschaffenheit (Qualität), sondern auch nach der Menge (Dosis) und Stärke ein streng gesetzmäßiges und niemals beliebiges oder willkürliches.

Wie der neutrale ○ Zustand des Organismus und seiner Teile und Gewebe als physiologischer Gesundheitsstandpunkt des völligen Gleichgewichts aller seiner Stoffe und Kräfte und Tätigkeiten das Gleichgewicht zwischen den positiven + Erregungs- und den negativen — Hemmungsreizen der Krankheits-Noxe steht, so haben wir auch bei jeder Arznei zwischen der positiv + wirkenden verstärkten und der negativ — wirkenden Verdünnungsdosis eine völlig neutrale, ⊖ arzneilich unwirksame Gabenstufe zu unterscheiden. Davon machen selbst die stärksten Gifte keine Ausnahme, denn auch der Begriff „Gift" ist nichts Absolutes und Starres, sondern etwas Relatives und von der Menge des angewandten Stoffes Abhängiges, d. h. es gibt für jeden, auch den giftigsten Stoff eine Menge oder einen Verdünnungsgrad, wo er aufhört, „Gift" zu sein, und wo er nicht wirksamer ist als Luft oder Wasser oder irgend ein anderer für „neutral" gehaltener Stoff.*) Das ist gewissermaßen der Dreh- und Wendepunkt der Wirkung. Noch eine Stufe unter diesem Drehpunkte, und das Gift wird zum Balsam, zum Heilmittel, wie wir schon vordem mit Hinweis auf Paracelsus gehört haben:

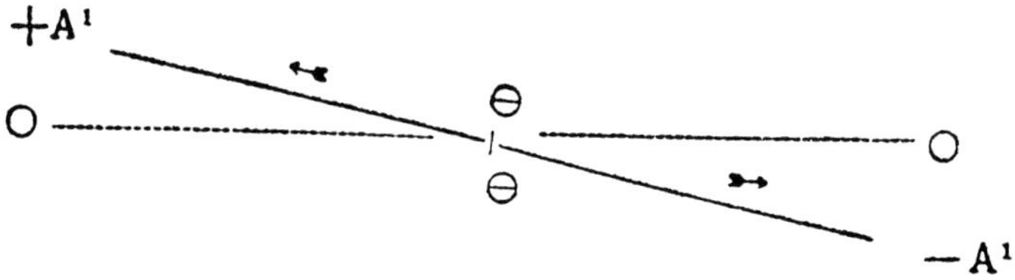

Es ist ⊖ die neutrale unwirksame Dosis, + A¹ der positive, ansteigende, anregende Arzneireiz, die verstärkte Dosis; — A¹ der negative, absteigende, hemmende Arzneireiz, die verminderte Dosis oder Verdünnung.

*) Manche unserer täglichen Nahrungs- und Genußmittel enthalten Spuren der furchtbarsten Gifte. So zum Beispiel ist bekanntlich in vielen Kernfrüchten, z. B. Zwetschgen, Pflaumen und dergleichen, Blausäure enthalten. Aber infolge der Kleinheit der Menge, der wahrhaft „homöopathischen" Verdünnung, in der sie hier auftritt, wirkt sie keineswegs mehr als „zerstörendes Gift", als Lähmungsgift, wie dies in der starken Dosis der Fall ist, sondern als milder, angenehmer Reizstoff, als „Balsam".

Es ist daraus ersichtlich, wie wichtig es in der Praxis ist, nicht allein das homöopathisch richtige Heilmittel, sondern dieses auch in der homöapathisch richtigen Dosis zu geben.

Nach dem Gesagten kommen wir zu dem Schluß, *daß Krankheitsreiz und Arzneireiz zwei homöopathisch verwandte, gleiche, aber entgegengesetzt wirkende Kräfte sein müssen,* wenn der Einfluß der Arznei die Wirkung des Krankheitsreizes aufheben oder, einfach gesagt, die Krankheit mit ihren Erscheinungen „heilen" soll.

Daraus ergibt sich eine weitere Regel: *Alle positiven Krankheitszustände,* d. h. *krankhafte Reizzustände (Exaltationserscheinungen) erfordern — schwache Arzneigaben; alle negativen Krankheitszustände, d. h. krankhafte Hemmungszustände (Depressionserscheinungen) erfordern + starke Arzneigaben zu ihrer Heilung.*

Unter — schwach und + stark verstehen wir hier den Grad der Arzneistärke, welcher in ersterem Falle (—) unter, in letzterem Falle (+) über der neutralen unwirksamen Dosis liegt, d. h. im ersteren Falle schwächer, im letzteren Falle stärker ist als die neutrale Dosis. Allein man darf den Kernpunkt dieser Lehre nicht vergessen, daß *Krankheitsreiz* und *Arzneireiz* zwei homöopathisch verwandte, *gleiche,* aber entgegengesetzt wirkende Kräfte sein müssen. Eine einzige, nämlich die *gleiche,* aber entgegengesetzte Stärke des Arzneireizes, ist eben die heilende.

Nehmen wir an:

+A ⟶ ist der positive

Krankheitsreiz, dem wir mit — A[1] zwar eine entgegengesetzt wirkende, aber nicht gleichwertige Arzneikraft entgegensetzen.

Das Ergebnis wird sein, daß ein Teil

+A ⟶

| — — — — — | ||||||||| des + positiven Krankheitsreizes ungedeckt

—A[1] ⟵

bleibt, d. h. diese nicht genügend —, oder anders gesagt, nicht schwach genug gewählte Dosis, würde wohl eine gewisse Besserung, ein teilweises Weichen der Krankheitserscheinungen bewirken können, aber selbst bei fortgesetzter Anwendung niemals völliges Verschwinden derselben.

Zu demselben Ergebnis, nur natürlich in veränderter Form, würden wir kommen, wenn die Krankheitsnoxe A negativer (—) Natur, also eine Hemmungskraft, und die Arzneikraft A[1] positiv (+) wäre.

Der Unterschied zwischen Allopathie und Homöopathie ist tief und grundsätzlich und es ist für denjenigen, der diese Heilmethode praktisch beherrschen will, notwendig, sich mit diesen Grundsätzen voll und ganz vertraut zu machen, aber auch mit manchen alten Ansichten und Grundsätzen unweigerlich zu brechen.

An dieser Klippe scheitert besonders der Anfänger in der Kunst des homöopathischen Heilens oft und leicht. Aber der im Sinne der allopathischen Medizin geschulte Arzt noch viel häufiger als der Laie, dessen Handlungsantrieb und Urteil hier durch keinerlei vorgefaßte Meinung — Vorurteil — getrübt und somit freier und unabhängiger ist.

In diesem Sinne ist es dem wissenschaftlich nach allopathischen Grundsätzen geschulten und gebildeten Arzt häufig viel schwerer, sich praktisch in die Homöopathie einzuleben, weil er manche mit der Allopathie aufgenommene Meinung erst ablegen und manche für feststehend gehaltene Lehren und Grundsätze erst wieder vergessen muß, was man im gewöhnlichen Leben „umlernen" nennt.

Ich halte es deswegen auch für ein ganz vergebliches und verkehrtes Beginnen, wenn von mancher medizinischen Seite der Versuch gemacht wird, die Homöopathie dem Allopathen dadurch anziehender oder, wenn ich so sagen darf, „schmackhafter" zu machen, daß man sie nach allopathischen Regeln, Lehren und Grundsätzen erklären will. Ich verurteile Fanatismus auf jedem Gebiete, denn er macht blind, auch für die Vorzüge und Rechte des Gegners — also ungerecht und einseitig. Es gibt aber immer eine Grenze, über die hinaus es keine Kompromisse geben darf.

Ein solches „Rührmichnichtan" *(Noli me tangere)* ist die homöopathische, wissenschaftlich und praktisch begründete Dosenlehre, die niemals im allopathischen Sinne verstümmelt werden darf.

Es kann auch der Fall eintreten, daß eine homöopathisch zu schwache positive Dosis bei einem (negativen) Depressionszustand gegeben würde.

Dann würde sich folgendes Kräfteverhältnis ergeben:

→ —A = der Krankheitsweg (Hemmung),

– – – – – + A^1 = der Arzneiweg.

←

Hier wird ein ungedeckter Teil des Krankheitsreizes übrig bleiben. Praktisch gesprochen: Die zu geringe Dosis wird hier wohl Besserung bringen, wird aber auch bei ausdauernder Anwendung nicht zur völligen Heilung führen, sondern muß alsbald zu diesem Zwecke verstärkt werden.

Das entgegengesetzte Verfahren dagegen würde, wie schon erwähnt, Platz greifen, sobald die Noxe nicht negativer, sodern + positiver Natur ist, wenn es sich also nicht um die Bekämpfung eines Hemmungs-, sondern Reizzustandes handelt.

Auch hier wird, wie bereits bemerkt, ein Teil der Krankheitserscheinungen ungedeckt bleiben, d. h. teilweise Besserung eintreten. Aber um hier weitere Fortschritte zu erzielen, muß die Dosis fortschreitend nach der negativen Richtung, also unter die neutrale Dosis verändert, d. h. also abgeschwächt werden.

Daß die Arznei eine dem Krankheitsreiz (an Stärke) gleiche, aber entgegengesetzt wirkende Kraft sein muß, diesen Fundamentalsatz beweist uns kaum etwas sinnfälliger und deutlicher als die Beobachtung, daß gerade bei chronischen Krankheiten der verwickeltsten und hartnäckigsten Art das Schwinden der Krankheitserscheinungen meist erkennbar in der umgekehrten Reihenfolge ihrer ursprünglichen Entwicklung erfolgt.

Gerade chronische Krankheiten entwickeln sich nämlich mit unerbittlicher Logik (Folgerichtigkeit) zu dem, was sie schließlich in ihren Erscheinungen vorstellen, aus einer einfacheren Grundursache, einer konstitutionellen Säfteentmischung allgemeiner Art oder durch Vernachlässigung oder durch mißlungene Heilung, Verpfuschen eines ursprünglich gutartigen akuten Leidens — stufenweise zu immer größerer Ausbreitung und Hartnäckigkeit.

In diesem Zustande ziehen sie den ganzen Organismus oder doch große Organ- und Gewebsgruppen in Mitleidenschaft und können, wie Krebs, Tuberkulose, Gicht u. dgl. schließlich zu Zerfall und Zerstörung führen.

Ich will hier ein konkretes Beispiel vorführen, einen Gelenkrheumatismus.

Der logische Entwicklungsgang der Krankheit wäre etwa folgender:

1. Stufe: Allgemeine Blutarmut und Unterernährung.
2. Stufe: Herzschwäche infolge der Blutarmut, daher Zirkulationsstörungen in den Organen an der Peripherie. (Kalte Hände und Füße. Neigung zu Erkältungen).
3. Stufe: Mangelhafte, gestörte Ausscheidung der Fremdstoffe aus dem Körper. Zurückbleiben der Harnsäure im Blut.
4. Stufe: Anhäufung von Harnsäure in den Geweben. Harnsaure Diathese.
5. Stufe: Harnsaure Ablagerungen in den Muskeln und Gelenken, welche auch wegen der Punkte 2 und 3 nicht ausgeschieden und zerteilt werden können, sondern immer mehr zunehmen.
6. Stufe: Schmerzen und Steifheit in den Gelenken infolge der Ablagerungen, die allmählich zunehmen und sich bis zu vollständiger Lähmung steigern können.

Wir haben also in diesem Fall 6 zeitlich und ursächlich (logisch) aufeinanderfolgende Abschnitte der Krankheit zu unterscheiden, bis dieselbe auf dem Höhepunkt angekommen ist, wo sie in homöopathische Behandlung kommt.

Er zeigt uns in folgender Figur + A den Krankheitsreiz in seinen sechs Entwicklungsstadien in aufsteigender Richtung von 1—6.

Dem entgegen wirkt —A[1], der entgegengesetzte Arzneireiz, welcher die Wirkungen von + A aufhebt, und zwar allmählich, ebenso logisch in der umgekehrten Reihenfolge von 6—1 zurückgehend.

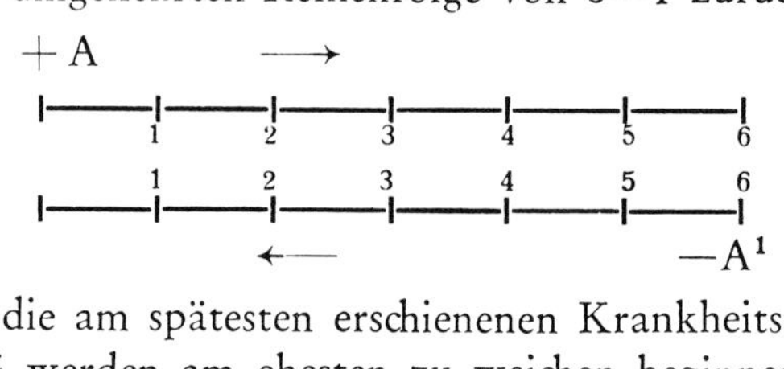

Das heißt, die am spätesten erschienenen Krankheitserscheinungen der Gruppe 6 werden am ehesten zu weichen beginnen, dann wird Gruppe 5, 4, 3, 2 und zuletzt auch 1 an die Reihe kommen, diese Grundlage, auf der sich ja tatsächlich das ganze Leiden logisch und pathologisch aufbaute. Oder, da wir schon vom „bauen“ reden: Geradeso wie man ein Haus anfängt an den Grund- und Kellermauern zu bauen und dann Stockwerk für Stockwerk aufzusetzen, bis das Gebäude zuletzt vom Dach gekrönt wird, ebenso fängt man vom Dach an einzureißen, wenn man das Haus abbricht.

Ich führe lediglich Tatsachen an, Beobachtungen, die sich auf Tatsachen gründen und daher immer wieder von neuem wiederholen.

Sich immer wiederholende Tatsachen müssen bestimmte Gründe haben; denn in der ganzen Schöpfung gibt es keinen Zufall, nur Gesetzmäßigkeit und Folgerichtigkeit, — auch dann, wenn der begrenzte Verstand und das beschränkte Auge des Menschen aufs erste nicht immer gleich Ursache und Wirkung und Zusammenhang der Tatsachen erkennt.

Nun wird sich aber die Frage aufdrängen: Was geschieht, wenn eine zu starke (—) negative Dosis bei einem positiven (+) Reizzustand gegeben wird?

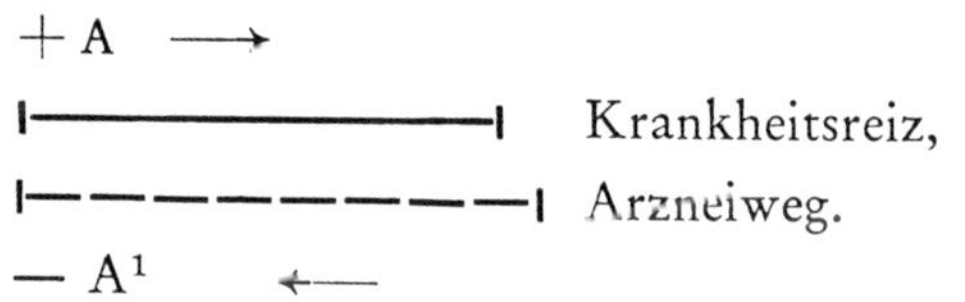

Ohne Zweifel wird auch da Heilung eintreten, denn der Krankheitsreiz + A erscheint voll gedeckt. Es bleibt aber noch ein — (negativer) Hemmungsüberschuß der Arznei übrig. Dieser wird, da er keinen Angriffspunkt im Organismus findet, zum Teil unwirksam — praktisch aber kann er auf diese Weise dennoch fruchtbar gemacht werden, daß die Arznei seltener gegeben wird, und das ist die Erklärung dafür, daß sogenannte Hochpotenzen, d. h. Verdünnungen in den höchsten Graden, in immer selteneren, nachwirkenden Dosen gegeben werden können und müssen, weil sich ein Überschuß negativer Kraftwirkung (Hemmung) im Körper aufspeichert, suspendiert oder akkumuliert, welcher erst in der Nachschwingung allmählich verbraucht wird.

Hier treten also, mit verschiedenen Ursachen, praktisch dasselbe Ergebnis und dieselben Erscheinungen zutage, wie bei der Anwendung der zu starken + (positiven) Dosis bei + (positiven) Reizzuständen, wo die Arbeit des Organismus, wie wir früher gehört haben, durch Ausscheidung im Wege des Stoffwechsels die *entsprechende* Verdünnungsstufe der Arznei herstellt, wenn die Arzneigaben längere Zeit ausgesetzt werden und der Eintritt der sogenannten Nachwirkung abgewartet wird.

Das Ziel, die Heilung, kann also auf verschiedenem Wege erreicht werden.

Allein, wie überall, so gibt es auch in der Homöopathie Fanatiker, die den Fehler machen, daß sie aus einem vereinzelten Falle Allgemeinschlüsse und Regeln ableiten wollen. Da sind zunächst die „Draufgänger", die *nur* mit starken Dosen operieren wollen. Sie wollen „Reaktionen" sehen, den Körper aufpeitschen; sie müssen „Erstverschlimmerungen" sehen, wenn sie glücklich sein sollen. Ja, wenn sie dann nur immer genügend Ruhe, Kaltblütigkeit und Sachkenntnis hätten, um dem Körper, den sie mit Arznei „geladen" hatten, Zeit zu gönnen, diese zu verarbeiten, d. h. wenn sie durch entsprechende Pausen in den Arzneigaben den Eintritt der wohltuenden Nachwirkung abwarten wollten. Aber leicht tun sie das Gegenteil! Diese Gefahr besteht besonders für diejenigen, welche von der Allopathie zur Homöopathie umgesattelt sind, aber sich doch von allopathischen Grundsätzen und Anschauungen noch nicht völlig freigemacht haben. Ich sehe indessen nicht ein, warum man den Kranken unnötigerweise mit „Reaktionen" und „Erstverschlimmerungen" quälen und ängstigen soll, wenn man das Ziel auf angenehme Weise ebenso sicher und schneller erreichen kann.

„Tuto, cito et jucunde" (Sicher, schnell und angenehm), so lautet, wie schon einmal erwähnt, einer der obersten Grundsätze ärztlichen Handelns, den man nie aus dem Gesicht verlieren sollte.

Die andere Partei dagegen will nur mit Hochpotenzen, 30ste, 40ste, 60ste, Verdünnungen heilen. Das kann zunächst, bei negativen (—) Erschlaffungserscheinungen ebenso zu Krisen und Verschlimmerungen führen, nur nach der entgegengesetzten Seite hin. Anderseits wird durch das Abwarten der außerordentlich lange nachschwingenden Wirkung die Geduld und Ausdauer der Kranken ebenso ermüdet, wie die des Behandelnden und die Beobachtung der auf die Wirkung der Arznei und den eigenen Gang der Krankheit zurückzuführenden unterschiedlichen Veränderungen des objektiven und subjektiven Krankheitsbildes außerordentlich erschwert. Haben ja hervorragende Homöopathen ein Abwarten der Nachwirkung von „Hochpotenzen" für oft mehrere Wochen als notwendig verlangt und hingestellt.

Überhaupt, in der Heilkunde muß man sich mehr als irgendwo sonst hüten, ein sog. „Steckenpferd" zu reiten. Weg mit „Lieblingsmitteln" und „Lieblingsdosen", und vollends gar mit medizinischen „Moden"!

Wenn der Arzt oder Heilkundige eine Verfügung trifft, so muß er sich über deren Zweck und Ziel und Wirkung immer klar sein und Rechenschaft geben können. Demgemäß haben starke Dosen im Sinne des homöopathischen Grundgesetzes ebenso Zweck, Wirkung und Berechtigung wie die schwachen, wie die mittleren Dosen und vollends die sogen. Hochpotenzen.

Aber — alles zu seiner Zeit und alles am rechten Ort!

Nun reden wir hier immer von „starken" und „schwachen" Dosen. Ja, was ist denn als „stark", was als „schwach" anzusehen?

Zunächst darf nicht übersehen werden, daß „stark" und „schwach" ganz beziehungsweise (relative) Begriffe sind, gerade wie „klein und groß". Das „stark" und „schwach" der Dosis ist also stets als *verhältnismäßig* zu betrachten, nämlich in bezug auf das zu behandelnde Leiden, dann aber auch auf den zu behandelnden Kranken und seine Persönlichkeit — also individuell.

Würde man an einen Kinderwagen eine Lokomotive anspannen oder einen Güterzug von einem Ziegenbock schleppen lassen? Sicher nicht, denn das wäre kein Verhältnis zwischen Last und Zugkraft.

Wenn ein sechsjähriges Kind Größe und Kräfte eines neunjährigen zeigt, nennt man es groß und stark, wenn ein Mensch mit vierundzwanzig Jahren dagegen die Dimensionen eines zehnjährigen Kindes zeigt, heißt er Zwerg.

Abermals also: Entwicklung und Alter müssen im richtigen Verhältnis stehen.

So ist es auch bei der Arznei. Auch sie muß im richtigen Verhältnis sein zu der Beschaffenheit des zu behandelnden Leidens und der Persönlichkeit des Kranken selbst.

Bisher haben wir die Richtwege kennen gelernt, welche bei der Wahl des Mittels und der Dosis mit Bezug auf das zu behandelnde Leiden und dessen Erscheinungen in Betracht kommen. Aber nicht minder ausschlaggebend für die Wahl der Dosis ist die Persönlichkeit des Kranken selbst und deren Eigentümlichkeiten.

Zunächst schon das Alter. Natürlich erfordern Kinder im allgemeinen geringere Arzneigaben als Erwachsene; denn ihr Organismus ist zarter, empfindlicher, er ist auch kleiner und bietet der Arznei weniger Oberfläche und Gewebsmasse dar.

Dann kommt die Reizempfänglichkeit und Reizempfindlichkeit der einzelnen in Betracht.

Es gibt Menschen, die einen sehr robusten Eindruck machen können und welche dennoch ein sehr feinfühliges (sensibles) Nervensystem haben und auf physikalische und chemische Einwirkungen von außen sehr leicht und stark antworten (reagieren). Hierzu gehören nicht etwa nur die sogen. „nervös" veranlagten, sondern auch solche, welche sehr mäßig und naturgemäß leben, welche Reizmittel, wie z. B. Tabak und Alkohol, vollständig meiden, und solche, die sonst gesunde, vorwiegend oder ausschließlich fleischlose Kost genießen. Endlich solche, welche in ihrem Leben wenig oder gar keine heftig wirkenden, giftigen Arzneien gebraucht haben oder wenigstens nicht andauernd, deren Gewebe und Säftebahnen also mit einem Wort weder mit Reizstoffen noch Giftstoffen überladen sind.

Aber natürlich auch solche, deren Nervensystem sich in krankhafter Weise im Zustande einer übermäßigen Reizempfänglichkeit befindet, so die meisten chronisch Kranken, die nervösen und entzündlichen Zustände, die Hyperämien und alle organischen und vererbten (hereditären) Übel. Das sind die sogen. *sensiblen Naturen.*

Diese erfordern im allgemeinen schwache Arzneigaben, deren Wirkung sie rasch aufnehmen und verarbeiten.

Die andere Klasse von Kranken besteht aus den sogen. *torpiden Naturen,* solchen, deren Nervensystem einen geringen Grad von Erregungsfähigkeit besitzt. Hierher gehören dann alle Schwäche-, Lähmungs- und Hemmungszustände im Organismus, atrophische Zustände, ferner akute Krankheiten, insoferne ihnen nicht Kongestionen, akute Entzündungen zugrunde liegen, weil bei akuten Leiden die allgemeinen Körperkräfte und die Naturheilkraft des Organismus *(vis medicatrix naturae)* noch vollkommen erhalten ist und somit auch stärkere Arzneigaben vertragen werden. Hierher gehören dann endlich aber auch diejenigen chronisch Kranken, welche längere Zeit stark wirkende giftige Arznei (Morphium, Jod u. dgl.) erhalten haben und deren Zellgewebe damit belastet und deren Nervensystem davon in seiner weiteren Aufnahme- und Leistungsfähigkeit behindert ist.

Alle diese genannten Klassen von Kranken verlangen und vertragen stärkere Arzneigaben.

Auch bei Greisen ist dies der Fall, wenigstens verhältnismäßig häufig, weil sich der im Abwelken begriffene Greisenorganismus auch hinsichtlich seiner Reizempfänglichkeit und Reizempfindlichkeit bereits im Zustande des Abstumpfens, der Torpidität befindet.

Ferner geben auch Klima, geographische und Höhenlage Ausschlag, gerade bei der Wahl der Dosis.

Nach den bisherigen Beobachtungen läßt sich sagen, daß mit der vom Äquator zum Pol zunehmenden geographischen Breite die Notwendigkeit, zu höheren Verdünnungen zu greifen, ebenso wächst, wie mit der Höhenlage des Wohnortes über dem Meere.

Daraus erklärt es sich, daß in den nordischen Ländern fast durchwegs hohe Verdünnungen bevorzugt werden, anderseits in den warmen, subtropischen und tropischen Ländern die stärkeren Dosen.

Es mag sein, daß die gegen die Pole hin zunehmende magnetische Ausstrahlung des Erdkörpers das Nervensystem sensibler macht, wohingegen die vermehrte Wärme, der beschleunigte Stoffwechsel und die erhöhte Hauttätigkeit eine schnellere Ausstoßung und Ausstrahlung der aufgenommenen Arzneien herbeiführt und solchergestalt auch ein Bedürfnis nach stärkeren Dosen in den Tropen.

Bei der zunehmenden Seehöhe im Gebirge bringt die dünnere Luft eine lebhaftere Bluttätigkeit und einen vermehrten Blutdruck, damit auch einen rascheren Umsatz und eine schnellere Wirkung der Arznei, so daß diese in höheren Verdünnungen gegeben werden muß.

Schließlich möge hier noch erwähnt werden, daß feuchte Ortslagen, in der Nähe großer Flüsse, Seen, Sümpfe und Wälder, in nebelreichen Gegenden, die Notwendigkeit nach sich zu ziehen pflegen, die Arznei in trockener Form, d. h. als Pulver, Tabletten, Körner oder Verreibungen zu geben und nicht in Lösungen. Wir werden hierauf später noch bei der Besprechung der „Konstitutionen" zu sprechen kommen.

„*Verba docent — exempla trahunt*" (d. h. Worte belehren — Beispiele reißen hin) heißt das Sprichwort. Ich will daher hier ein Beispiel folgen lassen, um zu zeigen, welchen Unterschied in der Aufnahme- und Reizempfänglichkeit des Organismus ein Wechsel des Wohnortes mit sich bringen kann.

Ich behandelte einst eine Dame an einem chronischen Herzleiden

— einem Klappenfehler. Die Beschwerden traten zurück, das Leiden kompensierte sich. Die Patientin interessierte sich sehr für unsere Heilmethode und lernte mit den Mitteln prächtig umgehen, so daß sie in ihren Gesellschaftskreisen allmählich einen ganz guten Ruf bekam.

Nach schwerer Erkrankung ihrer beiden Töchter ging sie dann eines Tages auf allgemeines Zureden mit denselben in die Schweiz, und zwar in den bekannten Höhenkurort Arosa.

Kaum dort angekommen, bekam sie furchtbare Herzattacken, und anstatt sich zu erholen, mußte sie sich niederlegen, unfähig zu jeder Bewegung. Das Herz lief im Galopp.

Alle von ihr selbst versuchten, sonst bewährten Mittel in den sonst üblichen Lösungen blieben erfolglos, so daß sie in Verzweiflung war.

Auf telegraphische Anfrage empfahl ich die 10. Verdünnung dieser Mittel zu nehmen. Nach dem 6. Löffel war die Attacke vorüber. Sie blieb den Sommer über im Gebirge und konnte Kletterpartien ohne jede Beschwerde mit ihren Töchtern machen.

Die Lösung, der Schlüssel zu dieser „Wunderkur" ist sehr einfach: Die dünne Hochgebirgsluft übt einen verminderten Druck auf den Körper aus, infolgedessen der Blutdruck in demselben Verhältnis stärker wird. Es ist ja bekannt, daß im Hochgebirge in den höchsten Lagen Schwindel, Herzklopfen, Ohnmacht, bei Fliegern in den höchsten Regionen Blutungen aus Mund, Nase, Ohren usw. eintreten, ein Übel, das z. B. in den südamerikanischen Anden als *mal di puna* — die Bergkrankheit — bezeichnet wird.

Die negativ wirkenden hohen Lösungen wirken dagegen verlangsamend auf die Herztätigkeit, heben somit den Einfluß des verminderten Luftdruckes in seinen Wirkungen auf. Eine starke Gabe (+) desselben Mittels würde das Gegenteil bewirkt haben.

An diesem einen Beispiel schon ist zu ersehen, wieviel auf die richtige Dosierung ankommt, um einen Heilerfolg zu erzielen.

Nun glaube ich das Ähnlichkeitsgesetz in seinen wesentlichsten Anwendungen genügend durchgesprochen zu haben, um ein volles Verständnis desselben zu ermöglichen, und es erübrigt nur noch die Frage zu beantworten, wie lange denn eigentlich überhaupt Arznei gegeben werden müsse. In diesem Punkte begegnet man nämlich häufig den sonderbarsten Ansichten und Gepflogenheiten, obwohl doch eigentlich der Gedanke sehr naheliegend ist, daß der Organismus solange der

Arznei bedarf, als die Krankheit nicht allein in ihren Erscheinungen, sondern auch in ihren Ursachen völlig gebrochen ist.

Gerade das letztere ist dabei der springende Punkt, der so oft und so gerne übersehen wird. Man möge sich aber doch vorstellen, wie gerade bei chronischen, schleichenden Übeln, bei konstitutionellen Gesamterkrankungen, bei Ent- oder Fehlmischung der Säfte, wie sie allen chronischen Krankheiten zugrunde liegt, das Übel schon lange in latenter, verborgener Form im Körper wuchert und sich ausbreitet, bevor es nach außen hin in deutlich erkennbaren Erscheinungen (Symptomen) sich bemerklich macht.

Denselben Weg aber macht die Krankheit auch wieder, nur in umgekehrter Reihenfolge zurück, wenn die Heilung eingeleitet wird, wie wir vorher gesehen haben. Also zuerst verschwinden Symptom um Symptom und ganz zuletzt erst die Reste des Krankheitsreizes, der sie hervorgebracht hat.

Werden nämlich durch eine entsprechend lange, nach dem Verschwinden der äußeren Krankheitserscheinungen fortgesetzte Behandlung nicht auch die letzten Reste dieses Krankheitstoffes (Noxe) aus dem Organismus entfernt, so wirken dieselben genau wie ein Ferment, z. B. wie ein Sauerteig oder eine Hefe, d. h. es beginnt nach einem gewissen Zeitraume des Stillstandes der Krankheit sehr leicht wieder von diesem zurückgebliebenen Reste aus die neuerliche Durchseuchung der Säfte und Gewebe. Eine solche ihrem Wesen und Zweck nach nicht abgeschlossene Kur birgt also stets die Gefahr späterer, oft schwerer Rückfälle in das alte Übel in sich, wenn es auch vorkommen mag, daß die jedem lebenden Organismus innewohnende Naturheilkraft dann die Heilung vollendet, welche die Arzneien angebahnt hatten. Das ist aber doch nur möglich, wenn die letztere nahezu vollendet war.

Der Vergleich mit den Fermenten gibt für diesen Vorgang unzweifelhaft das beste Bild. Es ist ja bekannt, daß das winzigste Restchen Sauerteiges, das in einem Backtroge zurückgeblieben ist, in kürzester Zeit auch den frischen Teig wieder durchsäuert und durchgoren hat.

Ganz dasselbe tut aber, bildlich gesprochen, ein chronisches Übel, das man vor vollendeter Heilung sich selbst wieder überläßt.

Für die Praxis ergibt sich daraus folgende Regel:

Die Behandlung chronischer Krankheiten ist mindestens ½ mal solang fortzusetzen, als die Kur bis zum Verschwinden der äußeren

Krankheitserscheinungen gedauert hat. Ja, bei gewissen schweren Blutentmischungen, wie Krebs, Tuberkulose u. dgl., ist eine noch viel längere Nachkur erforderlich.

Man darf bloß nicht denken, daß sich der Verlauf einer jeden Krankheit so glatt nach dem „Schema F" abwickelt!

Chronische sowohl wie akute Krankheiten sind vielmehr oft plötzlich Wandlungen unterworfen, die den regelmäßigen Verlauf mehr oder weniger jäh unterbrechen. Es gibt entweder Verschärfungen der Krankheitserscheinungen, Eintreten neuer, stürmischer Symptome, z. B. Fieber oder Delirien, Pulslosigkeit, Kräfteverfall oder Umkehr der Krankheitserscheinungen in das Gegenteil.

Diesen Vorgang, der, wie gesagt, mehr oder weniger plötzlich und gewaltsam auftritt, nennt man *Krisis*. Bei akuten Krankheiten treten Krisen häufig in regelmäßiger Weise nach einer bestimmten Anzahl von Tagen oder Stunden auf. Bei chronischen Krankheiten können sie durch verschiedene äußere Einflüsse, Erkältungen, Diätfehler, Infektionen oder auch durch starke Medikamente eintreten. Häufig bedeutet eine „Krisis", besonders bei akuten Krankheiten, den „Wendepunkt", wo es sich entscheidet, ob das Übel sich zum Bessern oder zum Verderben wendet.

Es ist klar, daß Krisen bei chronischen Krankheiten, durch die Veränderungen des ganzen Krankheitscharakters, den sie nach sich ziehen oder einleiten, auch die Notwendigkeit mit sich bringen, sich nicht nur mit dem Heilmittel an sich, sondern auch mit der Dosis, dem veränderten Krankheitsbilde oder Charakter anzupassen. Auch dann, wenn die Wandlung keine plötzliche, sondern mehr allmähliche ist, wie dies oft bei chronischen Krankheiten der Fall ist. Hier kann man oft Abschnitte (Phasen) des Verlaufs unterscheiden, wo das Übel sich allmählich in seinem Wesen umwandelt und verändert, und dem muß auch in Mittelwahl und Dosis Rechnung getragen werden.

Extreme, kritische Wandlungen in einem Krankheitsverlauf verlangen alsdann auch extreme Dosenwechsel, so z. B. bedrohliche Schwächezustände ganz starke Dosen, Delirien das Gegenteil.

Wir sehen, daß auch dann die Dosenwahl innerhalb der früher ausgeführten Regeln bleibt. Denn die Natur setzt sich niemals über ihre eigenen Gesetze hinweg, auch dann nicht, wenn die Schwäche menschlicher Erkenntnis die Ursache und den Zusammenhang derartiger überraschender Erscheinungen, wie ihn Krisen bieten können, nicht zu ergründen vermag.

Hiefür ein Beispiel:

Im Jahre 1906 begann meine eigene Frau zu „kränkeln“. Zunächst nichts Bestimmtes. Aber allgemeine Erschlaffung, wenig Appetit, üble, reizbare Laune, schlechter Schlaf.

Ihr sonst blühendes Aussehen wurde fahl, gelblich, die Haut runzelig, trocken und spröd.

Dann stellte sich ein trockener, quälender Husten ein.

Während sie die früheren Beschwerden nicht beachtet oder dem sogenannten „Wechsel“ zugeschrieben hatte, wurde sie durch den Husten ängstlich. Sie meinte die Schwindsucht zu haben, und obwohl sonst der Prophet in seinem Vaterlande nicht viel gilt, bat sie mich selbst, sie zu untersuchen.

Das Resultat war überraschend, aber nicht erfreulich. Von Lungenleiden keine Spur, aber ein faustgroßer Tumor in der Leber.

Wegen meiner häufigen Abwesenheit vom Hause bat ich einen befreundeten homöopathischen Arzt die Kranke zu besuchen und zu untersuchen. Die Diagnose war übereinstimmend mit der meinen. Der Husten nur Folge des Druckes der Geschwulst.

Leberkrebs.

Bekanntlich verläuft Leberkrebs sehr schnell und führt rasch zum Tode. Viel Hoffnung hatten wir ja beide nicht. Allein die Kur wurde doch energisch begonnen.

Und wirklich! Es wurde besser. Das war im Frühjahr. Im Sommer trat ein schwerer Rückfall nach dem verbotenen Genuß eines Schweinebratens auf einem Ausfluge ein.

Die Mittel wurden gewechselt.

Wiederum Besserung! Abermalige Verschlimmerung im Oktober, die durch kleine Änderung der Mittel beseitigt wurde. Aber um Weihnachten kam die dritte Krisis, bedrohlicher als alle zuvor. Vollständiges Zusammenbrechen der Kräfte, gar kein Appetit, die Haut hing in leeren Falten am Körper, der zum Skelett abgemagert war. Die Sprache nur noch lispelnd.

Der Arzt, der die Kranke um diese Zeit besuchte, gab höchstens zehn Tage Frist. Er hielt sie für verloren. Aufrichtig gesagt, auch ich machte mich mit dem Gedanken vertraut, daß mein Kind demnächst mutterlos sein würde.

Da wandte ich als Letztes die gleichen Mittel in massiven Dosen von 25 Korn auf $^1/_8$ Liter Wasser an, $^1/_4$stdl. 1 Löffel; starke Körnergaben mehrmals im Tag und heiße Kompressen, welche übrigens den Tumor vollständig zur Aufsaugung brachten.

Nun, das Ergebnis war das denkbar glänzendste. Die Kranke bekam furchtbaren Hunger, sie erholte sich zusehends von Tag zu Tag, setzte wieder Fleisch an und konnte an warmen Märztagen in die Sonne gehen.

Bei einem ihrer ersten Ausgänge im April begegnete meine Frau dem Arzt, der sie seit Weihnachten nicht gesehen hatte und längst für tot hielt.

„*Sie leben,* Frau K.?" rief er starr vor Staunen. „Ja, wie Sie sehen. Herr Doktor; mit Ihrer gütigen Erlaubnis", erwiderte lächelnd meine Frau, die schon wieder ihr gewohntes frisches Aussehen hatte. „Das hätte ich nicht gedacht", sagte der Arzt und ging kopfschüttelnd davon.

Nun, aufrichtig, *ich* hätte es auch fast nicht mehr gedacht, aber man sieht — solange Atem und Leben und Lebenswille vorhanden, muß man die Hoffnung nicht aufgeben und die Waffen nicht strecken.

Ob die von mir gegebenen Erklärungen durchwegs befriedigend oder zutreffend seien, das zu entscheiden will ich anderen überlassen. Aber auch wenn ich mich in der Erklärung gegebener Tatsachen irre, würde dies für die Sache selbst nichts bedeuten, da die Tatsachen als solche trotzdem bestehen bleiben.

Füglich sind theoretische Erklärungen immer nur als ein Versuch anzusehen, Tatsachen dem Verständnis näherzubringen. Und in diesem Sinne soll es mich freuen, wenn eine berufenere Feder hiefür bessere oder richtigere Erklärungen zu geben vermöchte.

Ziehen wir nun die Folgerungen aus dem in diesem Abschnitt Gesagten, so kommen wir zu folgenden Schlüssen:

1. Die Wahl der Arznei erfolgt nach dem Ähnlichkeitsgesetz.
2. Jede Arznei kann, je nach der Dosis (Stärke), in der sie gegeben wird, in dreifacher Weise ihren Einfluß entfalten:
   a) Die neutrale Dosis, d. i. derjenige Stärkegrad, der nur latente Wirkung hat, d. h. die sich als vollständiges Gleichgewicht der ihr innewohnenden Kräfteschwingungen (Energien) erweist und somit den physiologischen und pathologischen Zustand des Kör-

pers gar nicht verändert. Die neutrale Dosis ist also praktisch unwirksam.

b) Die positive Dosis. Sie ist stärker als die neutrale. Sie wirkt daher anregend, beschleunigend, antreibend.

c) Die negative Dosis. Sie ist schwächer als die neutrale und wirkt daher beruhigend, verlangsamend und hemmend auf die Tätigkeiten, Fähigkeiten, Gewebe und Kräfte des Organismus.

3. Die Kraftschwingungen der Arzneidosis müssen jenen des Krankheitsreizes gleich, aber homöopathisch entgegengesetzt sein:

a) Positive Krankheitserscheinungen erfordern negative Arzneidosen.

b) Negative Krankheitserscheinungen erfordern positive Arzneidosen.

c) Zu den positiven Krankheitserscheinungen gehören alle Formen von aktiven Entzündungen, kongestive, aktive und fieberhafte Zustände, die auf nervösen Reiz- (Exaltations-) Erscheinungen beruhenden oder damit verbundenen Krankheitszustände und die chronischen Krankheiten im allgemeinen.

d) Zu den negativen Krankheitserscheinungen gehören alle Zustände der Atrophie, Unterernährung einzelner Gewebe, auf nervösen Erschlaffungs- (Depressions-) Erscheinungen beruhende oder damit verbundene Krankheitszustände, Schwäche und Rekonvaleszenz.

e) Denselben Einfluß wie positive Krankheitserscheinungen haben Höhenlage der Wohnsitze und größere Polnähe (kaltes, nordisches Klima) und Hochgebirge. Kindesalter. Sensible Konstitution.

f) Denselben Einfluß wie negative Krankheitserscheinungen haben Tropenlage des Wohnsitzes (größere Nähe zum Äquator der Erde), Greisenalter, torpide Konstitution der Kranken.

4. Bei positiven Krankheitszuständen verschlimmern positive Dosen, bei negativen Krankheitszuständen verschlimmern negative Dosen.

5. Verschlimmerungen, die nach einer gewissen Dosis im Krankheitszustand eintreten, verlangen, wenn es sich um negative Dosen handelt, Verstärkung; wenn um positive — Abschwächung.

6. Wenn nach einer bestimmten Dosis nach anfänglicher Besserung Stillstand derselben eintritt, so ist eine Verstärkung der Dosis notwendig.

Wir haben damit die Vielfältigkeit und Vielseitigkeit des Ähnlichkeitsgesetzes noch keineswegs erschöpft. Wir werden darauf später noch zurückkommen. Aber schon aus den gegebenen Beispielen ist zu ersehen, daß es sich hier keineswegs um eine Pachtregel handelt, welche die Homöopathie etwa für sich allein erfunden und mit Beschlag belegt hätte. Nein; es ist das allgemeines Natur- und Weltgesetz der Polarität.

Wir finden es in der Physik als Anziehung und Abstoßung (Lehre von Magnetismus und Elektrizität), in der Mechanik als Druck und Gegendruck, in der Lehre von den Kräften als Gegensätzlichkeit der Kraftrichtungen (Energien), bei den Gasen als Volumenverminderung und Ausdehnung (Kompression und Expansion), in der Mathematik als positive und negative Größen. In der Astronomie als Zentripetal- und Zentrifugalkraft usw.

Welch ein wunderbares, großartiges Naturgesetz, das im Größten wie im Kleinsten wirkt, in den unermeßlichen Welträumen und Weltkörpern, wie im kleinsten Atome des Staubes und der Zelle!

Wie groß ist die Weisheit und Macht des Schöpfers, der so wunderbar wirkende Kräfte in die Geschöpfe legen konnte, die Sein Wort ins Dasein rief!

Die Doppelmittel

Nachdem wir nunmehr das Ähnlichkeitsgesetz und seine verschiedenen Erscheinungsformen durchgesprochen haben, kehren wir zu der damit unterbrochenen Entwicklungsgeschichte der Homöopathie zurück.

Alle menschliche Erkenntnis ist beschränkt, die menschlichen Erfindungen und Entdeckungen sind infolgedessen auch mit der fortschreitenden Erkenntnis der Verbesserung und Vervollkommnung nicht allein fähig, sondern auch bedürftig.

Und gerade darin liegt ja auch der Trieb und Ansporn für jeden ehrlich Strebenden, nach immer Höherem und Vollkommenerem vorzudringen.

Auch Hahnemann und seine Schüler gelangten allmählich zu der Einsicht, daß das Ähnlichkeitsgesetz, so wie sie es kannten, noch sein letztes Wort nicht gesprochen haben konnte. Sie kamen zu der Einsicht, daß es zur Heilung der verwickelten chronischen Krankheiten nicht genügt, das entsprechende Mittel nur nach dem Grundsatz der Symptomenähnlichkeit zu wählen. Wenigstens versagte dies in der Praxis.

Hahnemann nahm nun an, daß die chronischen Krankheiten so beschaffen sein müßten, daß außer dem nächstliegenden Krankheitserreger noch ein anderer stetiger Einfluß wirksam sein müßte, der sozusagen als latenter Keim bereits im Organismus liege: Die Krankheitsanlage oder Konstitution.

Hahnemann kam zu dem gleichen Schlusse, den vor ihm schon andere tiefer blickende Heilkünstler von Gottes Gnaden aufgestellt hatten: Erbliche Krankheitsanlagen (Dispositionen) schaffen den Nährboden, auf dem sich später bestimmte chronische Übel entwickeln, durch welchen dieselben unterhalten werden und vermöge dessen auch jede akute Krankheit, welche den betreffenden Organismus befällt, einen besonderen, individuell gefärbten Verlauf annimmt, sodaß also ein und dieselbe Krankheit bei verschiedenen Menschen einen abweichenden, unterschiedlichen Verlauf nimmt und demzufolge auch verschiedene Mittel erfordert.

Seine Beobachtungen führten Hahnemann dazu, drei Grundursachen der chronischen Krankheiten anzunehmen und daraus drei verschiedene Grundursachen des chronischen Siechtums oder drei Konstitutionen abzuleiten:

Es sind dies:

1. *Die Psora.* Wörtlich Krätzekrankheit. Hahnemann faßt damit jene Arten der Blutentmischung zusammen, welche durch die gewaltsame Vertreibung akuter oder chronischer Hautausschläge nach allopathischer Art mittelst nur äußerlicher Behandlung (mit Salben, Bädern oder Pflastern) entstehen.
2. *Die Syphilis.* Das sind die Folgen der ungeheilt gebliebenen venerischen Seuche, sie möge erworben oder vererbt sein, nebst den

Folgen der Quecksilberbehandlung, die sich von Generation zu Generation in den verschiedensten Abstufungen fortpflanzen. Denn: „Das ist der Fluch der bösen Tat, daß sie fortzeugend Böses muß gebären".

3. *Die Sykosis oder Feigwarzenkrankheit.* Das sind die Folgen der ungeheilten oder durch Einspritzungen zurückgetriebenen und in eine verlarvte Form gebrachten Tripperkrankheit, die anfangs akut und örtlich ist, später jedoch, wenn sie nicht geheilt, zu einem chronischen Trippersiechtum wird.

Wir werden später auf das Wesen dieser sogen. „Konstitution" oder Krankheitsanlage noch näher zu sprechen kommen.

Hahnemann folgerte aus diesen Beobachtungen die Notwendigkeit, zur Bekämpfung dieses oder wie er sich ausdrückt „des Übels", neben der, nach dem homöopathischen Ähnlichkeitsgesetze, nach der Symptomen-Ähnlichkeit gewählten Arznei noch eine zweite, konstitutionell wirkende zu geben, um des chronischen Übels Herr zu werden, d. h. er gab also bei chronischen Krankheiten neben dem homöopathisch-symptomatisch angezeigten Mittel, noch ein zweites, „konstitutionelles" im Wechsel mit dem ersteren.

Allein bei dieser Neuerung, die entschieden als ein Fortschritt in der Entwicklung der homöopathischen Arzneiwissenschaft angesprochen werden muß, blieben einige seiner Schüler nicht stehen. Sie gingen vielmehr dazu über, zwei sonst homöopathisch richtig gewählte Mittel unter den vorher besprochenen Voraussetzungen, zusammengemischt zu geben.

An der Spitze dieser neuen Bewegung stand der Sanitätsrat Dr. Arthur Lutze in Cöthen, ein Mann, der als Arzt einen Weltruf genoß, und dann ferner Dr. Aegidi und der Deutschamerikaner Dr. Gerhardt in Baltimore, die unzweifelhaft mit Lutze zu den ersten Autoritäten der Homöopathie gehören.

Die praktischen Ergebnisse dieses Verfahrens waren ausgezeichnet. Allein wie jede Neuerung, so stieß auch diese auf heftigsten Widerstand. Eine starke Ärztepartei, die sozusagen homöopathischer sein wollte als selbst Hahnemann, der Stifter dieser Heilmethode, bekämpften die „Doppelmittel" mit Wort und Schrift auf das erbittertste. Ja, sie erhoben gegen die Verbreiter derselben den Vorwurf, daß sie die Homöopathie wieder auf den Standpunkt der allopathischen Vielgemische stürzen wollten, welche man durch die Homöopathie eben erst glücklich überwunden glaubte.

Hahnemann selbst billigte die Lehre von den Doppelmitteln derart, daß er dieselbe in eine Neuauflage seines „Organon der Heilkunst" aufnehmen wollte. Allein, schließlich unterlag der damals schon ziemlich betagte Entdecker der Homöopathie doch dem Einfluß der Gegner dieser Reform, so daß er die bereits gedruckten Bögen, die dieses wichtige Kapitel behandelten, wieder entfernen ließ. Trotzdem erhielt sich dieselbe als eine besondere Richtung in der Homöopathie weiter bis auf den heutigen Tag, dank der guten Erfolge, welche mit den Doppelmitteln erzielt wurden.

Gerade dadurch wurden die Einwände der Gegner am meisten entkräftet. Dieselben hatten in ihrem an und für sich ja recht löblichen Eifer, die Homöopathie vor einem Rückfall ins allopathische Fahrwasser zu bewahren, ganz übersehen, daß die Art und Weise der Mischung von Arzneien bei der Allopathie himmelweit verschieden ist von jener bei den neuen „Doppelmitteln".

In ersterem Falle handelt es sich um mehr oder weniger grobstoffliche Arzneien, die oft an und für sich wenig erprobt, willkürlich gemischt, nicht selten neue Stoffe ergaben, welche infolge der chemischen Verbindung und Veränderung ihrer Grundbestandteile ganz andere arzneiliche Wirkungen und Eigenschaften bekamen, als jene der einzelnen Bestandteile vordem waren.

Bei den homöopathischen Doppelmitteln dagegen handelt es sich durchwegs um Arzneien, die nach dem homöopathischen Ähnlichkeitsgesetze gewählt, in mehr oder weniger hohen Verdünnungen genommen und erst in diesem Zustande gemischt wurden. Hier ist, wie wir später näher ausführen können, nicht das Stoffliche der Arznei das Wirkende, sondern die besonderen, gewissermaßen des stofflichen Ballastes entkleideten, reinen Arznei*kräfte,* die mit dem menschlichen Körper in Beziehung gebracht werden. Ihre Wirkung ist wahrscheinlich am ehesten mit der eines Ferments oder auch vielleicht mit der einer Strahlung zu vergleichen und der Stoff spielt hier lediglich die Rolle des Kraftträgers.

Damit ist aber sowohl die Gefahr wie die Möglichkeit völlig ausgeschaltet, daß die Wirkungen derart gemischter homöopathischer Arzneien in höheren Verdünnungen sich gegenseitig aufheben oder sich auch nur stören könnten. Sie gehen vielmehr harmonisch nebeneinander und ergänzen sich gegenseitig in der vorher gewollten und bemessenen Weise, die sich berechnen läßt, weil die Wirkungen jeder der so vereinigten Heilkräfte bekannt und bestimmt sind.

Mit der Aufstellung der Lehre von den homöopathischen Doppelmitteln und ihrer praktischen Durchführung war ein bedeutsamer Schritt in der Entwicklung dieser Heilmethode getan.

Mit der Annahme der Doppelmittel hatte die Homöopathie zugleich eine starke Annäherung an die Heilweise des berühmten Paracelsus vollzogen, der, wie bekannt, um die Zeit der Entdeckung Amerikas wirkte und die Welt durch seine ans Wunderbare grenzenden Kuren in Staunen setzte.

In gewisser Weise können wir sagen, er war ein Vorläufer Hahnemanns, denn das Ähnlichkeitsgesetz war ihm nicht allein schon bekannt, er war wohl vielmehr der Erste, der es nicht allein in aller Form lehrte und aussprach, sondern auch zur Grundlage seines Heilsystems machte. Allein in einem Punkte war er Hahnemann entschieden über: in der Zubereitung seiner Arzneimittel.

Zwar, wie die Homöopathie, so hielt auch er sich an die verfeinerten Arznei*kräfte* an Stelle der Arznei*stoffe* der Alten, indem er den Grundsatz aufstellte, daß gerade diese von der groben Materie losgelösten Kräfte die wahrhaft heilenden, wohltätigen (balsamischen) Eigenschaften besäßen.

Außerdem mischte er aber eine Reihe derart zubereiteter Einzelarzneien zu einem zusammengesetzten Heilmittel, welches in sich alle die Wirkungen aufnehmen und vereinigen konnte, welche jedem Einzelbestandteil zukamen, aus demselben Grunde, weil hier keineswegs Materien mit verschiedenen chemischen Eigenschaften sich etwa zu einer neuen, von den Einzelheiten völlig abweichenden Einheit zusammensetzten, sondern Einzelkräfte gewissermaßen zu einem Kräftebündel, in welchem jede einzelne frei wirkend erhalten blieb.

Vielleicht wird dieses Verhältnis klarer, wenn ich es an einem Beispiel erläutere:

Es ist bekannt, daß man mittels eines Glasprismas das gewöhnliche Sonnenlicht, welches weiß ist, in sieben Grundfarben zerlegen kann.

Jede dieser sieben Gattungen farbigen Lichtes hat gewisse, von der anderen Farbe unterschiedene Eigenschaften und äußert auch auf die lebenden Geschöpfe einen verschiedenen Einfluß. Auf diesen verschiedenen Eigenschaften beruht z. B. die Farblichtbehandlung, wie sie in der modernen Medizin in verschiedenen Arten in Anwendung kommt. Abgesehen von den sieben für unser Auge sichtbaren Lichtarten enthält aber das Sonnenlicht auch noch Lichtstrahlen, die zwar für unser menschliches Auge nicht sichtbar sind, die aber, wie das ultraviolette Licht, die stärksten chemischen Wirkungen äußern.

Das durch ein Prisma in seine sieben Grundkräfte zerlegte Sonnenlicht läßt sich aber jederzeit durch ein zweites auch wieder vereinigen. Wir sehen also, daß das Sonnenlicht seinem Wesen nach keineswegs etwas Einfaches, sondern eine harmonische Vereinigung von sieben (richtiger mehreren) Grundkräften zu einer Einheit darstellt, die in dieser Einheit ungestört nebeneinander gehen, jede unter voller Beibehaltung ihrer besonderen Eigenschaften.

Das Licht ist nicht die Sonne selbst, aber es ist der *Träger* jener Kräfte und Eigenschaften, welche in der Sonne ihren Sitz haben und die sich von ihr als strahlende Schwingungen im Äther fortpflanzen.

Ganz genau so verhalten sich die von dem Grobstofflichen befreiten Arzneien. Sie sind die Träger jener Kräfte, die ursprünglich im Arzneistoff gebunden waren, die Träger der strahlenden Schwingungen, welche von ihm ausgehen — aber sie sind nicht der Arzneistoff selbst. Und wie die sieben Grundkräfte im Sonnenlicht, so lassen sich auch verschiedene und verschieden wirkende Arzneikräfte, ohne sich gegenseitig zu stören oder aufzuheben, zu einem einzigen, zusammengesetzten Heilmittel vereinigen, welches die Wirkungen jedes einzelnen Bestandteiles in sich aufnehmen und bewahren wird.

Dergestalt haben wir also auch in den Mischungen homöopathischer Arzneien im Zustande der Entbindung vom Rohstoff (Verdünnungszustand oder Potenz) nichts als Bündel jener Arzneikräfte vor uns, welche jedes einzelne der so zu einem Ganzen vereinigten Arzneimittel enthält. Also:

Die Kräfte homöopathisch gewählter und homöopathisch verdünnter (dynamisierter) Arzneien verändern sich nicht durch Mischung, sondern gehen harmonisch vereinigt nebeneinander (parallel).

Nachstehende Figur möge diesen Lehrsatz verdeutlichen:

Arzneikraft:

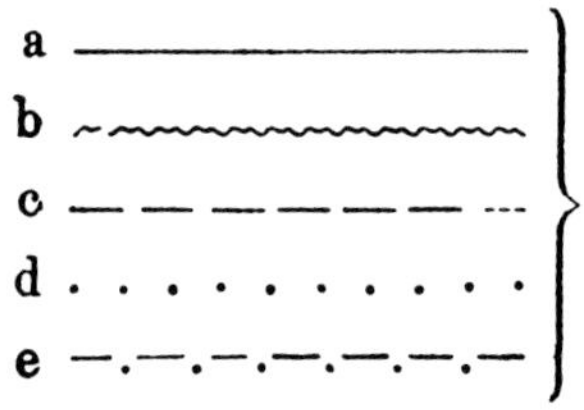

= ein

zusammengesetztes Heilmittel N als Kräftebündel.

Während Hahnemann und seine Nachfolger sowohl pflanzliche als auch mineralische Stoffe für ihre Mittel verwendeten, benützte um die Mitte des 19. Jahrhunderts der italienische Gelehrte Graf Cesare Mattei nur pflanzliche Mittel und nannte seine, auf dieser Form aufgebaute Heilmethode Elektro-Homöopathie.

Ohne Zweifel war zu jener Zeit die Homöopathie mit ihren festen Grundgesetzen der Schulmedizin mit ihren wechselnden Moden und Hypothesen überlegen. Gleichwohl erkannte Mattei aber, daß auch sie unmöglich das letzte Wort gesprochen hatte und weiterer Vervollkommnung bedürftig und fähig war.

Während die Homöopathie bei den sog. Doppelmitteln, wie wir gesehen haben, unter heftigen inneren Kämpfen zögernd stehen geblieben war, trotz der damit erzielten unleugbaren guten Erfolge, ging Mattei, wie schon vor ihm Bellotti und Finella, um einen Schritt weiter und ging zu den Mischungen über. Aber nicht willkürlichen, planlosen Mischungen, sondern planvoll gewollten Vereinigungen verwandter Arzneikräfte, mit Wirkungen auf physiologisch und histologisch verwandte Organe und Organgruppen. Das heißt, wo die alte Homöopathie mit ihren einfachen Arzneien lediglich imstande war, ein bestimmtes Organ und dessen Tätigkeiten und Verrichtungen mit ihren Wirkungen zu treffen, da war Mattei mit seinen zusammengesetzten Mitteln in die Lage versetzt, eine ganz große Gruppe zusammenwirkender Organe und Gewebe mit all ihren weitverzweigten und ineinander übergreifenden Äußerungen und Verrichtungen zu treffen und somit weit schneller und gründlicher Heilung zu bewirken.

Mattei hat also das alte Grundgesetz der Homöopathie: „*Similia similibus curantur*" (Ähnliches wird durch Ähnliches geheilt), das schon von Hippokrates angewendet und auch Paracelsus bekannt war und später durch Hahnemann neuerdings wieder entdeckt wurde, zu einem *„Complexa complexis curantur“* (d. h. zusammengesetzte Krankheiten werden durch zusammengesetzte Arzneien geheilt) erweitert.

Die Jso-Komplex-Heilweise baut sich auf den Forschungen von Paracelsus, Hahnemann und Mattei weiter auf.

Die Homöopathie bedient sich bekanntlich bei der Zubereitung ihrer Heilmittel sowohl pflanzlicher wie mineralischer und tierischer Substanzen und auch vieler Chemikalien. Die Jso-Komplex-Heilweise dagegen benutzt, wie auch Mattei, nur rein pflanzliche Heilmittel. Es ist ja eine physiologische Tatsache, daß mineralische Stoffe in grober stofflicher, ungelöster Form, stets und überall als Fremd- und Reizstoffe im Körper wirken und nur in höchstverfeinerter Umbildung assimilationsfähig für den tierischen Körper werden, z. B. wenn sie zuvor durch ein pflanzliches Wesen hindurchgegangen und an Organisches gebunden wurden, sozusagen für die tierischen (und menschlichen) Körper vorverdaut worden sind. In diesem Zustand finden die verschiedenen Mineralstoffe leicht Eingang in den tierischen (menschlichen) Körper, den sie dann stofflich aufbauen helfen.

Es ist ja bekannt z. B., daß Eisen in gewisser, allerdings sehr kleiner Menge in unserem Blut enthalten ist, daß Kalk unsere Knochen aufbaut usw.; aber Eisen und Kalk sind keine Nahrungsmittel und können als solche nie verdaut und verarbeitet (assimiliert) werden. Indem nun diese Stoffe durch den Körper gewisser Nahrungspflanzen hindurchgehen, durch denselben vorbearbeitet, umgebildet und aus totem, unorganischem Stein „organisch“ gemacht und sozusagen auf eine höhere, die organische Stufe erhoben werden, werden sie für die Zellen des tierischen Körpers aufnahmefähig gemacht.

Die Pflanze ist somit in der Stufenleiter der (Evolution) Entwicklung das Bindeglied, der Mittler zwischen der tieferen Stufe des Minerales und der höheren Stufe des Tieres; also hat Gott in den Pflanzenorganismus nicht allein den Zweck und die Kraft der Evolution (Entwicklung) des toten Stoffes zum lebendigen des Organismus gelegt, sondern ohne Zweifel auch die Kraft der Aufspeicherung (Akkumulation, Suspension) der an den Stoff gebundenen Kräfte. Somit auch der arzneilichen.

Gewiß also ist es kein Zufall, sondern lediglich ein Zeichen und

Ausdruck des von Gott allen seinen Geschöpfen eingepflanzten Naturtriebes oder natürlichen (intuitiven) Verstandes, daß nicht nur die erkrankten Tiere von diesem untrüglichen „Trieb“ geführt, bei der Pflanze Schutz und Heilung suchen, sondern daß auch bei allen Naturvölkern die Heilkräuter- und Kräuterheilkunde hoch in Ehren steht. Und sehr zu ihrem und der Menschheit Schaden war die moderne Medizin mehr und mehr von den Heilkräutern abgekommen.

Erst in letzter Zeit hat sich auch in der Schulmedizin für Tees und Kräuterkuren ein erhöhtes Interesse bemerkbar gemacht, veranlaßt einerseits durch die unleugbaren Erfolge, welche die Volksmedizin mit diesen einfachen Mitteln erzielte, andererseits durch die unangenehmen Nebenwirkungen der aus den Pflanzen hergestellten absolut chemisch reinen Substanzen. Diese ergeben nicht selten eine ganz andere, meist sehr intensive, aber einseitige Wirkung im Gegensatz zu dem in der ganzen Pflanze enthaltenen Komplex an wirksamen Substanzen.

Diesen Gesamtkomplex an wirksamen Stoffen aus der Pflanze in den Uressenzen zu gewinnen und in den daraus hergestellten Heilmitteln zu vereinigen und zusammenzuhalten, ist die vornehmste und wichtigste Aufgabe der Jso-Komplex-Heilweise, an deren Vervollkommnung ständig weitergearbeitet wird.

Die Homöopathie bedient sich bekanntlich zur Herstellung ihrer pflanzlichen Essenzen des Weingeistes (Spiritus). Die zuvor zerkleinerten Pflanzenteile werden damit übergossen, ihre in Weingeist löslichen Bestandteile dadurch ausgelaugt zur sogenannten „Urtinktur“. Diese wird dann wieder mit Weingeist verdünnt, und zwar entweder (nach der sogenannten Dezimalskala) im Verhältnis von ein Teil Urtinktur auf neun Teile reinen Weingeist oder (nach der Centesimal-Skala) im Verhältnis von ein Teil Urtinktur auf 99 Teile reinen Weingeist.

So entstehen, immer in diesem weiteren Verdünnungsverhältnis, 1., 2., 3., 10., 30. usw. Dezimal- oder Centesimal-Potenzen.

Die Homöopathie verwendet hier, ganz ohne Rücksicht auf Beschaffenheit und Wirkung der pflanzlichen Arznei, nur den Weingeist nicht allein als Lösungs-, sondern auch als Verdünnungsmittel. Dieses Zubereitungs- und Verdünnungsverfahren ist ein schwacher Punkt in der alten Homöopathie, denn die *nur* mit Alkohol zubereiteten Arzneien werden niemals ihre reine Wirkung zeigen und entfalten können.

Die Jso-Komplex-Heilweise dagegen fußt in dem Herstellungsverfahren ihrer Uressenzen auf Paracelsus und auch Mattei. Während Mattei aber*) die von ihm verwendeten Pflanzen abkochte, befolgt die Jso-Komplex-Heilweise diese Methode nicht, da ohne Zweifel durch Abkochung ein großer Teil der in der Pflanze enthaltenen wirksamen Substanzen — Vitamine, Enzyme usw. — zerstört wird und für die medizinische Verwendung von vorneherein ausscheidet. Aus dem gleichen Grunde verwirft die Jso-Komplex-Heilweise auch die Destillation der sogen. „Spagyriker", denn diese dürfte kaum imstande sein, jene äußerst empfindlichen, leicht zerstörbaren Stoffe im Destillat zu erhalten, abgesehen von vielen wertvollen Substanzen, die durch Destillation überhaupt nicht gewonnen werden können. Dagegen hat die Jso-Komplex-Heilweise aus der Spagirik das Gärungsverfahren der wässerigen Auszüge und auch das Kohobationsverfahren beibehalten.

Beide Verfahren sehen ihrem Wesen nach ihre Hauptaufgabe nicht in einer Isolierung der einzelnen Bestandteile der Pflanze, sondern in einer Gewinnung und Anreicherung der gesamten vorhandenen wirksamen Stoffe und Kräfte.

Denn der Körper der Pflanze ist keineswegs lediglich eine Anhäufung organischer Zellen, die sich aus bestimmten chemischen Substanzen und Stoffen aufbauen, sondern er ist in gleicher Weise auch ein Aufspeicherungs-Organ (Akkumulator) für eine Reihe von Weltkräften (kosmische) und Erdkräften (tellurische) wie z. B. Licht, Wärme, Magnetismus, Elektrizität, kurz jener „Lebenskraft", welche Reichenbach „Od" nannte, gleichsam die aufbauende, schöpferisch treibende Kraft, die allen organischen und vielen unorganischen Wesen innewohnt und welche die moderne Wissenschaft vorher verspottet, jetzt aber als „Bioelektrizität" und „Lebensstrahlkraft" nachentdeckt hat. Diese strahlenden und schwingenden Kräfte gehen durch den Körper hindurch und werden bei ihrem Durchgang in verfeinerter (fluidischer) strahlender oder schwingender Form in den Eigenschaften der stofflichen Bestandteile des Pflanzenorganismus festgehalten und aufgespeichert, sie werden also durch die Eigenart der Pflanze, durch die sie hindurchgehen, gewissermaßen umgearbeitet, gebrochen, zerlegt und zu neuen Kombinationen zusammengefaßt.

Das heißt: Die Wesenheit dieser Kraft an sich ist zwar die gleiche,

*) soweit bekannt ist.

aber die Art und Weise, wie sie sich äußert, ändert sich je nach den Geschöpfen, durch welche sie hindurchgeht, indem sie sich nach deren eigenen Qualitäten individuell färbt. *Dieselbe* (Od-) Kraft, die im Apfelbaum treibend und aufbauend wirkt, wirkt auch im Kohlkopf, aber in dem einen Falle nehmen ihre Schwingungen die Besonderheiten der Eigenschaften des Apfelbaumes an, im zweiten Falle des Kohlkopfes, immer aber, wohlgemerkt, dieselben Eigenschaften, die der Stoff in einer rohen Weise besitzt und äußert, in einer verfeinerten, gewissermaßen vergeistigten Art. Dies erklärt den großen Unterschied in der Wirkung ein und desselben Medikamentes, d. h. desselben seinem körperlichen Ursprung nach, je nach seiner Zubereitungsweise. Die rohe, grobstoffliche allopathische Zubereitung als Abkochung (Tee) oder Dekokt oder Infus oder Tinktur wirkt grob, roh und heftig, die verfeinerte (potenzierte) homöopathisch-spagirische Zubereitung wirkt dagegen gelinde, trotzdem aber durchdringend und umgestaltend. Das ist es, was Paracelsus als das „Gift" und den „Balsam" zu unterscheiden befohlen hat, der in jeder Arznei ruht.

Die neuesten Erfahrungen mit dem sogen. „siderischen Pendel" und der „Wünschelrute" zeigen, daß es sehr wohl möglich ist, diese Kräfte-Aufspeicherungen sowohl in der lebenden Pflanze, als auch in den daraus bereiteten Essenzen *physikalisch* nachzuweisen.*) Ja mehr noch als das: Auch den Zusammenhang, die Wechselwirkung, sagen wir kurz die homöopathische Beziehung oder Verwandtschaft zwischen dem kranken Organ oder Gewebe einerseits und deren feinstofflicher, d. h. auf homöopathische Art verdünnter (dynamisierter) Arznei anderseits.

Siderisches Pendel und Wünschelrute sind also nichts anderes als physikalische Meß- oder Reagenzapparate für verfeinerte Kräfteschwingungen. Es ist unwahrscheinlich, daß diese Geräte selbst auf die betr. Schwingungen reagieren; vielmehr dienen sie dem instinktartigen feinsten Wahrnehmungsvermögen des Menschen, das im Unterbewußtsein**) verankert und verborgen liegt, als Äußerungs- und Anzeigemittel.

---

*) Siehe „Das siderische Pendel im Reiche des Feinstofflichen" von Dr. med. Karl Erhard Weiß, Berlin 1923 (Pyramiden-Verlag).

**) Vergleiche Telepathie, Intuition, Inspiration, zweites Gesicht usw. Alles Ausdrücke für unmittelbares Wahrnehmungsvermögen. Jedoch sind die Versuche mit Pendel und Wünschelrute erst im Anfangsstadium und ihr wissenschaftlicher und praktischer Wert noch keineswegs einwandfrei erwiesen.

Die Rolle der Pflanze, die sie in der Natur als Aufspeicherer (Akkumulator) von Welt- (kosmischen) und irdischen (tellurischen) Kräften zu spielen hat, wird aus einem einfachen Beispiel klar. Nimmt man ein gewöhnliches Stück Holz, so kommt es durch Reibung (nach Art der Wilden) oder durch irgend ein beliebiges Entzündungsmittel in Brand, es entwickelt sich Feuer, Hitze und Licht.

Das Holz hat also die Eigenschaft zu brennen, in ihm stecken (aufgespeichert oder potentiell) die Kräftequalitäten der Wärme und des Lichtes, dieselben Kräfte, die der lebende wachsende Baum während seiner Lebenszeit aus dem Erdkörper, aus den magnetischen und elektrischen Ausstrahlungen der Erde, der Gestirne und vor allem der Sonne als Haupt-Licht- und Kraftquelle unseres Weltensystems in sich aufgenommen und aufgespeichert (akkumuliert) hatte und die er jetzt als leuchtendes und wärmendes Feuer wieder von sich gibt.

Ganz in derselben Weise aber wie Wärme und Licht werden auch die übrigen Weltkräfte bzw. deren Schwingungs-Energien aufgenommen und aufgespeichert und darin besteht eben die spagyrische Kunst, sie in den zubereiteten Pflanzensäften (Essenzen) ebenfalls zu erhalten und aufzuspeichern.

Dieses ist der Sinn und Zweck der

Kohobation

Welcher Art ist nun dieses Verfahren?

Die sogenannte Kohobation ist ein Anreicherungsverfahren, bei welchem die lebendigen Kräfte der Pflanze in den gewonnenen Essenzen erhalten bleiben.

Je nach Art und Bedarf werden Sprossen, Zweige, Blätter, Blüten, Früchte, Samen, Rinden, Zwiebeln oder Wurzeln der benötigten Pflanzen gesammelt und nach schwacher Erwärmung, bei einer stetigen mäßigen Temperatur zur Auslaugung (Mazeration) in destilliertes Wasser gebracht. Dort bewirken die auf der Oberfläche jedes Pflanzenteils stets vorhandenen, je nach der Pflanzenart aber verschiedenen natürlichen Hefen und ein 0,5%iger Zusatz von Bierhefe (Saccharomyces cerevisiae) sowie Zucker eine Gärung, bei der viele in Wasser sonst unlöslichen Zellinhaltsstoffe aufgeschlossen und zu wasserlöslichen kleinmolekularen Verbindungen abgebaut werden.

Die so angesetzte Pflanzenmasse erreicht innerhalb einer Gärzeit von ca. 4–6 Wochen den Zustand der Sättigung (Saturation), jenen Zustand, in dem die erhaltene Lösung nichts weiter in sich aufnehmen kann.

Ich will das, was unter „Saturation", d. i. dem „Sättigungszustande" einer Lösung, zu verstehen ist, an einem anderen Beispiel klarzumachen suchen.

Nehmen wir ein Glas mit Wasser und tun ein Stück Zucker hinein, so löst es sich schnell und vollständig auf; fügt man ein zweites, drittes Stück dazu, so werden wir bemerken, daß auch diese sich vollständig auflösen, aber immer langsamer und langsamer. Und während das Zuckerwasser in dem Glase immer dicker und zuletzt sirupartig fadenziehend wird, werden die hineingelegten Zuckerstücke immer längere Zeit brauchen, bis auch sie sich aufgelöst haben.

Zuletzt wird etwas Merkwürdiges geschehen: Auch das kleinste Stückchen Zucker, das man dann noch der Lösung zusetzt, wird sich nicht mehr auflösen, sondern ungelöst darin liegen bleiben. Das ist der Augenblick, wo die Lösung „hoch- oder vollständig gesättigt" (saturiert) ist.

Dieser Vorgang wird noch augenfälliger gemacht, wenn an Stelle des farblosen Zuckers zu diesem Versuche ein färbendes Salz, z. B. Eisen- oder Kupfervitriol verwendet wird, wobei mit der fortschreitenden Konzentration der Lösung gleichzeitig die immer satter werdende Grün- oder Blaufärbung derselben beobachtet werden kann.

Ganz derselbe Zustand wird bei den Pflanzenessenzen durch das Gärungsverfahren erzielt, und zwar noch vollständiger, weil das verwendete Wasser nicht kalt, sondern warm (Blutwärme) verwendet wird und in diesem Zustande imstande ist, noch mehr und schneller in sich aufzunehmen als kaltes Wasser.

Die Mazeration in den Glas-Gefäßen (Digestoren) wird von Zeit zu Zeit durch Umschütteln der Masse befördert und dauert bis zur Erzielung der vollständigen Sättigung (Saturation) des Auszuges längere Zeit.

Es ist wohl nicht notwendig, die verschiedenen Verrichtungen zu besprechen, die mit der Auswahl der Rohstoffe, dem Zerkleinern, Säubern derselben usw. zusammenhängen, weil diese Verrichtungen mit den sonst bei Pflanzenpräparaten geübten pharmazeutischen Gepflogenheiten übereinstimmen.

Nach erfolgter Gärung werden die Lösungen abfiltriert, zur Konservierung auf einen bestimmten Alkoholgehalt eingestellt und in Braunglasflaschen aufbewahrt. Unter diesen Vorsichtsmaßregeln sind sie außerordentlich lange und unverändert haltbar.

Wir erhalten so zum Schlusse eine Essenz, die alle arzneilichen Eigenschaften der verwendeten Pflanze in einer verfeinerten, gewissermaßen vergeistigten Form in sich vereinigt (suspendiert und akkumuliert) enthält, ohne den stofflichen Ballast des Pflanzenkörpers, nur an eine geringe Menge Wasser gebunden.

In diesem wäßrigen Auszug sind vorzugsweise die in Wasser molekular und kolloidal löslichen Pflanzenbestandteile, also die Salze, die Mehrzahl der Eiweißkörper, Vitamine, Säuren, Alkohole, Ester entsprechend ihrer Löslichkeit enthalten. Da aber bekanntlich die Pflanzen auch viele Stoffe enthalten, die im Wasser nicht löslich sind, und auch durch den stattfindenden Gärungsprozeß nicht löslich werden, die also auf dem oben beschriebenen Wege nicht erfaßt werden können, unser Streben jedoch dahin geht, den *Gesamtkomplex* an wirksamen Substanzen aus der Pflanze zu gewinnen, also die so wichtigen Lipoide und sonstige fettähnliche Stoffe, sowie die in Alkohol leichter löslichen höheren organischen Säuren, Alkohole und Ester, werden die Gärungsrückstände der wässrigen Auszüge noch einer zweiten, diesmal alkoholischen Extraktion bei niederer Temperatur unterworfen. Diese beiden Auszüge, der wässerige und alkoholische, Grundessenzen genannt, werden nun nicht unmittelbar in konzentriertem Zustande miteinander vereinigt, da sonst eine teilweise Ausfällung der hochkolloidalen Bestandteile unvermeidlich wäre, sondern beide Auszüge werden zuerst mit dem betreffenden Lösungsmittel (entsprechende Alkohol-Wassergemische) bis auf das 100fache (= 2. Dezimalpotenz) potenziert und dann erst in der 3. Dezimalpotenz vereinigt. Irgend eine Niederschlagsbildung oder Ausfällung wertvoller Bestandteile findet dann erfahrungsgemäß nicht mehr statt.

Diese 3. Dezimalpotenz gilt daher in der Jso-Komplex-Heilweise als „Urtinktur" und wird mit ∅ = D 3 bezeichnet. Dementsprechend sind die mit einer Lösung von 1 : 10 dieser Urtinktur befeuchteten Zuckerkügelchen, sowie die aus der Urtinktur 1 : 10 hergestellten Fluida gleich der 4. Dezimalpotenz = D 4.

Wir fassen zusammen: Die Jso-Komplex-Mittel sind energetischer Natur, sie sind *Kraft*-Aufspeicherungen, ihre Wirkungen sind energetische (Kraft-) Wirkungen nach Art von Katalysatoren, Enzymen und Fermenten, die chemische Prozesse dirigieren, entgegen den allopathischen Arzneien, die durch ihre Stofflichkeit wirken und selbst chemische Wirkungen auslösen.

Natürlich, auch die JKH-Mittel bedürfen einer stofflichen Grundlage. Aber diese stellt nur den an sich unwirksamen (neutralen) Kraftträger dar (den Akkumulator), weil nach den physikalischen Gesetzen unserer Erde „Kräfte an sich" nicht wirksam werden und in Erscheinung treten können, sondern als Träger (Vehikel) stets einer gewissen stofflichen Grundlage bedürfen, an die sie gebunden sind (latent), und von der ausgehend sie dann wirksam werden können (aktiv) [Strahlung, Emanation].

So z. B. ist der Magnetismus an den Magnet gebunden. Aber der Magnet ist nicht der Magnetismus, er ist lediglich sein Träger und von ihm strahlt die magnetische Kraft aus.

Ebenso auch die elektrischen Taschenlampen, die einen sogenannten Akkumulator enthalten, einen Apparat, der mit einer gewissen Menge Elektrizität geladen wird, die er dann als Licht wieder von sich gibt. Größere derartige Akkumulatoren enthalten die elektrischen Triebwägen, Autos u. dgl., wobei sich die im Akkumulator aufgespeicherte elektrische Kraft in Bewegung und Licht umsetzt.

Aber der Akkumulator selbst ist weder die Elektrizität, noch das Licht, noch die Bewegung — er ist lediglich eine Vorrichtung, die imstande ist, eine gewisse Menge Elektrizität aufzunehmen und aufzuspeichern, um sie dann als Licht- oder Triebkraft wieder abzugeben und umzusetzen.

Besonders schlagende Beispiele, wie ungeheure Kräftemengen und Kräftespannungen sich in dem winzigsten Körperraum ansammeln und aufspeichern lassen, gibt uns die Schießbaumwolle (Nitroglyzerin) und das Dynamit.

Eine kleine Menge Schießbaumwolle genügt, wenn sie im eingeschlossenen Raume eines Bohrloches entzündet wird, um ein Haus in Stücke zu reißen, und mit ein paar Gramm Dynamit lassen sich Felsen und Mauern zermalmen. Welche ungeheuren Ausdehnungs-(Expansions-)kräfte, die unter Licht- und Hitzeentwicklung freiwerden, sind also hier im winzigsten Raume angesammelt!

Also: Nicht die Essenz an sich, die ja natürlich körperlich und stofflich ist, stellt bei den JKH-Mitteln die Arznei dar, sie ist nur der Träger der Arzneikräfte, die dann nach Richtgesetzen, die wir noch kennen lernen wollen, gegenüber dem menschlichen Organismus, frei und wirksam werden.

Mit der Herstellung der Essenzen ist indessen das Bereitungsverfahren der JKH-Arzneien noch keineswegs abgeschlossen. Eine schwere Aufgabe harrt unser noch: die Mischungen.

Das JKH-Mischungsverfahren

Es ist ohne weiteres klar, daß die Mischung verschiedener Arzneistoffe zu einer zusammengesetzten Arznei unmöglich beliebig oder willkürlich erfolgen darf, sondern daß sie nach ganz bestimmten Richtlinien erfolgen muß.

Diese Richtlinien ergeben sich aus der Natur selbst.

Unser Körper besteht aus einzelnen Lebens- und Tätigkeitswerkzeugen (Organen), die untereinander in einem gewissen Verhältnis der Gegenseitigkeit, der Bei- und Unterordnung stehen.

Wir sprechen daher auch von einem „Organismus“.

Einzelne dieser Werkzeuge (Organe) stehen untereinander wieder in einem noch näheren Zugehörigkeitsverhältnis und bilden als solche gewissermaßen einen mehr oder weniger selbständigen „Teilorganismus“ oder eine Tätigkeitsgruppe, z. B. Nieren, Harnleiter, Blase und Harnröhre, die in Wahrheit ein zusammengesetztes Tätigkeitsganzes bilden.

Alle die verschiedenen, nach Form, Verrichtung, Zweck und Gewebeaufbau unterschiedlichen Werkzeuge des Körpers sind untereinander in doppelter Weise verbunden. Einmal durch die gemeinsame Lebensquelle, welche sie auf- und abbaut, den sogenannten Stoffwechsel, welcher die verschiedenen Organe ernährt, erhält und erneuert, dann aber durch die gemeinsame Oberleitung, die „Zentralgewalt und Regierung“ gewissermaßen, in dem Kleinstaat unseres Körpers, welche die Beziehungen der einzelnen Körperteile und Werkzeuge untereinander und ihre Einfügung und Unterordnung unter die Zwecke und Ziele des Ganzen vermittelt: das Nervensystem.

Über allem freilich thront in einer uns Sterblichen wohl für immer unfaßbaren, unbegreiflichen Weise jene uns mit dem Odem Gottes als „Leben oder Lebenskraft" eingehauchte Kraft, die wir als „Seele" bezeichnen, als Herr und Gebieter des Ganzen.

Zunächst ist also festzuhalten:

Jedes Organ (Werkzeug) unseres Körpers, wie immer es nach Form oder Aufbau (Gewebe) beschaffen sein mag, hat einen doppelten Zweck:

a) den (universellen) Zweck der Wohlfahrt des Ganzen zu dienen;

b) einen besonderen, umschriebenen und begrenzten örtlichen (lokalen) oder organischen Tätigkeitszweck.

Um bei dem vorher angeführten Beispiel zu verbleiben: Nieren, Harnleiter, Blase und Harnröhre haben den gemeinsamen (universellen) Zweck, den Körper von verbrauchten oder unbrauchbar gewordenen flüssigen oder flüssig gemachten (löslichen oder aufgelösten) Fremdstoffen zu befreien, die sonst eben als Fremd-, d. i. Giftstoffe, zerstörend und lähmend auf den Körper (Organismus) wirken würden.

Aber jedes einzelne dieser Werkzeuge erfüllt wieder eine bestimmte Teilaufgabe an diesem gemeinsamen Ziel:

Die Niere zieht (filtriert) die Fremdstoffe bei dem Durchgang des Blutes durch das Nierengewebe heraus und bereitet das Ausscheidungsergebnis (Urin, Harn), wobei wieder jedem einzelnen Teil der Niere seine besondere Verrichtung zugewiesen ist.

Die Harnleiter übernehmen das Ausscheidungsprodukt der Niere und leiten es nach dem Sammelgefäße hin: der Blase, wo sich dasselbe bis zu einer gewissen Menge aufspeichert, um dann durch die Harnröhre nach außen entleert zu werden.

Innerhalb des lebenden Körpers hat also jeder, auch der geringsterscheinende Teil, seinen bestimmten, vorgeschriebenen Zweck. Nichts ist überflüssig, jeder ist tätig, nicht allein zu seinem eigenen Wohl und Bestand, sondern in erster Linie vielmehr zum Wohle und Lebenszwecke des Ganzen (Organismus), und erst durch dieses — für sich selbst.

In diesem Sinne haben wir innerhalb des Körpers (Organismus) verschiedene Werkzeugs- (Organ-) Gruppen als Träger ebenso verschiedener Tätigkeitsgruppen zu unterscheiden, allesamt einem gemeinsamen Ziele, den gesetzmäßigen Bedürfnissen des Ganzen (Organismus) sich unterordnend.

Auch ohne uns hier weiter auf anatomische und physiologische Feinheiten einzulassen, die uns zu weit führen müßten, wird es nach dem Gesagten klar sein, daß jede Störung in der Tätigkeit auch nur eines einzelnen Lebenswerkzeuges (Organes) oder gar einer Werkzeug-(Organ-) Gruppe, nicht minder wie eine Störung oder ein Fehler im Gewebe-Auf- und Abbau derselben, auch mehr oder minder fühlbare, sichtbare und folgenschwere Störungen in dem Bestande und den Lebenstätigkeiten des Gesamtkörpers (Organismus) nach sich ziehen muß, freilich in verschiedener Art und Weise und in verschiedenem Grade, je nach Zweck, Bestimmung und Wichtigkeit des betreffenden Werkzeugs, des betreffenden Gewebes oder der betreffenden Werkzeugsgruppe für das Ganze, aber doch nie ohne eine solche Rückwirkung auf dieses.

Diese Wahrheit ist stets vor Augen zu halten! Sie so vielfach vergessen zu haben, ist einer der verhängnisvollsten Irrtümer mancher Mediziner, die sich mächtig viel darauf einbilden, erkrankte Organe einfach durch Operation entfernen zu können.

Ja, die Schneidekunst (Chirurgie) hat es in der Tat gewaltig weit gebracht, aber die Kunst des Heilens hat damit keineswegs gleichen Schritt gehalten.

Mit Recht rief schon Hyrtl, der berühmte Professor der pathologischen Anatomie an der Universität in Wien, seinen Schülern mahnend und warnend zu: „Meine Herren! Prahlen Sie niemals mit ihren Operationen, denn durch diese beweisen Sie nur, daß Sie Ihre Patienten nicht heilen konnten!“

Also: Die operative Entfernung eines erkrankten Organes bedeutet keineswegs Heilung. Es kann dadurch keineswegs verhindert werden, daß die Krankheit an einer anderen Stelle in der gleichen oder anderen Form, sogar in weit bösartigerer Weise, wieder zum Ausbruch kommt oder daß ein ursprünglich heftiges (akutes) Leiden sich in ein schleichendes (chronisches) oder verlarvtes (latentes) umwandelt, das dann viel schwieriger heilbar ist. Die Entfernung wichtiger, namentlich unmittelbar dem Stoffwechsel gewidmeter drüsiger Organe zieht vielmehr auch durch dauernde Stoffwechselstörungen mehr oder minder schwere Schädigungen des Allgemeinbefindens und der Gesamtwohlfahrt des Körpers nach sich, die als solche dann selbstverständlich unheilbar bleiben, weil sich das entfernte (exstirpierte) Organ eben durch nichts vollständig ersetzen läßt; denn die sogenannte „Kompensation", d. h. die Arbeitsübernahme des einen (entfernten) Organs durch ein anderes ist nie ein vollwertiger Ersatz — im besten Falle ein zeitweiliger Notbehelf. So z. B. die Tätigkeit des Darmes bei Entfernung des Magens oder eines Darmstückes. Anderseits beweist den wirklichen Zusammenhang die Neuwucherung von Krebsknoten am Darm oder an der Brust usw., nachdem man die ursprünglichen Knoten, ja sogar beispielsweise die ganze Brust entfernt hatte, oder die tuberkulöse Zerstörungen des Knies, nachdem man den Fuß am Sprunggelenk wegen Knochentuberkulose abgenommen hatte.

Daraus ergibt sich die Lehre: *Krankheit ist nichts Örtliches, sondern* — mit Ausnahme sogenannter traumatischer, d. h. durch äußere Gewalt entstandener Störungen, Verletzungen u. dgl. — *stets eine Allgemeinstörung der körperlichen Verrichtungen bzw. ihrer Werkzeuge,* wenn auch ein bestimmtes Gewebe oder Organ oder eine Organgruppe als Hauptsitz oder Herd des Übels gelten kann, wonach wir sie auch in der landläufigen Weise zu unterscheiden pflegen, indem wir von Lungen-, Herz-, Darm- usw. Erkrankungen sprechen.

Aus diesem „Begriff der Krankheit", dieser Wechselwirkung zwischen dem engeren (lokalen) Krankheitsherd und der hieraus folgenden Wirkung auf den Allgemeinzustand des Körpers ergibt sich von selbst die Ableitung, daß auch der durch das Heilmittel angebahnte Heilweg oder Heilungsvorgang sich niemals auf den örtlichen Krankheitsherd beschränken darf, sondern die hieraus erwachsenen Allgemeinstörungen unerbittlich bis zu ihren letzten Schwingungen im Organismus verfolgen und sie da austilgen muß, wenn es sich nicht um eine reine Schein- (palliative) Heilung handeln soll.

Am fühlbarsten, deutlichsten und sichtbarsten werden die Rückwirkungen der örtlichen (lokalen) Störung in einem Tätigkeitswerkzeug (Organ) des Körpers sich allerdings stets in dem durch Zweck, Bestimmung und Verrichtung (physiologisch) oder durch Zusammenhang und Gewebeaufbau (anatomisch) *verwandten* Werkzeuge (Organe) in Erscheinung treten, d. h. in den einzelnen Gliedern einer Werkzeug- (Organ-) Gruppe.

So z. B. greift die Schleimhaut-Entzündung (Katarrh) der Nase fast immer auch auf die Schleimhaut des Mundes, des Rachens, der Augenbindehaut, des Ohres über — vielfach auch sogar auf andere entferntere Schleimhautbezirke.

Aber immer werden sich die zunächst örtlichen Störungen durch den allen Teilen des Körpers gemeinsamen und sie verbindenden Blut- und Säftestrom, kurz Stoffwechsel, auch für die Allgemeinheit desselben geltend machen, selbst dann, wenn sie als solche (subjektiv) nicht fühlbar werden.

Mit dieser Erkenntnis nähern wir uns ganz bedeutend dem Kernpunkte unserer Aufgabe, die natürliche Grundlage für eine geeignete Mischung einzelner Arzneien zu einem zusammengesetzten (komplexen) Heilmittel zu finden. Also:

Das Heilmittel darf seine Wirkung nicht auf ein einzelnes Werkzeug (Organ) oder Gewebe des Körpers beschränken, es muß zunächst die tätigkeits- (physiologisch) oder gewebemäßige (anatomisch-histologisch) verwandten Organe, d. h. die im Zweck- und Verrichtungszusammenhange oder im Gewebe- (anatomischer) Verband stehende Organgruppe beeinflussen und durch diese auch deren Tätigkeitsergebnis für den Gesamtorganismus.

Damit haben wir die Richtlinie bereits gefunden, welche bei der Zusammensetzung unserer Mittel maßgebend ist.

Ein jedes JKH-Mittel ist eine Zusammensetzung solcher Arzneien, welche Einfluß auf eine Gruppe von Organen haben, die durch eine Zweckgemeinschaft (physiologisch) oder durch Anordnung und Aufbau (anatomisch und histologisch) miteinander verbunden sind, und wirkt sowohl auf die Regelung des Tätigkeitszweckes dieser Organe örtlich (organisch oder lokal) als auch durch deren Beeinflussung und Vermittlung auf den Gesamtorganismus ein.

Ich will diesen Grundsatz an einem Beispiel erläutern:

Das JKH-Fiebermittel wirkt in erster Linie örtlich und organisch auf die zu einer Zweckgruppe zusammengeschlossenen Organe Leber und Gallenblase. Aus diesem Grunde wird es aber auch Verdauungsmittel für alle diejenigen Formen von Verdauungsstörungen, welche aus einer gestörten Leber- und Gallentätigkeit, einer unrichtig zusammengesetzten Leber- und Gallenflüssigkeit hervorgehen, z. B. für gewisse Formen der Hartleibigkeit, dann die Erregungs- und Reizzustände, die sich durch übermäßigen, und die Erschlaffungszustände, die sich durch zu geringen Gallenerguß für den ganzen Körperhaushalt ergeben, z. B. Gelbsucht, Melancholie u. dgl.

Wir sehen also, daß die Zusammensetzung einzelner Arzneien zu einem (komplexen) Heilmittel niemals eine planlose und willkürliche sein darf, sondern streng in Anlehnung an die einzelnen größeren oder kleineren Zweck- und Arbeitsgruppen von verwandten Organen und Geweben innerhalb des Gesamtorganismus erfolgen muß.

In diesem Sinne lehnt sich also der Aufbau der einzelnen JKH-Arzneipflanzenauszüge zu einem Komplex-Mittel innig an den Aufbau der einzelnen Körper-Organe zu Organ- und Zweck-Gruppen innerhalb des Organismus an und die einzelnen Arzneibestandteile eines Mittels stehen zu diesem selbst in der Bei- und Nebenordnung des Zweckes und der Wirkung wie die einzelnen Organe des Körpers und die einzelnen Zweck-Gruppen derselben zu dem Gesamtorganismus.

Hier wird man sagen: Ja, die ganze Sache ist wirklich riesig einfach und natürlich: so und nicht anders muß das Verhältnis der Arznei zum Körper sein!

Ja, ja! Es ist immer die alte Geschichte vom Ei des Kolumbus!

Wenn die Wahrheit einmal gefunden ist, erweist sie sich stets als höchst einfach und natürlich und männiglich wundert sich nur, daß man nicht schon längst selbst dahintergekommen ist.

Freilich, das Beschreiten eines ausgetretenen und bekannten Weges ist immer leichter als das Finden eines neuen in einer unbekannten, von der Finsternis des „Nichtwissens“ erfüllten Wildnis und das „Erfinden“ und „Entdecken“ doch nicht so leicht und einfach, wie es sich ansieht, wenn die Wahrheit einmal ans Tageslicht gezogen ist.

Halten wir hiernach also diesen Lehrsatz fest:

Jedes JKH-Mittel wirkt in seiner Zusammensetzung aus einzelnen Arzneien zunächst

1. (primär, direkt) auf bestimmte Organe oder Gewebe; also örtlich organisch,

2. (sekundär, reflektorisch) auf die mit diesem Organ oder Gewebe in Zweck- und Arbeitsgemeinschaft oder Verwandtschaft stehende Organgruppe,

3. (universell oder konstitutionell) durch dieselbe auf den Gesamtorganismus infolge der gegenseitigen Beziehungen der einzelnen Teile unter- und gegeneinander und in letzter Linie durch den gemeinsamen Stoffwechsel.

Vom Standpunkte der rein körperlichen (physischen) Lebenstätigkeit betrachtet, ist der sog. „Stoffwechsel" im weiteren Sinne des Wortes der letzte und oberste Zweck der gesamten Verrichtungen aller Körperorgane.

Freilich nehmen nicht alle in gleicher Weise, im gleichen Grade und mit derselben Bedeutung und Wichtigkeit für die Gesamtheit daran teil.

Vor allem: Wir haben bei dem Vorgange des Stoffwechsels im Körper drei verschiedene, sich auseinander entwickelnde Abschnitte zu unterscheiden. Jedem derselben dient auch wieder eine besondere, aber doch auch wieder untereinander in Verbindung und Wechselwirkung der Tätigkeit stehende Zweckgruppe von Organen.

Wir wollen uns hier mit anatomischen und physiologischen Einzelheiten, die uns zu weit von unserer eigentlichen Aufgabe ablenken würden, nicht weiter aufhalten. Es genügt für unseren Zweck und zum notwendigen Verständnis des Ganzen, hier lediglich die allgemeinen Richtpunkte festzustellen.

Der lebende Körper braucht zur geordneten Abwicklung seiner Lebenstätigkeiten sowohl Stoffe als auch Kräfte verschiedener Art.

Den Abgang des Verbrauchten, das er in verschiedener Form (als Auswurfstoffe oder Exkremente), z. B. Urin, Kot, Schweiß usw., ausscheidet, ersetzt er durch die Aufnahme frischer Stoffe und Kräfte in der Form von Nahrung durch die Nahrungsmittel, soweit es sich um den rein stofflichen Ersatz, oder durch unmittelbare Aufnahme von Wärmestrahlung und Elektrizität, soweit es sich um den Ersatz rein energetischer Verluste handelt.

Wir haben es zunächst hier mit dem „Stoffwechsel" im engeren, d. h. wirklich stofflichen Sinne zu tun.

Die Nahrungsmittel enthalten als solche wohl die stofflichen Grundlagen der Nahrung für den Ersatz des Verbrauchten, sie müssen aber, um in das lebende Zellengewebe eintreten, dieses aufbauen, erhalten und ersetzen zu können, erst derart umgebildet werden, daß sie diesem ähnlich (d. h. assimiliert) werden. Dies geschieht durch den Vorgang der Verdauung. Ist dieses Ziel erreicht, so geht die „assimilierte“ Nahrung in der Gestalt von Lymphe und Blut in alle Teile des Körpers, versorgt sie mit neuen Lebensstoffen, ersetzt das Abgenützte, baut das Zerstörte neu auf und verbleibt eine Zeitlang selbst als lebender Bestandteil des lebenden Körpers in demselben, bis sie endlich ausgenützt und erschöpft, als unbrauchbar abgestoßen und aus der Gemeinschaft des Körperhaushaltes losgelöst und sozusagen als unnütze Asche (Exkrement, Auswurfstoff) ausgeschieden wird.

Wir haben also einen Abschnitt des Stoffaufstieges (Evolution, Verdauung), einen Abschnitt der Verarbeitung (Assimilation, Nutrition, Ernährung) und einen Abschnitt des Stoffabstieges (Sekretion, Exkretion, Ausscheidung) zu unterscheiden.

Den gesamten Lebensvorgang aber, der sich in den so geschilderten drei Abschnitten entwickelt, bezeichnet man als Stoffwechsel, dem ein ausgedehntes, wunderbar ineinander greifendes System von Werkzeugen dient, welchen, in größere und kleinere Zweckgruppen geordnet, je eine oder mehrere bestimmte Verrichtungen des ganzen Verdauungs- und Stoffwechselvorganges anvertraut sind.

Verfolgen wir einmal in Gedanken den langen und verschlungenen Weg, den das Nahrungsmittel von seinem Eintritt in den Körper bis zu seiner Umwandlung in lebendes Blut, dann seiner Einverleibung in das Zellengewebe des Körpers, seiner Arbeitsleistung daselbst und endlich seiner Loslösung nach getaner Arbeit bis zu seiner Ausstoßung aus dem Verbande des Zellengewebes des lebenden Organismus zurückzulegen hat.

Die Nahrung kommt zunächst in den Mund, sie wird hier nötigenfalls durch die Zähne zerkleinert, durch den Mundspeichel, den verschiedene Drüsen zubereiten, aufgeweicht und aufgelöst. Sie gleitet dann durch die Speiseröhre in den Magen. Hier wird sie durch die Bewegungen der Magenwände weiter zerrieben, geknetet und durch den Magensaft, den die Magendrüsen zubereiten, teilweise chemisch aufgelöst. Sie verwandelt sich dabei in Speisebrei (Chymus). Sie gelangt dann in den schlangenartigen Dünndarm, wo weitere chemisch wirkende Drüsensäfte, wie auch der dazutretende Gallensaft die chemische Umwandlung des Spreisebreies zu dem flüssigen Chylus fortsetzen.

Während der flüssige Dünndarminhalt allmählich unter dem Drucke der schlangenförmigen Darmbewegungen (Peristaltik) vorrückt und unter dem Einflusse des Darmspeichels und des chemisch wirkenden Saftes der Bauchspeicheldrüse weiter umgewandelt wird, saugen Tausende von Sauggefäßen (Saugdrüsen) den Chylus auf und leiten denselben durch ein verzweigtes Röhrensystem — Lymphgefäße — in den großen Lymphstamm, der schließlich in die große Vene mündet, wo sich die Lymphe mit dem Venenblute endlich mischt.

In dem Maße, wie der Darminhalt im Darmrohr vorrückt, wird er durch die Tätigkeit der Lymph- (Saug-) Drüsen allmählich seiner Nahrungswerte beraubt. Er kommt dann weiter in den Dickdarm, dessen Darmwände mit ihren Schleimhäuten, Schleimdrüsen, Lymph- und Sauggefäßen die im Dünndarm begonnene Arbeit vollenden.

Der Darminhalt wird dabei immer breiiger, dicker, schließlich fest. Er verweilt dann noch einige Zeit angesammelt im Endstück des Darmes, dem sog. Mastdarm, bis er fest und in wurstähnliche Stücke geformt als Kot entleert wird, sozusagen die von dem Feuerungsmaterial der Nahrung nach der Verbrennung im Körper übriggebliebene Schlacke.

Nachdem die Lymphe die verschiedenen Gewebe des Körpers umspült und ernährt hatte, wird sie durch besondere Sauggefäße wieder gesammelt und rückgeleitet, wobei diese Sammelgefäße allmählich an Umfang und Durchmesser zunehmen. An zahlreichen Stellen finden sich Erweiterungen derselben, die sog. Lymphknoten oder Lymphdrüsen, in welchen die Lympheflüssigkeit wichtige chemische Umbildungen erfährt.

Endlich ergießt sich dieselbe wieder in verschiedenen Körperteilen in verschiedene größere Venenstämme, gelangt also am Ende als der absteigende oder rückläufige Lymphstrom eben dahin, wohin wir den aufsteigenden Lymphstrom vorher auf seinem Wege verfolgt haben — in das Venenblut.

Hier endet der erste Akt der Entwicklung des Stoffwechsels: der *Lymphkreislauf*, der, wie wir gesehen haben, einen auf- und einen absteigenden Bogen enthält.

Mit dem Venenblute vereinigt, kommt die Lymphe durch die große Vene zunächst ins Herz und wird von da in die Lunge getrieben, wo die jetzt „Blut“ genannte Flüssigkeit durch Aufnahme von Sauerstoff im Wege der Atmungstätigkeit erst vollwertig und reif für die Aufnahme in das Zellengewebe des Körpers wird; dabei bekommt es seine hellrote Farbe.

Nach diesem Umwandlungsvorgang in der Lunge geht der Blutstrom in das Herz zurück und wird von hier aus dann durch die große Schlagader (Aorta) und ihre Verzweigungen in alle Teile des Körpers gepumpt, bis dann die äußersten Verästelungen dieser Schlagadern, die sog. Haargefäße oder Kapillaren, den Eintritt des Blutstromes zum Teil in der Form unmittelbarer Durchdringung („Osmose")*) in die einzelnen Körperteile (Organe) und Gewebe vermitteln, wo das Blut seine Nährwerte an Stoff sowohl wie an Energie abgibt, dergestalt also den Körper ernährt, erhält und beständig erneuert.

Die eigentlichen Träger der Blutenergien sind die Blutscheiben, deren es rote und weiße gibt. Erstere, die in der überwiegenden Mehrzahl sein sollen, bilden sozusagen den Höhepunkt aller Umwandlungs- und Verfeinerungsverfahren im Körper, die wir den Stoffwechsel nennen. Die weißen Blutscheiben sind eigentlich überständige Lymphekörperchen.

Beide schwimmen in und werden durch den wässerigen Grundbestandteil des Blutes, das sog. Blutwasser, getragen und befördert.

Nachdem nun das Blut seine ernährende Aufgabe im Körpergewebe erfüllt und eine Zeitlang in diesem verweilt, seine ernährenden Bestandteile und Energien daselbst abgegeben hat, werden die verbrauchten, mehr oder weniger abgenützten Zellchen wieder herausgelöst, durch die Venenkapillaren aufgenommen, in größeren Blutadern oder Venen gesammelt und schließlich wieder in dem großen Venenstrom vereinigt.

Die vollständig aufgearbeiteten Zerfallsstoffe werden teils als flüssige (z. B. Urin), teils als feste Auswurfstoffe (Exkremente) des Körpers ausgeschieden.

Der verwendbare Rest des venösen Blutes dagegen tritt, durch den Zustrom von Lymphe aufgefrischt, seine Reise im Körper von neuem an und der „Kreislauf" beginnt von vorne.

Das wäre in Kürze der zweite Akt des Stoffwechsels, der eben-

*) Endosmose — Eindringen, Exosmose = Ausdringen.

falls in einen aufsteigenden und einen absteigenden Teil zerfällt. Man nennt ihn den *Blutkreislauf* mit einem arteriellen und einem venösen Teil.

Die Werkzeuge des ersteren sind die Arterien oder Schlagadern, die Werkzeuge des letzteren die Blutadern oder Venen. Jeder Teil hat noch die zugehörigen Haargefäß- (Kapillar-) Netze, jedem Teil ist die Hälfte des Herzens als Zentralorgan zugewiesen. Nicht zu vergessen natürlich der Neben- und Zwischenorgane, welche bestimmten Zwecken der Erneuerung, Reinigung, Abscheidung und Filtrierung des Blutes dienen, wie der Lunge, der Nieren, der Leber und der Milz.

Insoweit behält also das alte Sprichwort: „Essen und Trinken hält Leib und Seel' z'samm" wohl recht. Aber der Brunnen der Wahrheit ist damit keineswegs noch erschöpft.

Wir haben bis jetzt immer nur vom „Stoffwechsel" im engeren Sinne gesprochen. Ich habe aber bereits darauf hingewiesen, daß dieser hauptsächlich für den Ersatz der stofflichen Verluste bei der Abwicklung der Lebenstätigkeiten berechnet sei, wogegen der Verlust an (energetischen) Kräften teilweise auch durch unmittelbare Aufnahme von Strahlung ersetzt werde.

Wir haben also neben dem „Stoffwechsel" in der Tat auch einen (energetischen) Kraftwechsel vor uns.

Zum Teil allerdings führen die Nahrungsmittel außer den „Nahrungs*stoffen*" im engeren Sinne des Wortes dem Körper auch „Nahrungs*kräfte*" (Energien) zu, insoferne sie selber als Träger oder Aufspeicherer derartiger Kräfte zu betrachten sind. Denn unsere Nahrungsmittel sind organischen Ursprungs und haben während ihrer Lebens-, Wachstums- und Entwicklungszeit in „Organismen" Erd- (tellurische) und Welt- (kosmische) Kräfte in sich aufgenommen, verarbeitet und festgehalten, die sie während ihrer Umwandlung (Assimilation) in den Verdauungswegen des menschlichen Organismus unter gewissen Bedingungen wieder abgeben, z. B. Wärme, Elektrizität. Besonders reich an derartigen (energetischen) Strahlungswerten sind gerade die pflanzlichen Nahrungsmittel.

Wenn die ganze Lebensarbeit als einfacher „Stoffverlust" und „Stoffersatz" zu bewerten wäre, wie es die materialistische und chemistische Richtung der Medizin uns so gerne vorreden möchte, so wäre wirklich das alte edle Sprichwort vom „Essen und Trinken, das Leib und Seel' z'sammhält", die Essenz, der Gipfelpunkt und die Spitze, der Inbegriff der Lebensweisheit und Lebensauffassung.

Wenn „Nahrungsstoffe" allein genügen könnten, unsere Arbeitsverluste im täglichen Leben zu ersetzen, dann — ja dann würde das „Gut Essen" und „Gut Trinken" in der Tat genügen, unsere Körpermaschine ohne Unterbrechung und Störung unausgesetzt in Gang zu erhalten. Aber wir wissen aus der Erfahrung des Alltags, daß trotz des besten, des reichlichsten Essens und Trinkens sich doch Abspannung, Ermüdung, Erschöpfung, Ruhebedürfnis und endlich unüberwindlicher Schlaf einstellt.

Also — der Stoffersatz genügt *nicht* zur Aufrechterhaltung des Betriebes. Offenbar wirkt also noch — neben ihm — eine zweite, mindestens gleichberechtigte Macht mit, die sich für die Dauer nicht ausschalten läßt.

Man versuche es doch einmal nur mehrere Tage hintereinander, auch bei „kräftigster und nahrhaftester" Kost, ohne Schlaf auszukommen, und man wird einen Zusammenbruch erleben. Und wer sich dauernd, sei es durch Arbeit, sei es durch Leichtsinn oder Ausschweifungen usw., den notwendigen Schlaf auch nur verkürzt, wacht sich um Jahre seines Lebens. Dabei kann man die Beobachtung machen, daß der Schlaf am Tage niemals die gleiche erquickende und stärkende Wirkung hat wie der Nachtschlaf, und zwar besonders jener *vor* Mitternacht.

Daraus dürfen wir wohl schließen, daß der Schlaf, und zwar der Nachtschlaf, eine besondere Kraftquelle für unseren Körper darstellt, die sich durch *nichts* anderes ersetzen läßt.

Und tatsächlich, während alle anderen Werkzeuge unseres Körpers entweder ruhen oder wenigstens auf eine verlangsamte Tätigkeit zurückgestellt sind, wie z. B. das Herz, scheint das vegetative Nervensystem mit seinen Zentren im Stammhirn, im Kleinhirn und im verlängerten Mark ununterbrochen Kraftströme aus der Erde und dem Kosmos in den Organismus einzulassen und darin aufzuspeichern, um sie dann im Laufe des Tages allmählich an die Gewebe und Körperzellen abzugeben, die sie bei ihren mannigfachen Verrichtungen und Auf- und Umbauvorgängen verwerten.

Was der Körper an lebendigen Kräften (nicht Stoffen!) aus den energetischen Werten der Nahrungsmittel aufnehmen mag, was sich ihm ferner durch Vermittlung der oberflächlichen (peripherischen) Enden der Nervenfäden durch unmittelbare Strahlung aus dem umgebenden Luftraum (Äther) an magnetischen und elektrischen Kraftschwingungen, an Licht und Wärme von dem großen Lebens- und Kraftquell der Sonne und des Weltalls mitteilt, alles das bildet zusammen den großen Kraftborn, aus dem der Organismus ununterbrochen lebendige Kräfte für die Aufrechterhaltung seines eigenen Lebens schöpft.

Ich brauche nicht daran zu erinnern, daß es sehr wohl, ohne merklichen Schaden für den Organismus, möglich ist, für längere Zeit die Zufuhr von Nahrung vollständig zu sperren. Verschiedentlich haben unter einwandfreier (ärztlicher) Kontrolle „Hungerkünstler" bis zu vierzig Tagen gefastet und sich dabei vollständig wohl befunden. Wie oft haben nicht Verunglückte, in Schächten u. dgl. Verschüttete, viele Tage lang ohne Nahrung zugebracht und keinen weiteren Schaden davongetragen, als bei derartigen Unglücksfällen eben natürlicherweise durch Aufregung, Todesangst, Luftmangel u. dgl. erklärlich ist.

Nicht zu reden dann ferner von den sog. Fakiren Indiens und Ägyptens, welche nachweislich viele Wochen, ja Monate unter Siegel und Verschluß ohne jegliche Nahrung verbracht haben, allerdings in einem beabsichtigten Zustande von Scheintod (Trance oder Hypnose) oder Schlaf, wo alle sonstigen körperlichen Verrichtungen fast auf 0 herabgesetzt sind. Auch die Erfahrungen des letzten Weltkrieges zeigten oft, wie Verschüttete oder an unzugänglichen Orten zurückgebliebene Verwundete, trotzdem sie tagelang ohne Nahrung blieben, den Umständen entsprechend sich wohl befanden, ja daß sogar schwere Wunden bei den Fastenden besser und schneller heilten als in der üblichen Lazarettpflege.

Und endlich erzählen uns die beglaubigten Legenden verschiedener großer Asketen, die als „Heilige" verehrt werden, wie diese oft lange Zeit bei völliger körperlicher und geistiger Gesundheit ohne wahrnehmbare stoffliche Nahrung — außer Wasser — zubrachten, wenn man nicht das verschwindend kleine Partikelchen des heiligen Brotes, das sie in der täglichen heiligen Kommunion zu sich nahmen, auch im stofflichen Sinne als ein „Brot des Lebens" auffassen wollte, was bei seiner Winzigkeit doch füglich ausgeschlossen ist.

All dieses aber zeigt uns, daß der Körper außer seiner täglichen „Stoffnahrung" noch eine zweite, verfeinerte (fluidische) „Kraftnahrung" durch unmittelbare Strahlung aufzunehmen befähigt ist, die jene zu ergänzen bestimmt ist, und sie zeitweise sogar ersetzen kann.

Wir haben demgemäß außer dem Stoffkreislauf auch einen wirklichen und wahrhaftigen Kraftkreislauf.

Entsprechend dem Magen als Zentralorgan des Stoffwechsels des Lymphekreislaufes, ferner entsprechend dem Herzen als Zentralorgan des Blutkreislaufes, haben wir hier das Stammhirn als Aufnahmezentrum der schwingenden (energetischen, fluidalen) Kräfte anzusehen; ferner entsprechen den Lymph- und Blutbahnen im Stoff- und Blutkreislauf hier die Fäden des vegetativen Nervensystems als Verteiler der Kraftwellen und Kraftströme, ähnlich den Fernleitungen der elektrischen Kraftzentralen.

Dann aber haben wir noch mit den aus den Nahrungsmitteln, wie bereits vorher bemerkt, übernommenen, nicht stofflichen, sondern energetischen Kräftequalitäten, welche in ihnen gebunden waren, zu rechnen, die sich als solche dem Blute mitteilen.

Als das Werkzeug dieser Umleitung und Umformung der aus Nahrungsmitteln übernommenen Kräfteschwingungen in die menschlichen Blut- und Nervenbahnen mag wohl das Kleinhirn anzusehen sein, das also gewissermaßen die Rolle des „Transformators" in der Elektrotechnik spielt.

Außerdem aber arbeiten, ähnlich den Lymphgefäßen (Saugdrüsen) im Bezirke des Lymphekreislaufes, hier die in der Haut liegenden feinsten Verzweigungen des Nervensystems (rückleitende oder zentripetale Fäden), die z. T. mit spezifischen Endkörperchen ausgerüstet sind, als Aufnahme-Organe für die aus Luft, Äther, Weltall (Kosmos) und Erdkörper zu übernehmenden Kräfte, die uns als Licht, Wärme, Magnetismus, Elektrizität in Form von Schwingungen, Wellen und geladenen Teilchen, sowie als Od und Radioaktivität zufließen.

Die ableitenden (zentrifugalen) Fäden eben dieser Nervenverzweigungen in der Haut dagegen besorgen die Ausstrahlung der im Körperhaushalt entwerteten und verwandelten Kräfte. Soweit sie in Form kleinster elektrisch geladener Teilchen den Körper verlassen, umgeben sie ihn als sogenannter „elektrischer Dunstkreis" oder

„Aura". Sie ist dem gewöhnlichen Auge zwar nicht sichtbar, kann aber für sensitiv veranlagte Menschen sichtbar werden und läßt sich unter gewissen technischen Voraussetzungen auch photographisch festhalten oder mit geeigneten physikalischen Apparaten nachweisen (Spitzenzähler, Photozellen für Infrarot). Sie ändert sich nach Stärke, Form, Farbe und Beschaffenheit bei Kranken, sowie bei oder nach heftigen Gemütserregungen (Affekten).

Unter gewöhnlichen Umständen umgibt der elektrische Ausstrahlungs-Dunstkreis (Aura) den Körper in der Gestalt eines eiförmigen Nebels.

Auf dem Vorhandensein der angedeuteten Kraftschwingungen und Kraftströmungen im Organismus, deren Verteilungs- und Leitungswerkzeuge die Nerven sind, beruhen auch die Erscheinungen des sog. „tierischen Magnetismus" und dessen Anwendung zu Heilzwecken (Magnetisieren).*) Wir werden auf einige weitere Einzelheiten noch später zu sprechen kommen.

Fassen wir das Gesagte hier noch einmal in kurzer Übersicht zusammen, damit die alsdann folgenden Ausführungen über die JKH-Mischungen um so leichter ohne Zweifel aufgenommen werden können.

Das körperliche Leben des Organismus beruht wesentlich auf einem ständigen Austausch seiner einzelnen Bestandteile durch:

1. Aufnahme;
2. Verarbeitung und Umbildung;
3. Ausscheidung.

Diesen ständigen Erneuerungsvorgang nennen wir im weiteren Sinne den Stoffwechsel.

Ich habe bereits darauf hingewiesen, daß die Jso-Komplex-Heilweise sich mit dem Aufbau und der Mischung ihrer Mittel, sowie deren Zweck und Wirkungsbestimmung streng folgerichtig (logisch) an den Aufbau des Organismus, seiner Gewebs- (anatomisch-histologisch) und Zweck- oder Tätigkeitsgruppen der Organe (physiologisch) anschließt.

In diesem Sinne können wir die JKH-Heilmittel ihrem Zweck und ihrer Wirkung nach zunächst in zwei Hauptgruppen einteilen:

*) Ich muß bezüglich der näheren Erklärung auf die Schriften von Reichenbach über „Od" oder die Auszüge von Feerhow, Max Altmanns Verlag, Leipzig, verweisen.

1. in Mittel des Stoffwechsels und seiner Organe;
2. in Mittel des Kraftwechsels und seiner Organe.

Übersichtlich ergibt sich folgendes Bild:

Lebensvorgänge des Organismus:

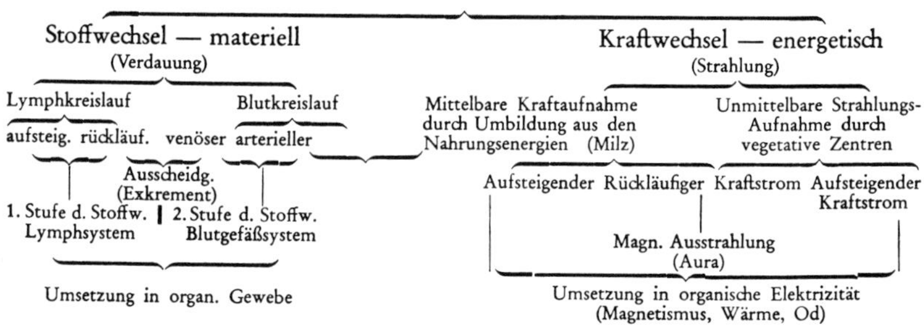

Der Stoffwechsel selbst weist, wie aus dem Vorhergesagten (s. Tabelle) ersichtlich ist, zwei auseinander hervorgehende Stufen der Entwicklung (Evolution) auf.

Die erste, niedere Stufe des Stoffwechsels bildet die Umformung (Verdauung) der Nahrungsmittel bis zur Bildung der Lympheflüssigkeit unter dem Einflusse der Tätigkeit einer Reihe bestimmter Organe.

Für diesen Lebensvorgang und dessen Hilfswerkzeuge haben wir eine besondere Klasse von Heilmitteln, die wir im allgemeinen als Stoffwechselmittel bezeichnen.

Aus der Lympheflüssigkeit entwickelt sich dann weiterhin durch die Tätigkeit einer weiteren Reihe von Organen das Blut.

Dieser Vorgang bildet die nächste, höhere Stufe des Stoffwechsels, die nächsthöhere Sprosse auf der Stufenleiter der Entwicklung (Evolution) des toten Stoffes des Nahrungsmittels zur lebendigen Zelle des Körpergewebes.

Auch für diesen Lebensvorgang und dessen Hilfswerkzeuge haben wir eine besondere Klasse von Heilmitteln, die wir im allgemeinen als Ader- oder Blutmittel bezeichnen. Und wie sich das ganze *stoffliche, körperliche* Leben unseres Organismus in letzter Linie auf die Zusammenarbeit dieser beiden Lebensvorgänge zurückführen läßt, so unterliegen auch alle Störungen, sei es in dem Aufbau, sei es in der Tätigkeit einzelner unserer Körperwerkzeuge, in letzter Linie dem

Einflusse eines Arzneimittels aus einer dieser beiden Reihen, entweder der Stoffwechsel- oder der Blutmittel.

Man darf aber nicht vergessen, daß diese beiden Arbeits- und Zweckgruppen des Organismus auseinander hervor- und ineinander übergehen, daß sie also keineswegs durch irgend eine Scheidewand von einander getrennt sind, daß sie vielmehr untrennbar zueinander gehören, wie Wurzel und Stamm einer Pflanze, wie Stamm und Zweig, wie Zweig und Stengel, wie Stengel und Blatt. Glieder, Stufen aus einer zusammengehörenden Reihe von Einzelvorgängen.

Daraus ist leicht zu ersehen, daß besonders Störungen auf dem Gebiete der unteren Entwicklungsebene des Stoffwechsels, der Lymphebereitung und des Lympheumlaufs, folgerichtig Störungen der höheren Entwicklungsebene, der Blutbildung oder der Blutverteilung folgen müssen, gleichwie ein Haus in seinen oberen Stockwerken nicht vor Erschütterung und Einsturz gesichert ist, mögen diese noch so gut gefügt werden, sobald der Grund- und Unterbau morsch und nicht gehörig gefestigt ist.

Besonders wird ein solches Übergreifen von Störungen der einen auf die andere Entwicklungsebene, insonderheit von dem Bezirke des Stoffwechsels auf den Blutwechsel, stets bei langwierigen chronischen Krankheiten stattfinden. Und aus dieser Tatsache erklärt sich auch die Notwendigkeit, daß derartige Störungen die Anwendung von Arzneien aus beiden Gruppen zu gleicher Zeit erfordern, um die Gesamtheit der Krankheitserscheinungen zu treffen.

Verfolgen wir nochmals übersichtlich den Gang der Stoff-Umwandlung im Körper nach den dabei beteiligten Organen, so finden wir etwa die folgende Reihenfolge:

Mund: Zunge, Schleimhäute des Mundes, Speicheldrüsen, Schleimdrüsen, Ohrspeicheldrüsen, Zungendrüsen.

Schlund, Speiseröhre, Schleimhäute, Drüsen.

Magen, Magenschleimhäute, Magendrüsen zur Absonderung des Magensaftes (Magensäure), Magenmund, Magenpförtner.

Dünndarm, Schleimhäute des Dünndarms, Schleimdrüsen, Darmzotten, Saugdrüsen, Lymphdrüsen des Darmes zur Aufsaugung des Darminhalts.

Bauchspeicheldrüse (Bauchspeicheldrüsensaftbereitung).

Leber, Leberdrüsen (Gallensaftbereitung), Gallengänge, Gallenblase (Gallenabsonderung in den Darm).

Dickdarm: Darmschleimhäute, Darmdrüsen, Lymphgefäße des Dickdarmes, Mastdarm, After.

Lymphgefäße in ihrer aufsteigenden Reihe, die den Darminhalt aufsaugen. Großer Lymphestamm bis zur Einmündung in die große Vene. Lymphdrüsen in den einzelnen Organen zur Rücksaugung der überschüssigen (verbrauchten) Lympheflüssigkeit, Lympheknoten in den verschiedensten Körperteilen; drüsige Organe verschiedenster Art, die ihre Produkte in das Blut absondern, sog. Drüsen mit innerer Sekretion, z. B. die Drüsen der Geschlechtsteile, Hoden (Testikel), Eierstöcke, Hirnanhang (Hypophyse) Schilddrüsen, Nebennieren; ferner Haut- und Talgdrüsen Schweißdrüsen und sonstige Ausscheidungsorgane. (Absteigender Lymphestrom.)

Harnorgane, Nieren, Nierenzellen, Kelche, Harnleiter, Harnblase, Harnröhre.

Für die ganze lange Reihe der Organe also, welche bei der Erzeugung der Lymphe als der Grundlage unseres Stoffwechsels tätig und beteiligt sind, wie auch für alle ihre Verrichtungen hiebei, einschließlich der Verteilung und dem Umlauf der Lymphe in allen Einzelorganen und Geweben des Körpers haben wir eine große Gruppe von Heilmitteln in der Jso-Komplex-Heilweise, welche wir als Stoffwechsel- oder Lymphatische Mittel zusammenfassen: die Stoffmittel nebst den Lymphmitteln.

Ihre Wirksamkeit erstreckt sich zunächst auf die ganze genannte lange Organkette, welche in dem vorher angedeuteten Sinne eine organische Arbeitsgemeinschaft bildet.

Aber durch den Lymphstrom und die feinsten lymphatischen Haar- und Sauggefäße, welche ein unendlich verzweigtes Netz von Röhren und Kanälen des Stoffwechsels durch und über alle Teile, Gewebe und Organe des Körpers bilden, wirken sie folgerichtig auch auf diese ein und so wird es begreiflich, daß man mit vollem Recht behaupten kann, mit den Stoffmitteln allein sei man imstande, 90 Prozent aller Krankheiten zu heilen, eben deswegen, weil diese Mittel auf die Grundquelle des organischen Lebens und des stofflichen Aufbaues und Austausches im Körper durch Vermittlung der hiebei beteiligten Organe einwirken.

So nun, wie sich die Wirksamkeit der Stoffmittel-Reihe über die ganze Gruppe der Lymphe bereitenden und verteilenden Organe erstreckt, so greift auch ihre Zusammensetzung auf die gleiche Reihe der Einzelarzneien zurück, welche hinsichtlich ihrer Wirkung in einem gewissermaßen homöopathisch verwandtschaftlichen Verhältnisse zu diesen betreffenden Organen und Geweben, Organ- und Gewebegruppen stehen.

Die Mischung der JKH-Mittel ist eben durchaus keine beliebige oder willkürliche, sondern eine wissenschaftlich wohlbedachte und natürlich begründete, indem sie sich an den anatomischen und histologischen (Gewebe-) Aufbau des Körpers und die Tätigkeits- (physiologische) Bestimmung seiner einzelnen Organe, Gewebe, seiner Organ- und Gewebe-Gruppen unmittelbar anlehnt.

Der Unterschied zwischen den einzelnen Mitteln einer zusammengehörenden Mittelreihe ist lediglich der, daß in jeder einzelnen Nummer einer Reihe gewisse gemeinsame Bestandteile vorhanden sind, denen noch spezifische Bestandteile beigefügt werden. Daraus erklärt es sich, daß zwar die ganze Mittelreihe eine gemeinschaftliche Grundwirkung besitzt, daß aber in jedem einzelnen Mittel dieser Reihe dann noch besondere — ich möchte sagen Charakterwirkungen unterschiedlicher Art hervortreten, so daß es gegenüber der einen oder anderen Teilgruppe von Organen oder Geweben eine hervorstechende Wirkungskraft äußert, die man als eine Art Wahlverwandtschaft (Affinität) bezeichnen kann.

Dies erklärt dann ferner aber auch die Erfahrung, daß das eine Mittel innerhalb einer Mittelreihe zu Zeiten wohl auch das andere ersetzen oder vertreten kann und auch tatsächlich ersetzt und vertritt.

Dies geschieht besonders, sobald aus einer Arbeitsgemeinschaft oder Gruppe von Organen oder Geweben mehrere gleichzeitig erkrankt sind, z. B. Nieren, Harnleiter, Blase, Harnröhre, wie wir später sehen werden.

In neuester Zeit ist man dazu übergegangen, noch weit ausgedehntere Gruppenmischungen auf Grund jahrelanger Erfahrungen, teils mit der abwechselnden, teils gemischten Anwendungsweise mehrerer Mittel aus verschiedenen Mittelreihen zusammenzustellen. Damit ist es möglich geworden, die Gesetze der Wechselwirkung der Gruppen (oder Komplexe) noch gründlicher auszunützen und Mittel von außerordentlich erweitertem Wirkungsumfang darzustellen.

Die leitenden Grundsätze dabei waren etwa die folgenden:

1. Die erweiterten und zusammengesetzten Mischungsbestandteile gestatten eine Einwirkung auf größere Organ- und Gewebebezirke nach den Gesetzen anatomischer, histologischer und physiologischer Verwandschaft, d. h. nach Gewebeart, Aufbau und Tätigkeitsform.
2. Je ein Komplex-Mittel aus der neuen Reihe jeder Mittelklasse ist dem akuten, entzündlichen (heftigen) Krankheitsvorgang in dem wirkungsverwandten Gewebe angemessen durch den Zusatz von Adermittel 1.
3. Je eines dem chronischen (schleichenden) Entzündungszustand derselben Organ- oder Gewebegruppe durch den Zusatz von Adermittel 2.
4. Je eines dem nervösen Einschlag derselben Krankheitsprozesse durch den Zusatz von Fiebermittel sowie von Fluid.
5. Ein weiteres den konstitutionellen und vererblichen (hereditären) Krankheitsvorgängen durch den Zusatz von Konstitutionsmittel.
6. Die blutbildende Wirkung des Adermittel 3 und die desinfizierende, bakterienwidrige der Darmmittel erfährt in den Zusammensetzungen gleichfalls geeignete Beachtung.

Da die Grundgesetze der Jso-Komplex-Heilweise bekannt sind und die Beziehungen zwischen Arzneien, Organen, Geweben und Körperverrichtungen immer weiter erschlossen, beobachtet und geprüft wurden, ist auch der JKH-Arzneischatz in den letzten Jahren auf Grund weiterer Beobachtungen, Erfahrungen und Prüfungen durch die sog. Fluidkomplexe noch weiter ausgebaut und bereichert worden.

Kein vernünftiger Mensch wird in Abrede stellen wollen, daß die Jso-Komplex-Heilweise als Naturwissenschaft wie jede menschliche Erfindung und Entdeckung noch weiteren Ausbaues und Aufbaues und der Vervollkommnung nicht allein bedürftig, sondern als Erfahrungswissenschaft, Gott sei Dank, auch fähig ist.

Denn niemals wird menschlicher Geist die Tiefen der Schöpfung und des Schöpfers völlig ergründen. Wahrheit und Vollendung ist nur in Gott.

Uns bleibt das Forschen und wir müssen uns immer wieder vor Augen halten, daß auch der Klügste und Weiseste *nie* auslernt.

Das schöne Wort des hl. Augustinus: „Für Dich, o Gott, hast Du mich erschaffen und mein Herz bleibt unruhig, bis daß es ruhet in Dir" — es gilt auch für die Wissenschaft, für den Forscher!

Wir wollen uns nun die Zusammensetzung und Wirkung der einzelnen Mittel etwas näher betrachten.

Die ständige fortschreitende Erforschung der Arzneipflanzen und ihres Wirkungskreises gab im Laufe der Zeit Anlaß, einige Änderungen in der Zusammensetzung mancher Mittel vorzunehmen, einige Pflanzen von zweifelhafter Wirksamkeit auszuschalten und dafür besonders einheimische Pflanzen von altem medizinischen Ruf aufzunehmen, wodurch die Wirksamkeit der Mittel nur erhöht worden ist.

Die Stoffmittel

Diese Mittelreihe, die, wie wir gehört haben, zu den Lymphemitteln gehört, besteht aus den nachstehenden Pflanzenessenzen, über deren Herstellung wir bereits gesprochen haben.

Stoffmittel Nr. 1 (St 1). Cochlearia cp.

Bestandteile:

Matricaria Chamomilla	Kamille
Cochlearia officinalis	Löffelkraut
Hydrastis canadensis	Gelbwurz
Nasturtium officinale	Brunnenkresse
Scrophularia nodosa	Braunwurz
Sarsaparilla	Sarsaparille
Tussilago farfara	Huflattich
Veronica officinalis	Ehrenpreis
Strychnos nux vomica	Brechnuß

Es wirkt gleichmäßig auf die Gesamtheit des lymphatischen Apparates. Doch kann man sagen, daß es im Besonderen als das „Magenmittel" angesprochen werden kann.

Durch seine Wirkung auf den Magen wird es Verdauungsmittel und beeinflußt die Lymphebereitung von ihren ersten Anfängen an. Denn das Stoffmittel 1 geht sozusagen auf ihren letzten Ursprung im gestörten Stoffwechsel, ihren Urgrund zurück.

Das ist wohl auch die Ursache, daß man gerade dieses Mittel nicht nur als Heil-, sondern auch als Vorbeugungsmittel gebrauchen kann.

Denn vermöge seines Einflusses auf den Magen und das ganze Drüsensystem des Körpers verhindert es, daß in den Tätigkeiten desselben überhaupt eine Störung eintritt, oder wenn dieselbe etwa schon eingetreten wäre, beseitigt es dieselbe alsbald.

In diesem Sinne verhindert und beseitigt es sehr schnell sowohl Unpäßlichkeiten und Störungen der Magenverdauung wie auch die Folgen von Erkältungen, die Neigung zu Katarrhen verschiedener Art; dann aber wirkt es auch jeder Ansteckung entgegen, gleichviel ob dieselbe durch Bakterien oder Miasmen bewirkt würde, und endlich unterstützt es das Ausscheidungsbestreben des Organismus gegenüber jedem Gift, das in den Organismus auf irgend einem Wege eingedrungen wäre, gleichviel ob es tierische, pflanzliche, mineralische oder künstliche (chemische, arzneiliche) Gifte wären, vorausgesetzt, daß die Hauptmenge des Giftes mit den bekannten und bewährten Hilfsmitteln entfernt oder unschädlich gemacht ist.

Was zunächst die Ansteckungen betriff, welche die moderne Wissenschaft auf den Einfluß von mikroskopischen Lebewesen: Bakterien, Bazillen oder Kokken oder submikroskopischen Viren zurückführt, so stehen wir in der Jso-Komplex-Heilweise ebenso wie in der sogenannten Naturheilkunde grundsätzlich auf einem von der Schulwissenschaft verschiedenen Standpunkte hinsichtlich der Bazillen als Erreger der Krankheiten. Denn wenn letztere in der Tat als die Erreger gewisser ansteckender, vererbbarer oder übertragbarer Krankheiten zu bewerten wären, wie wäre dann die Tatsache zu erklären, daß man die verderbenbringendsten Bakterien auch in den Ausscheidungen oder im Blute vollständig Gesunder finden kann, ohne daß sie bei diesen Erkrankung oder Ansteckung herbeizuführen vermochten? Warum erkranken z. B. bei einer Pocken-, einer Ruhr, einer Cholera- oder Typhus-Seuche nur einzelne und nicht alle Menschen, die dieselbe Stadt, dasselbe Haus, ja sogar dieselben Räume bewohnen, warum nicht all die Ärzte, Pfleger, Angehörigen eines Kranken, trotzdem diese dieselbe Luft atmen, dasselbe Wasser genießen, welches angeblich die Seuche-Bakterien enthalten und verbreiten soll?

Offenbar, weil zu dem Ausbrechen der Seuche noch etwas ganz anderes notwendig ist als das Auftreten und Eindringen der gewissen Bakterien, nämlich die Eignung (Disposition) des betreffenden Körpers für die Erkrankung. Der Körper ist also gewissermaßen darauf vorbereitet, er ist ein geeignetes Zuchtbeet, ein geeigneter Nährboden für die gewissen Bakterienformen geworden, die sich auf diesem Nährboden dann weiterentwickeln und hierdurch die besonderen (spezifischen) Krankheitserscheinungen hervorrufen können.

Aber wie die Erscheinungen und Eigenschaften eines Dinges nicht das Ding an sich sind, so sind die Erscheinungen und Begleiter einer Krankheit nicht diese selbst. Bestimmte Bazillen und Bakterien sind also lediglich in ihrem Auftreten die Begleiter oder Folgeerscheinungen einer bestimmten Krankheitsbereitschaft (Disposition) im Körper, aber nicht deren Erreger oder Ursache, noch weniger die Krankheit selbst, was jetzt auch von einem Teil der Schulmediziner anerkannt wird.

Den Nähr- und Zuchtboden gewisser krankheitserregender Bakterien bilden eben krankhafte Veränderungen im Körper, insonderheit veränderte Absonderungen der Drüsen und Schleimhäute und mangelhafte Bildung von Abwehrstoffen, und diese besondere Neigung (Disposition) des Körpers zu derartigen Abweichungen seiner normalen Aufnahme-, Ausscheidungs- und Abwehrverrichtungen, also bestimmte (spezifische) Stoffwechselstörungen sind das Eigentliche, Ausschlaggebende, das Wesen derartiger Erkrankungen, nicht die Bakterien, die sich den gegebenen Nährboden lediglich zunutze machen und sich auf demselben ins Ungemessene vermehren.

Dadurch nun, daß das Stoffmittel 1 auf die ersten Quellen wie auf die gesamte Entwicklung des Stoffwechsels und seines ganzen Arbeitsapparates einwirkt, und zwar normalisierend, entzieht es den Ansteckungsstoffen (Bakterien) den Nährboden und die Existenzmöglichkeit und zwingt sie, den Körper wieder zu verlassen, ohne ihm Schaden getan zu haben. Das ist die einfache Erklärung für die vorbeugende (präservative oder präventive) Wirkung dieses Mittels.

Es hindert dabei nicht, auch anzunehmen, daß etwa der Körper unter dem Einflusse der Stoffmittel Schutzstoffe (Antitoxine) bildet, welche jene Schmarotzer (Bakterien) vernichten oder ihre Lebensmöglichkeiten sperren, oder endlich auch mit einer gewissen Zahl von Bakteriologen anzunehmen, daß die JKH-Mittel die Entwicklung gewisser Bakterienformen, Viren oder Antibiotika im Körper fördern, welche ihrerseits die Seuchenträger vernichten.

St 1 wirkt auch ausscheidend auf verschiedene Impfstoffe, gleichviel, ob dieselben dem Körper durch Impfstiche beigebracht wurden oder auf anderem Wege in die Blutbahnen kommen.

Kein Fremdstoff, kein Fremdkörper wird durch dieses Mittel im Organismus geduldet, sondern jeder unerbittlich ausgeschieden, und zwar immer auf dem einfachsten, kürzesten und natürlichsten Wege.

Auch bei Giften kann man sehen, wie das Stoffmittel auf das ganze Säfte-, Drüsen und Schleimhautsystem des Körpers einwirkt, um den (giftigen) Fremdstoff stets auf dem nächsten, kürzesten und einfachsten Wege auszuscheiden.

Befindet sich beispielsweise das Gift eben noch im Magen, so kann das Stoffmittel als Brechmittel wirken; ist das Gift schon in die Darmwege vorgedrungen, so daß es durch Erbrechen nicht mehr ausgeschieden werden kann, dann wird das Stoffmittel als Abführmittel wirken, um das Gift schnellstens auf dem Darmwege zu entfernen. Ist aber letzteres bereits in Blutbahnen gelangt, so wird sich die Wirkung wieder anders äußern durch Anregung der Schleimhaut- oder Drüsentätigkeit, indem es Ausfluß, Eiter oder Schweiß hervorbringt und solchergestalt das in die Gewebe eindringende Gift mächtig ausscheidet.

So beseitigt *St 1* auch die verschiedenen Folgen von Genußgiften, in erster Linie z. B. des Alkohols, die in der akuten Form als Schwips, Rausch usw. leider nur zu bekannt sind.

Bei akutem Rausch ist oft die Wirkung blitzschnell ernüchternd. Man kann sehen, wie ein vollständig Betrunkener, dem man 20 bis 30 Körner *St 1* auf die Zunge gibt, sich sofort erhebt und nüchtern wird, wenn er auch zuvor „steif wie ein Besenstiel unterm Marmortische lag“.

Chronische Säufer verlieren allmählich den Geschmack am Trinken, wenn man ihnen regelmäßig in alle Speisen und Getränke *St 1* mischt.

Ich möchte sagen, unter der Wirkung dieses Mittels erwachen allmählich wieder die gesunden Instinkte, die zuvor durch den dauernden Giftgenuß gelähmt waren, und sie erstarken immer mehr. Freilich ist es gerade kein Ehrenzeichen für die menschliche Intelligenz und Willenskraft, daß es erst solcher Zwangsmittel bedarf, um dem Sklaven einer Leidenschaft und verderblichen Gewohnheit diese abzugewöhnen.

Das bezieht sich auf alle Genußgifte (Alkohol, Tabak, Kokain, Morphium usw.).

Infolge seiner grundsätzlich ausgleichenden Wirkung auf die Verdauungsarbeit, den Stoffwechsel auf seiner untersten Stufe der Entwicklung und die gesamten Werkzeuge desselben, ist das Stoffmittel Nr. 1 in der Tat als eine Art Arcanum vitae (Lebenselixier) zu betrachten, welches in gleicher Weise die Gesundheit erhält und beschirmt und die Lebenskraft und Lebensdauer verlängert, wenn es z. B. täglich als Zusatz zu den Nahrungsmitteln oder Getränken angewendet wird. Zu diesem Zwecke kann es z. B. in die Suppe, die Milch, das Tischgetränk gemischt genommen werden.

Außerdem, daß es, wie bereits vorher bemerkt, in erster Linie als Magenmittel zu betrachten ist, wirkt es vom Standpunkte seiner homöopathischen Wahlverwandtschaft (Affinität) oder Beziehung aus besonders auf Schleimhäute, Schleimdrüsen, Speicheldrüsen und Lymphdrüsen im ganzen Körper, auch auf den Darm und die Darmschleimhäute, und alle Erkrankungen dieser Organe.

Stoffmittel Nr. 2 (St 2) — Blasenmittel. Lycopodium cp.

Bestandteile:

Matricaria Chamomilla	Kamille
Cochlearia officinalis	Löffelkraut
Hydrastis canadensis	Gelbwurz
Nasturtium officinale	Brunnenkresse
Scrophularia nodosa	Braunwurz
Sarsaparilla	Sarsaparille
Tussilago farfara	Huflattich
Veronica officinalis	Ehrenpreis
Lycopodium clavatum	Bärlapp

In seinen Grundwirkungen dem Stoffmittel Nr. 1 ähnlich, erstreckt sich seine Wirkung doch ausgesprochener als jene des letzteren zunächst auf die

Harnorgane. In erster Linie auf die Harnblase. Dann aber, weil die Harnorgane eine zusammengesetzte Tätigkeitsgruppe darstellen, sekundär auf Nieren, Harnleiter und Harnröhre und deren Erkrankungen, besonders Katarrhe.

Innerhalb des Drüsensystems äußert es eine günstige Wirkung auf *Leber und Gallenblase.* In diesem Sinne ist es ein besonders wohltätiges Heilmittel bei Gallensteinleiden, ferner bei allen Verdauungsstörungen, welche in einer unrichtigen Gallenabsonderung oder einer abnormen Zusammensetzung des Gallensaftes ihren Grund haben. So auch bei den hierauf zurückzuführenden Formen von Verstopfung, Gallebrechen, bitterem Aufstoßen u. dgl.

Auf die *Magendrüsen* wirkt es in dem Sinne, daß es die Absonsonderung der Magensäure regelt und Sodbrennen verhindert.

Auf die *Darmschleimhäute* wirkt es anregend, vermehrt die Absonderung des Darmschleimes und wirkt daher bei Neigung zu Hartleibigkeit günstiger auf den Stuhlgang, als das *St 1.* Seinem Wesen nach und seinen Organbeziehungen nach verbindet es sich besonders gut mit dem Fiebermittel und dem Konstitutionsmittel.

Stoffmittel Nr. 3 (St 3). Hautmittel. Scrofularia cp.

Bestandteile:

Matricaria Chamomilla	Kamille
Cochlearia officinalis	Löffelkraut
Hydrastis canadensis	Gelbwurz
Nasturtium officinale	Brunnenkresse
Scrophularia nodosa	Braunwurz
Sarsaparilla	Sarsaparille
Tussilago farfara	Huflattich
Veronica officinalis	Ehrenpreis
Rheum palmatum	Rhabarber

Seine Wirkung erstreckt sich besonders auf die *Haut,* das Haut- und Unterhautzellgewebe. Bei Ausschlägen aller Art, besonders bei hartnäckigen, chronischen Ausschlägen, wie trockenen oder nässenden Flechten, wie immer sie sonst beschaffen sein mögen, ist es als hervorragend zu betrachten (natürlich in Verbindung mit dem Blutmittel *Ad 3)*, während akute Ausschläge mehr dem *St 1* oder noch mehr *St 5* in Verbindung mit *Fb* oder dem *St 10* weichen.

Vermöge seiner Wirkung auf das *Rückenmarksnervensystem* ist es als ein Hauptmittel bei der sogenannten Neurasthenie zu betrachten. Einen ganz besonderen Einfluß übt es bei dieser Krankheit auf die sensiblen Störungen (Empfindungsstörungen) und die Schwäche- oder Reizerscheinungen solcher Kranker innerhalb der Geschlechtswerkzeuge aus, z. B. bei Onanisten oder solchen männlichen Kranken, welche ihr Nervensystem durch Mißbrauch des Geschlechtsgenusses aufgearbeitet haben. Es hat also eine ausgesprochene Beziehung zu dem Nervus pudendus.

Von dem ihm in mancher Beziehung ähnlichen *St 5* unterscheidet es sich darin, daß letzteres mehr Rückenmarksmittel ist und mehr die motorischen als die sensitiven Nerven beeinflußt.

Auf die *Darmschleimhäute* wirkt es in der Weise, daß es die übermäßige, wässerige Absonderung derselben herabsetzt. Dadurch unterscheidet es sich wieder von *St 2*. Es ist also insbesondere bei hartnäckiger und dauernder Neigung zu Durchfall anwendbar.

Stoffmittel Nr. 4 (St 4). Sarsaparilla cp.

Es entspricht hinsichtlich seiner Wirkung und Zusammensetzung der Vereinigung von *St 2* und *K 1*. Es paßt sonach vornehmlich für die sogen. „sykotische Konstitution" nach Hahnemann oder für die „hydrogenoide" nach Grauvogl (vergl. S. 210).

Organisch erstreckt sich sein Wirkungskreis vornehmlich auf Harnröhre, Harnblase. Weiter auf Harnleiter und Nieren. Endlich auf die Schleimhäute und Drüsen dieser Organe, die wässerigen (serösen) Häute, endlich auch auf die Oberhaut.

Es kommt hauptsächlich in Frage bei verschleppten und chronischen Harnröhren- und Blasenkatarrhen. Wucherungen an den Schleimhäuten der Harnröhre oder Harnröhrenmündung, am After und der Haut. Ihm verwandt in der Wirkung, aber noch gründlicher in schweren Fällen, ist das *K 2*. Seine Verwandtschaft mit dem *St 2* macht es natürlich auch zum Gallenmittel, z. B. bei hereditärer (vererbter) Gallensteinanlage.

Stoffmittel Nr. 5 (St 5). Berberis cp.

Bestandteile:

Matricaria Chamomilla	Kamille
Cochlearia officinalis	Löffelkraut
Hydrastis canadensis	Gelbwurz
Nasturtium officinale	Brunnenkresse
Scrophularia nodosa	Braunwurz
Sarsaparilla	Sarsaparille
Tussilago farfara	Huflattich
Veronica officinalis	Ehrenpreis
Berberis vulgaris	Sauerdorn

Dieses hat manche Eigenschaft von Stoffmittel Nr. 2 und 3 in sich vereinigt.

Mit dem ersteren teilt es seine Beziehungen zur *Leber* und *Galle* und ihrer Tätigkeit. Aber seine Wirkung erstreckt sich mehr auf die Leber, während *St 2* mehr auf die Gallenblase einwirkt.

Hieraus erklären sich die Eigentümlichkeiten seiner Verdauungswirkungen. Da es hauptsächlich die Absonderungstätigkeit des Leberdrüsengewebes beeinflußt, wirkt es in solchen Fällen von Verdauungsstörungen, wo entweder die Zusammensetzung des Gallensaftes ungewöhnlich wird oder die erzeugte Menge das Normale übersteigt oder darunter zurückbleibt.

St 2 dagegen regelt mehr den Austritt des schon in der Gallenblase gesammelten Gallensaftes nach Maß, Zeit und Menge in den Darm. Für Kranke, bei denen Leberreizungen bestehen, ist *St 5* daher auch als Verdauungs- und Magenmittel dem *St 1* vorzuziehen, welches bei derartigen Naturen meist erhitzend, erregend und verstopfend wirkt, wogegen *St 5* durch seinen Einfluß auf die Beschaffenheit (Qualität) und Menge (Quantität) des abgesonderten Drüsenerzeugnisses der Leber auch die Darmtätigkeit und den Stuhlgang mittelbar regelt.

Es eignet sich besonders — besser als *St 1* — für die chronischen Magen- und Darmstörungen, namentlich solche mit Leberreizungen und Neigung zur Hartleibigkeit, ferner konstitutionell bei rheumatischer Veranlagung, der sogen. harnsauren Diathese, indem es durch den Urin, ähnlich Lymphmittel, starke Ausscheidungen der Harnsäure bewirkt und dergestalt der Entwicklung zu Rheumatismus vorbeugt.

Mit *St 3* hat es die Beziehung zur Haut gemeinsam. *Oberhaut, Unterhautzellgewebe* liegen unter seinem Einfluß. Es ist also ein Hauptmittel bei Hautkrankheiten, sowohl akuten als chronischen. Aber doch wohl mehr bei akuten Ausschlägen als *St 3,* welches deutlicher den chronischen entspricht. Bei akuten, fieberhaften Hautausschlägen wird es mit *Fb 1,* sonst mit *Ad 3* abwechselnd gegeben. Siehe auch *St 9.*

Wegen seiner Hautwirkung wird *St 5* auch vielfach für äußerliche Anwendungen, z. B. Salben, Umschläge, Bäder, den andern Nummern von Stoffmitteln vorgezogen.

Innerhalb des Nervensystems fällt namentlich das *Rückenmark* unter seine Wirkung und die motorischen Zweige desselben, während dem *St 3* mehr die sensitiven unterliegen. Ferner ist es Muskelmittel.

Stoffmittel Nr. 6 (St 6). — Nierenmittel. Solidago cp.

Bestandteile:

Matricaria Chamomilla . . . . Kamille
Cochlearia officinalis . . . . . . Löffelkraut
Hydrastis canadensis . . . . . Gelbwurz
Nasturtium officinale . . . . . Brunnenkresse
Scrophularia nodosa . . . . . . Braunwurz
Sarsaparilla . . . . Sarsaparille
Tussilago farfara . . . . Huflattich
Veronica officinalis . . . . . . Ehrenpreis
Solidago virgaurea . . . . Goldrute

Dieses hat mit *St 2* eine gewisse Ähnlichkeit der Wirkung hinsichtlich der Harnorgane.

Aber während *St 2* in erster Linie als Blasenmittel zu betrachten ist und erst in zweiter Linie (sekundär) auf Nieren- und Harnröhre einwirkt, ist umgekehrt das *St 6* in erster *Reihe* (primär) als *Nierenmittel* anzusehen und weiterhin (sekundär) erst als Blasenmittel.

Auch auf den Harnleiter wirkt es naturgemäß, und zwar ähnlich wie *St 2.*

In diesem Sinne ist z. B. das *St 6* eines der Hauptmittel bei der Behandlung von Nierengries und Nierensteinen, wogegen *St 2* bei Blasengries und Blasensteinen bevorzugt wird, doch kann es auch gegen letztere mitverwendet werden, besonders um die chronische

Neigung zur immer wieder erneuerten Ablagerung von Steinen zu bekämpfen. Es wirkt demgemäß auch gegen die Steinniere.

Es hat überhaupt im allgemeinen die Eigenschaft, durch Vermittlung der ausscheidenden Tätigkeit der Nieren, den überschüssigen Kalk aus dem Körper und seinen Geweben, sowie kalkige Niederschläge (Konkremente) aus den Geweben, z. B. den Muskeln, Gelenken und zelligen Hohlräumen zu entfernen.

Hieraus erklärt sich die Verwendbarkeit des *St 6* bei Gicht und den gichtischen Ablagerungen (Gichtknoten) in den Muskeln und Gelenken. Aber auch bei der Verkalkung (Sklerose) des Herzens und der Arterien. Es ist unglaublich, welche Mengen kalkiger Stoffe sich im Laufe der Zeit da ausscheiden können.

Hierin besteht ein wesentlicher, beachtenswerter Unterschied zwischen dem *St 5* und dem *St 6*.

Ersteres wirkt mehr auf die Ausscheidung der harnsauren Salze und Verbindungen und ist demzufolge als Hauptmittel (wie auch das Lymphmittel) gegen die harnsaure Blutentmischung (Diathese) und die sich darauf gründende Neigung zu Muskel- oder Gelenkrheumatismus zu betrachten. *St 6* dagegen wirkt mehr auf die kalkigen Ablagerungen im Körper, die schließlich entweder zur Sklerose (Verkalkung) z. B. des Herzens oder der Blutgefäße oder zur Gicht führen.

Indessen ist nicht zu übersehen, daß gerade bei der Behandlung chronischer und hartnäckiger Fälle nach einer gewissen Zeit der Anwendung das eine Mittel an die Stelle des andern treten kann und sogar treten muß in dem Augenblick, wo das erstere zu versagen beginnt.

Wie der Körper zur Ausscheidung seiner Fremdstoffe verschiedene gangbare Wege offen hat, die neben- oder nacheinander in Tätigkeit treten können, um ihn zu entlasten, so kann und wird auch die Notwendigkeit eintreten, neben- oder nacheinander verschiedene Mittel anzuwenden, welche in besonderer Weise auf die Schleusen des Körpers einwirken, das heißt die verschiedenen Drüsenbezirke und Schleimhautgruppen, in deren Tätigkeitsbereich diese Ausscheidungen fallen.

Als Magenmittel findet es besonders Verwendung gegen die Folgen von Erkältungen des Magens, z. B. kalten Trunk, Verschlucken von Eis u. dgl. sowie gegen die Folgen von Magenwand verätzungen z. B. durch starke Säuren.

In starken Dosen gegeben vermehrt es die Harnausscheidung, kann also (ähnlich wie *St 2* und *Gewebemittel 17)* bei Wassersucht und Harnverhaltung gegeben werden. In schwachen Dosen dagegen bewirkt es das Gegenteil und ist also ebenso verwendbar bei Harnruhr, Zuckerkrankheit (Diabetes) und Bettnässen.

Bei gewissen Herzdefekten oder Nieren- und Blasenstörungen, wo es darauf ankommt, diese Organe möglichst zu schonen und zu entlasten, kann die Notwendigkeit eintreten, zeitweise das *St 6* z. B. durch *St 5* und *Fb* zu ersetzen, um die Ausscheidung der flüssigen Auswurfstoffe des Körpers hauptsächlich durch die Hauttätigkeit (Ausdünstung, Schweiß) oder die Schleimhäute (Stuhlgang) zu bewerkstelligen und umgekehrt.

Stoffmittel Nr. 7 (St 7). Malva cp.

Dieses ist eine Zusammensetzung von *St 1* und *Ad 1.* Es entspricht also der lymphatischen Konstitution bei bestehender Entzündungsneigung. Es ist anwendbar bei allen Erkrankungen des lymphatischen Stoffwechselapparates: Magen, Drüsen, Schleimhäute, welche einen heftigen (akuten) und entzündlichen Charakter tragen, so auch natürlich bei akuten Katarrhen.

Stoffmittel Nr. 8 (St 8). Veronica cp.

St 8 ist eine Zusammenfassung der Wirkung von *St 1* und *Ad 3,* Wirkungsbereich: Der gesamte lymphatische Stoffwechsel und dessen Organe: Magen, Drüsen, Schleimhäute, Darm, dann aber auch der Vorgang der Umwandlung von Lymphe in Blut bzw. die Blutneubildung und Blutregeneration.

Es eignet sich also besonders für die Zustände chronischer Säfte- und Blutentmischung, Blutarmut, Bleichsucht (Chlorose), Blutwässerigkeit (Anämie), Unterernährung; Mangel an weißen oder roten Blutkörperchen.

Bei allen chronischen Säfteentmischungen, wie auch Folgezuständen großer Blut- oder Säfteverluste, nach schweren Krankheiten und für die Genesungszeit (Rekonvaleszenz), wo man sonst *St 1* abw. *Ad 3* gegeben hätte.

Stoffmittel Nr. 9 (St 9). Nasturtium cp.

Es ist eine Zusammenfassung von *St 5* und *Fb 1*. Sein Wirkungsbereich ist der gesamte lymphatische Stoffwechsel und dessen Organe: Magen, Schleimhäute, Drüsen, Darm und Haut. Jedoch erstreckt sich seine Wirkung besonders auf Leber, Gallenblase, Gallengänge, Milz, kleines Gehirn, Sympathikus und Rückenmark und desesn Nerven, und durch deren Vermittlung auf die Reizgebung (Innervation) dieser Organe.

Anwendbar ist es bei Rückenmark- und Nervenleiden, die von da ihren Ausgang nehmen, und den akuten, fieberhaften Hautkrankheiten, wo früher *St 5* und *Fb 1* angewendet wurden.

Um es allgemein und kurz zu sagen: Alle diese JKH-Mittel aus der Reihe der Stoffmittel haben eine gemeinsame ähnliche ausscheidende Wirkung auf die krankhaften (pathologischen) Entmischungs- (also Fremd-) Stoffe in den Geweben. Aber jedes dieser Mittel öffnet für diese Ausscheidung einen besonderen Weg, eine eigene Schleuse. Das ist das Unterscheidende an ihnen. Und das ist auch der Grund für die so oft unverstandene oder mißverstandene Notwendigkeit bei der Kur chronischer Krankheiten von Zeit zu Zeit — aber niemals willkürlich, sondern mit sorgfältiger Erwägung der schon erzielten und der noch zu erzielenden Wirkung — das eine Mittel an die Stelle des andern treten zu lassen.

Es darf hier das eine nicht außer Augen gelassen werden, daß alle chronischen Krankheiten stets zusammengesetzte Störungsvorgänge auf den verschiedensten Organ- und Gewebegebieten des Körpers bedeuten und ausnahmslos auf ebenso verschiedenfältigen Entmischungszuständen des gesamten Blut- und Säftestromes beruhen, also einer mehr oder minder ausgeprägten Sättigung der letzteren mit Fremdstoffen, bzw. einem Mangel an bestimmten natürlichen (physiologischen) Bestandteilen.

Wo also ganze Gruppen von Organen und Geweben erkrankt sind, und das ist bei chronischen Krankheiten — ich wiederhole das — immer der Fall, ergibt sich als natürliche Folge: 1. daß zu verschiedenen Zeiten und in verschiedenen Entwicklungsstufen der Krankheit das eine oder das andere Organ oder Gewebe mehr oder minder angegriffen erscheint und daß infolgedessen: 2. die Notwendigkeit eintritt, zu jeder Zeit aus der Reihe der verwandten Mittel (Mittelreihe) dasjenige herauszugreifen und in den Vordergrund zu stellen, welches dem zeitlich am meisten hilfsbedürftigen Organ oder Gewebe in erster Linie entspricht.

Ich will versuchen, dies an einem Beispiel aus der täglichen Praxis zu veranschaulichen.

Wir nehmen einen der zahlreichen Fälle, wo Arzt und Kranker im Zweifel sind, ob das Leiden als „Rheumatismus" oder „Gicht" anzusprechen sei. Theoretisch wird ein solcher Zweifel leicht möglich sein, da die Erscheinungen beider einander sehr ähnlich sind. Praktisch freilich hat für uns diese Unterscheidung nicht denselben Wert wie für den Allopathen, weil es für uns genügt, die Stoffwechselstörung und Fremdstoff-Anhäufung in Blut und Geweben im allgemeinen festzustellen. Wir betrachten die Krankheit als solche nicht als etwas Örtliches, sondern als etwas Allgemeines, und die Erscheinungen (oder Symptome) sind für uns nicht das Wesentliche der Krankheit, sondern lediglich Äußerungen derselben, welche uns in den Stand setzen, auf die Art der Erkrankung und das erkrankte Organ oder Gewebe Schlüsse zu ziehen.

Wir hätten nun die entzündlichen Erscheinungen (Hitze, Rötung, Anschwellung, Schmerz) in den befallenen Muskeln oder Gelenken durch innerliche und äußerliche Anwendung des *Ad* (als Blut-Zirkulations- und infolgedessen Entzündungsmittels) bekämpft.

Nebenbei hat die Anwendung des *St 5* oder *Lf* als Muskelmittel und Hautmittel größere Ausscheidungen der angesammelten Harnsäure teils durch den Urin (als roten Niederschlag), teils durch Ausdünstung (saurer Schweiß) herbeigeführt und damit ein Zurückgehen der Krankheit, ein Nachlassen der Schmerzen und der Anschwellung. Aber es bleiben trotzdem knollige, mehr oder minder harte Ablagerungen in den Gelenken, z. B. den Fingergelenken, Zehen usw. zurück. Das wäre ein Fingerzeig, der auf die kalkige Natur derartiger Ablagerungen hinweist und die Anwendung von *St 6* nahelegt, sei es, daß dasselbe an Stelle von *St 5* tritt oder in irgend einer Form neben demselben zur Anwendung kommt. Diese Verbindung wird dann bewirken, daß auch die kalkigen Niederschläge (Konkremente) in den Geweben zu beschleunigter Lösung und Ausscheidung gebracht werden.

Natürlich könnte auch der entgegengesetzte Fall eintreten, daß

z. B. das *St 6* zuerst angewendet worden wäre und daß etwa weiterhin zur Förderung der Harnsäureausscheidung dann entweder *St 5* oder *Lf* zur Unterstützung desselben herangezogen würde. Man sieht daraus, wie nötig es ist, jeden Krankheitsfall in seinem *Wesen* zu erfassen und zu erforschen und danach seine Maßnahmen zu treffen.

Ein jedes Mittel hat seinen besonderen Zweck und seine unterschiedliche Wirkung — trotzdem dienen sie alle zusammen doch bloß dem einen großen und gemeinsamen Ziel, den menschlichen Organismus im Wege seines Stoffwechsels von seinen Schlacken zu befreien und neu aufzubauen.

Der JKH-Praktiker muß die einzelnen Mittel je nach dem zunächst zu erreichenden Zweck sorgfältig auswählen und einzeln aufmarschieren lassen, aber dann in der zweckmäßigen Zusammenstellung und Gruppierung gemeinsam die Krankheit in ihrer Gesamtheit als Ganzes schlagen lassen.

Stoffmittel Nr. 10 (St 10). Centaurium cp.

Bestandteile:

Aesculus hippocastanum	Roßkastanie
Berberis vulgaris	Sauerdorn
Erythraea centaurium	Tausendguldenkraut
Cetraria islandica	Isländisch Moos
Cinchona calisaya	Königs-Chinarinde
Cinchona succirubra	Rote Chinarinde
Hydrastis canadensis	Gelbwurz
Cochlearia officinalis	Löffelkraut
Nasturtium officinale . . .	Brunnenkresse
Salix alba	Silberweide
Sarsaparilla	Sarsaparille
Scrophularia nodosa	Braunwurz
Tussilago farfara	Huflattich
Sambucus nigra	Holunder
Veronica officinalis	Ehrenpreis

Dieses Mittel ist seiner Wesenheit nach eine Zusammensetzung von Stoffmittel und Fiebermittel.

Das Stoffmittel 10 *(St 10)* ist unstreitig eines unserer hervorragendsten, wirksamsten und merkwürdigsten Heilmittel.

Es vereinigt in sich gewissermaßen die Wirkungen von Stoffmittel und von Fiebermittel zu einem Ganzen. Daraus erklärt sich sein ungeheurer Anwendungs- und Wirkungskreis.

Es wirkt also auf die sämtlichen Organe und Organgruppen, Gewebe und Gewebegruppen, welche ich bei Stoffmittel im allgemeinen übersichtlich angeführt habe. Aber es ist nebenbei, entsprechend seiner Verwandtschaft mit Fiebermittel, wesentlich ausgesprochener ein Nervenmittel, und zwar besonders im Bereiche der sympathischen vasomotorischen und motorischen Nerven, wie der Peristaltik des Darmes.

Halten wir uns vor Augen, daß aus sich selbst kein Organ unseres Körpers tätig sein würde, sondern daß es den Antrieb zu seiner besonderen Tätigkeit unter allen Umständen erst durch einen bestimmten Nerv oder eine bestimmte Nervengruppe empfängt.

Wo Stoffmittel 1 im allgemeinen also auf das Gewebe eines der vorher aufgeführten Organe einwirkt, da wirkt das Stoffmittel 10 gleichzeitig auf denjenigen Nerv oder diejenige Nervengruppe, welche dieses Organ in Bewegung und Betrieb versetzen.

Wir haben gehört, daß Stoffmittel 1 besonders als Magenmittel anzusehen ist. Es wirkt also beispielsweise bei den verschiedenen Verdauungsstörungen infolge Erschlaffung der Magenwände, fehlerhafter Bereitung und Zusammensetzung des Magenschleimes, der Magensäfte und Säuren, die als Produkt der Magenschleimhäute und Drüsen hervorgebracht sind. Stoffmittel 10 dagegen wird dem Stoffmitel 1 überlegen sein, wo es sich um sog. „nervöse" Verdauungsstörungen handelt, und in ähnlicher Weise äußert sich seine Wirkung bei allen den „nervösen" Einschlag tragenden Störungen des Darmes, der übrigen Verdauungswerkzeuge und des ganzen Lymph- und Drüsensystems im Körper.

Als Zentrum der Angriffswirkung des Stoffmittels 10 kann man wohl das kleine Gehirn und das sympathische Nervensystem bezeichnen. Aus diesem Grunde erklärt sich seine Heilwirkung auf die verschiedensten Formen von Krämpfen, besonders Epilepsie, Veitstanz, dann aber auch Magenkrämpfen, Koliken des Darmes, der Gallenblase. In dieser Richtung ist es dem *St 2* verwandt. Auch bei Nervenschmerzen (Neuralgien) ist es als Hauptmittel zu betrachten, besonders bei periodisch auftretenden, wie z. B. Migräne.

Seine Beziehungen zu dem Nervus vagus erklären die hervorragende Wirkung bei Erbrechen, und zwar bei solchem von krankhafter (nervöser) Art, wie es als Begleiterscheinung mancher Krankheiten auftritt, ferner der sogenannten Seekrankheit, des Gallebrechens bei Gallenstein- und Leberleidenden oder Migränekranken.

Ganz ausgesprochen ist seine Darmwirkung. Gute Heilwirkungen werden aber auch bei Cholerine, Ruhr, Dysenterie wie beim einfachen Durchfall erzielt, besonders bei akuten Durchfällen, während hartnäckige, chronische Durchfälle häufiger dem *St 5*, noch besser dem *St 3*, nötigenfalls in der Verbindung mit *G 3* weichen.

Für die Art von durchfälligen Darmstörungen werden speziell trockene Dosen bevorzugt und da einzelne Körner tagsüber.

Starke und sehr starke flüssige Gaben von Stoffmittel 10 (Lösungen von 5—10—25 Korn in $^1/_8$ Liter Wasser) wirken dagegen anregend auf die Darmbewegungen (Peristaltik) und die Absonderungen der Darmdrüsen und beheben solchergestalt auch wieder Verstopfungszustände. In diesem Sinne ist es besonders in kräftigen Dosen gegen Stauungen bei Blinddarmentzündungen zu verwenden. Auch darin zeigt *St 10* eine gewisse Verwandtschaft mit *St 2*.

Seine Wirkung auf Vagus und Plexus pulmonalis (Lungennerven) äußert sich in der Verbindung mit *Br 1* oder *Br 4* auf Husten, besonders krampfhaften und nervösen Husten mit Schwierigkeit den Auswurf loszubringen. Nötigenfalls liefert Fluid weiß dann noch den entsprechenden Zuschuß an Nervenkraft, um zur Entschleimung kräftige Hustenstöße hervorzubringen. Wir werden davon noch beim *Br* später sprechen.

Auf Haut und Hautnerven wirkt das Stoffmittel 10 ganz hervorragend. Infolge seiner Verwandtschaft mit dem *Fb 1* ist es besonders bei den verschiedenen Formen akuter, fieberhafter Hautausschläge anwendbar, z. B. Pocken, Masern u. dgl., innerlich gegeben.

Es kann auch ähnlich wie *Fb 1* gegeben werden, um die Hauttätigkeit und Hautausdünstung zu regeln. In schwachen Dosen gegeben, beseitigt es übermäßiges Schwitzen, in starken Lösungen gegeben, stellt es dagegen die unterdrückte Schweißabsonderung wieder her. Aus diesem Grunde ist es auch gegen die verschiedenartigen Folgen von Erkältungen, Durchnässungen u. dgl. mit Erfolg angewendet worden; denn mit der Wiederherstellung der durch Kältereiz (Erkältung) unterdrückten Hauttätigkeit sind alle hieraus und hiernach etwa entstehenden Folgen, wie Reißen, Rheumatismus, Nervenschmerzen u. dgl., gebrochen.

Endlich sei noch der besonderen Wirkung des Stoffmittels 10 auf die Zentren des vegetativen Nervensystems gedacht, wodurch dieses Mittel — ähnlich dem *Fb 1* — Einfluß auf verschiedene magnetische und elektrische Störungen des Organismus gewinnt, die sich durch rein nervöse Bewegungs- oder Empfindungsschwankungen, aber auch durch solche des Gemüts- und Seelenlebens äußern können, z. B. bei Hypochondrie, Hysterie, bei Folgen von spiritistischen oder hypnotischen Versuchen und Mißbräuchen u. dgl.

Verwandt mit dem Stoffmittel 10 ist das

Stoffmittel Nr. 11 (St 11) — Seekrankheitsmittel. Lobelia cp.

Bestandteile:

Matricaria Chamomilla	Kamille
Cochlearia officinalis	Löffelkraut
Hydrastis canadensis	Gelbwurz
Nasturtium officinale	Brunnenkresse
Scrophularia nodosa	Braunwurz
Sarsaparilla	Sarsaparille
Tussilago farfara	Huflattich
Veronica officinalis	Ehrenpreis
Melissa officinalis	Melisse
Lobelia inflata	Lobelie

Es hat allerdings einen weit beschränkteren Wirkungskreis als *St 10.*

Seinen Haupteinfluß äußert es auf den Nervus vagus (herumschweifenden N.), Magennerv, Schlundnerv.

Es wirkt also bei Übelkeit, Erbrechen, Würgen, Würgreiz.

Bei mit Würgen oder Erbrechen verbundener Migräne, Erbrechen und Übelkeit der Schwangeren, ferner bei Seekrankheit und den verwandten Beschwerden, welche Nervenschwache beim Eisenbahnfahren, Fliegen oder Schaukeln, Fahren im Ringelspiel (Karussell) befallen.

Stoffmittel Nr. 12 (St 12) — Augenmittel. Euphrasia cp.

Bestandteile:

Matricaria Chamomilla	Kamille
Cochlearia officinalis	Löffelkraut
Hydrastis canadensis	Gelbwurz
Nasturtium officinale	Brunnenkresse
Scrophularia nodosa	Braunwurz
Sarsaparilla	Sarsaparille
Euphrasia officinalis	Augentrost
Atropa Belladonna	Tollkirsche

Dieses Mittel besitzt, soweit wir es heute kennen und erfaßt haben, einen ziemlich beschränkten Wirkungskreis. Sein Wirkungsfeld ist das Auge und hier wieder ganz besonders die Hornhaut.

Erprobt ist es bei Entzündungen (natürlich mit *Ad* zusammen), Katarrhen und Trübungen in der Hornhaut, Hornhautflecken, wie sie z. B. nach Geschwüren zurückbleiben können, oder nach dem Gebrauch von Schwefel-, Jod- oder Qecksilbersalbe; bei Skrofulose und Rachitis mit den entsprechenden Augenerkrankungen.

Endlich bei grauem Star. Hier ist aber zu bemerken, daß *St 12* nicht bei allen Formen von grauem Star verwendbar ist. Der sog. Kernstar, der in einer Trübung der Kristallinse (nicht der Hornhaut) besteht, weicht mehr dem *St 1* oder *St 2*.

Der Altersstar erfordert *G*, meist *G 1* oder *3* oder *5*. Der Star auf der Grundlage harnsaurer Diathese *Ad 2*, *St 5*, *G 5; ferner;* auf gichtiger Grundlage vielfach *G 4* statt *G 5* oder *G 6;* jener, der im Zusammenhang mit der Zuckerkrankheit auftritt, *St 2*, *G 6*, *Fb 1;* bei Nierenleiden *Ad 3*, *St 6*, *G6*, da auch diese Krankheiten von allgemeinen, konstitutionellen Gesichtspunkten aus zu betrachten und zu behandeln sind und nicht als eine rein örtliche Erkrankung.

*

Wir sind nun mit der Reihe der Stoffmittel zu Ende und kommen jetzt auf ein Arzneimittel zu sprechen, das gewissermaßen den Übergang herstellt von den Stoffmitteln zu den Blut- bzw. Adermitteln einerseits und zu den Drüsen- und Gewebe-Zerfallsmitteln anderseits.

Es ist dies das

Lymphmittel Nr. 1 (Lf 1). Echinacea cp.

Bestandteile:

Erythraea centaurium	Tausendguldenkraut
Humulus lupulus	Hopfen
Pulmonaria officinalis	Lungenkraut
Menyanthes trifoliata	Bitterklee
Oxalis acetosella	Sauerklee
Simaruba amara	Simarubarinde
Echinacea angustifolia	Kegelblume
Fucus vesiculosus	Blasentang

Wir haben gehört, daß die Stoffmittel auf die Werkzeuge der Lymphebereitung und des Lymphestromes im weitesten Sinne des Wortes einwirken und damit oder durch dessen Vermittlung auf die gesamten Organe und Gewebe des menschlichen Körpers.

Wenn wir indessen diesen Wirkungsvorgang nochmals genau an unseren kritischen Augen vorüberziehen lassen, werden wir unschwer finden, daß es vor allem die Werkzeuge des *aufsteigenden* Lymphstromes sind, auf welche die Stoffmittel einwirken, d. h. auf die Organe des Stoffwechsels von dem Augenblicke des Eintritts der Nahrung bis zu jenem, wo aus der letzteren lebende Lymphe geworden ist.

Dieses ist der Moment, wo die Wirkung des Lymphmittels einsetzt. Dieses Mittel wirkt nämlich in erster Reihe auf die weißen Lymphkörperchen selbst ein, während die Stoffmittel zunächst auf die Organe ihrer Herstellung und Entwicklung gerichtet sind. Wie bekannt, verschwinden die weißen Lymphekörperchen als Träger des *Stoff*-Austausches und der körpereigenen Sicherheitspolizei auch im fertigen roten Blute nicht völlig, wenn sie sich auch gegenüber den sauerstoffgesättigten (und elektrisch negativen) roten Blutscheiben in der Minderzahl befinden. Und aus diesem Umstande erklärt es sich, daß die Wirkung dieses Mittels auch noch auf das Blut und die Blutbahnen hinüberreicht. In diesem Sinne hat es die meiste Ähnlichkeit und Verwandtschaft mit dem *Ad 3* aus der Reihe der Blut- bzw. Adermittel, dessen Einfluß sich auch auf die roten Blutkörperchen des Arterienblutes erstreckt.

Hieraus wird die Wirkung dieser beiden Mittel, die sich gewissermaßen ergänzen, und zwar sowohl in ihren anatomisch-physiologischen Beziehungen zu den Körpergeweben wie auch in ihrer arzneilichen Wirkung, die sich darauf gründet, leicht erklärlich.

Es fallen also besonders die Zustände der Lymphe- und Blutentmischung, der Blutarmut, Bleichsucht, Weißblütigkeit und Blutwässerigkeit unter den Wirkungskreis des Lymphmittels.

Aus der Reihe der Gewebe und Werkzeuge (Organe) des menschlichen Körpers sind es besonders die Drüsen und die lymphatischen Sauggefäße, welche die alle Gewebe durchspülende Lymphe wieder sammeln und dem Venenblut beimischen, dem die Lymphe neue, brauchbare Nährstoffe zuführen soll.

Diese ableitenden Lymphgefäße und Drüsen befinden sich in allen Teilen des Körpers, besonders aber in ihren feinsten Verzweigungen im Gewebe der Haut als Stoffwechselorgan von ausgebreitetster Bedeutung.

Das Lymphmittel wirkt besonders auf die Stockungen und Stauungen in den Drüsen, kann also wesentlich als Drüsenmittel bezeichnet werden. So z. B. bei Anschwellungen, Geschwülsten und Entzündungen der Drüsen (Kropf, Mumps).

In Frage kommen Entzündungen der Haut-, Talg- und Schweißdrüsen, die sich von der Ansammlung von Fremd- und Reizstoffen daselbst oder gehemmten Ausscheidungen herleiten. So z. B. chronische, grindige und schorfige Hautausschläge, tuberkulöse Infektionen bei Lupus, Anschwellung der Mandel- und Leistendrüsen, Untätigkeit des Darmes.

Eiterungen der Drüsen- und Schleimhäute, wie z. B. bei Weißflüssen blutarmer Frauen und Mädchen, Ohrenflüssen. Bei Wucherungen an den Schleimhäuten (Polypen), wobei allerdings die Unterstützung vom Gewebemittel bzw. Konstitutionsmittel notwendig wird, wenn diese Wucherungen entweder einen bösartigen (krebsartigen) Charakter annehmen oder auf sykotischer Grundlage entstehen.

Aus seiner allgemeinen Drüsenwirkung erklärt sich die Anwendungsfähigkeit dieses Mittels für den äußerlichen Gebrauch (ähnlich dem *St 5* und *G 5)* für Bäder, Umschläge und Salben, bei den verschiedensten Arten äußerlicher Erkrankungen, wie chronischen Ausschlägen, Flechten, Grind, Lupus, Verhärtungen, Geschwüren aller

Art, dann für Gurgelungen bei Schleimhauterkrankungen und Wucherungen, Katarrhen und Flüssen.

Eine hervorragende Wirkung hat das Lymphmittel durch seinen Einfluß auf das Drüsensystem auf die Ausscheidung von Fremd- und Belastungsstoffen, ganz besonders der Harnsäure, des Kalkes und der Phosphate bei Gicht, Rheumatismus oder Steinleiden.

Sein Einfluß auf die weißen Blutkörperchen macht es erklärlich, daß das Lymphmittel gegen die verschiedensten Folgen der Blutentmischung und Blutarmut anzuwenden ist, nicht zum wenigsten bei Bleichsucht, Nervenschwäche und anderen nervösen Krisen (z. B. Krämpfen) solcher blutarmer Kranken. Zeitweise hat man das Lymphmittel sogar als Hauptmittel gegen Veitstanz und Fallsucht, hysterische Nervenkrisen u. dgl. betrachtet, bis es in dieser Richtung vom Stoffmittel 10, später *St* und *Fb* im Wechsel überholt wurde. Unzweifelhaft aber ist es eines unserer wichtigsten und mit umfangreichster Wirkung ausgestatteten Mittel.

Lymphmittel Nr. 2 (Lf 2). Abrotanum cp.

Die ausgebreitete Wirkung des Lymphmittels wird bei diesem Mittel noch bedeutend ausgedehnt, indem es mit den Bestandteilen und Wirkungen des *Lymphmittels 1* noch jene des verwandten bzw. physiologisch und histologisch ergänzenden *St 1* und *Ad 3* vereinigt.

Es wirkt also auf die Lymph- und Blutbildung gleichmäßig. Organisch auf Magen, Dünndarm, Dickdarm, Bauchspeicheldrüse, Lymphdrüsen, Lymphgefäße, Chylus und Chymus, endlich auf die Lymphflüssigkeit selbst, ihren Aufbau und ihre Umwandlung zu Blut durch die Tätigkeit von Knochenmark, Milz, Herz und Lunge (Atmung).

Anwendbar ist es bei allgemeiner Blutarmut, Bleichsucht, Anämie, Skrofulose, Unterernährung, Drüsenleiden, Geschwülsten, ferner in der Zeit der Wiedergenesung (Rekonvaleszenz) zur schnelleren Kräftigung und Bluterneuerung, z. B. nach langen, erschöpfenden Krankheiten, Eiterungen, Ausflüssen oder Blutverlusten. Bei chronischen Ausschlägen oder Flechten. Kurz, in allen Fällen, wo sonst *Ad 3* × *St 1* × *Lf* angewendet worden wäre.

Es ist außerdem wirkungsverwandt dem *St 8* und *G 9*. Es entspricht also der gemischten, vorwiegend lymphatischen Konstitution und leitet über *St 4*, *St 7*, *St 8*, *St 9* und *St 10* zu den „gemischten" Gewebemitteln hin.

Zusammenfassung:

Wir haben jetzt eine Klasse von Heilmitteln kennen gelernt, die auf den ersten Abschnitt des Stoffwechsels im menschlichen Körper oder auf seinen ersten, niedersten (Evolutions-) Entwicklungsgrad einwirken, d. i. auf die Zubereitung der Lympheflüssigkeit durch die Verdauung und die hierbei und bei der Verteilung der Lymphe im Körper (aufsteigender und absteigender Bogen) beteiligten Organe. Diese Mittel heißen darum auch kurzweg *Lymphmittel.*

Nachdem diese Mittelreihe wesentlich aus den gleichen arzneilichen Bestandteilen besteht, die aber in jedem einzelnen Mittel in anderem Mischungsverhältnis verteilt und durch einzelne spezielle Zusätze ergänzt sind, so erklärt sich daraus die Eigentümlichkeit, daß auch ein jedes dieser Mittel auf die *ganze* (Organ-) *Werkzeuggruppe des lymphatischen Stoffwechsels* im Körper und durch diesen eigentlich *auf alle übrigen Organe* mittelbar *einwirkt,* also *konstitutionell oder universell (allgemein) ist. Jedes einzelne Mittel* hat aber dann doch auch seinen besonderen Charakter, indem es *auf das eine oder andere Organ ganz besonders auffallend (primär) einwirkt* und für Erkrankungen des betreffenden Körperwerkzeuges (Organes) oder einer bestimmten Werkzeuggruppe, wie eines bestimmten Gewebes (z. B. Muskel) oder einer Gewebegruppe (z. B. Schleimhäute) zum *Sondermittel (Spezifikum)* wird.

Hierdurch unterscheiden sich die einzelnen Arzneien dieser Mittelreihe voneinander.

Indem ich als Leitfaden zur Unterscheidung der Arzneiwirkung lediglich die Organe oder Gewebe angebe und nicht eine Reihe von Krankheitssymptomen, bin ich wesentlich von der bisherigen Gepflogenheit abgewichen, die Wirkung von Heilmitteln darzustellen.

Ich habe das mit Absicht und, wie wir sehen werden, auch mit guten Gründen getan.

Es mag wohl angehen, die Wirkungen einer einfachen, d. h. nicht zusammengesetzten Arznei nach gewissen Erscheinungen (Symptomen) zu klassifizieren.

Bei zusammengesetzten (gemischten oder komplexen) Arzneien dagegen, wie den unseren, die durch den Stoffwechsel und seine Werkzeuge auf den ganzen Körper (konstitutionell) wirken, wäre eine derartige Zusammenstellung wo nicht unmöglich, so doch in ihrer Breite derart umfangreich und unübersichtlich, daß sie mehr verwirrend als aufklärend wirken müßte, da begreiflicherweise jedes einzelne unserer Mittel dann nicht allein Seiten, sondern Bände erfordern würde, um hinsichtlich seiner symptomatischen Anwendungsfähigkeit erschöpfend dargestellt werden zu können.

Eingestandenermaßen ist es schon bei der *alten* homöopathischen Heilweise mit einfachen (ungemischten, nicht zusammengesetzten) Mitteln äußerst schwierig, die ausschlaggebenden (charakteristischen) Symptome zweier oder mehrerer ähnlich wirkender Mittel auseinanderzuhalten, um gegebenenfalls die Auswahl unter ihnen zu treffen.

Ganz besonders tritt aber diese Schwierigkeit bei den mit umfangreichster Wirksamkeit ausgestatteten Arzneien, den sog. Polychresten, zutage.

Gerade diese Art der Darstellungsweise der Mittelwirkung nach Symptomen ist meiner Ansicht nach die Ursache, daß es für Anfänger, seien es nun Laien oder Ärzte, ungemein schwer wird, sich das Ausschlaggebende und Unterscheidende der Wirkung einzuprägen und es festzuhalten.

Abgesehen davon nun, daß, wie wir gesehen haben, auch ein und dasselbe Mittel eine ganz entgegengesetzte Wirkung äußern kann, je nach der Stärke (Dosis), in der es gegeben wird, fehlt in diesen Registern von Wirkungssymptomen gerade in der Regel das Wichtigste, das Bindeglied für das Verständnis und damit die leichteste Übersicht über die Wirkung.

Diese Erwägungen sind es gewesen, die mich bestimmt haben, die Charakterwirkungen der einzelnen Mittel nicht in der althergebrachten Weise nach Symptomen (Krankheitserscheinungen), sondern nach den Organbeziehungen geordnet zu geben.

Oft bin ich schon gefragt worden, wie es möglich ist, daß bei Durchfall *St* gegeben wird und bei Hartleibigkeit ebenfalls, daß bei Blutarmut und Bleichsucht und Hitze dasselbe *Ad*-Mittel dient wie bei Frost; bei Verbrennungen dasselbe Mittel wie bei Frostschäden usw.

Nun, der Grund ist ganz einfach und klar. Alle unsere Mittel wirken stets ausgleichend auf die Störungen in der Tätigkeit und den Verrichtungen irgendeines Organes, d. h. sie führen es immer auf den Zustand des Normalen zurück, gleichviel unter welchen Erscheinungen (Symptomen) sich diese Störung äußert.

Das Mittel z. B., das auf den Darm wirkt, wird *jede* Darmstörung beseitigen, wie immer dieselbe sich äußern mag. Das Mittel, welches auf das Herz einwirkt, wird *jede* Störung der Herztätigkeit beseitigen, wie immer dieselbe beschaffen sein und unter welchen Erscheinungen dieselbe auftreten mag.

Diesen Unterschied in der Auffassung wollen wir vor allem festhalten; wir werden dann nicht in Verlegenheit kommen zu zweifeln, welches Mittel wir geben müssen, wenn wir uns vor Augen halten, daß wir nicht in dem Sinne, wie die Allopathie und Homöopathie, von Wassersuchtsmitteln, Hustenmitteln u. dgl. sprechen, sondern von Herzmitteln, Schleimhautmitteln, Drüsenmitteln, Muskelmitteln usw., das will sagen: *Das* Mittel, welches auf das Herz einwirkt, ist imstande, die verschiedensten Störungen desselben, *das* Mittel, das auf die Muskel einwirkt, die verschiedensten Veränderungen des Muskelgewebes ohne Rücksicht auf die augenblicklichen Erscheinungen zu beseitigen.

Das ist der springende Punkt der ganzen Mittelwahl, welcher dieselbe ungemein erleichtert und vereinfacht.

Um dann einen Erfolg zu erzielen, darf man allerdings auch die über die Wahl der Arzneistärkegrade im Sinne der homöopathischen Grundgesetze erteilten Winke nicht außer acht lassen, über die wir des weiteren ja schon gesprochen haben.

Ich habe versucht, diese Lehre in den nachfolgenden Tabellen noch etwas kürzer und übersichtlicher zu gestalten.

Wir sehen z. B., wie die Wirkung des *St 1* sich in der Reihenfolge des physiologischen Verdauungsaktes gleichmäßig über alle Werkzeuge der Verdauungstätigkeit verbreitet und damit natürlich auch über den ganzen Körper und alle seine Organe, welche ja durch diesen Stoffwechsel aufgebaut, erhalten und beständig erneuert werden.

In jeder folgenden Arznei wird die Reihenfolge der Wirkung eine andere, indem das betreffende Mittel das eine oder andere Organ stärker als die übrigen beeinflußt.

Dasselbe Verhältnis findet sich auch bei den weiteren, noch zu betrachtenden Arzneigruppen stets wieder.

Kurz gesagt: Jeder Werkzeuggruppe oder Gewebegruppe im Körper entspricht auch eine Arzneigruppe bzw. eine Mittelnummer, deren arzneiliche Mischungsbestandteile sie jener Organgruppe homöopathisch besonders verwandt gestaltet.

Wir finden dann ferner, daß sich an eine Gruppe von Arzneien, welche auf eine entsprechende Gruppe von Stoffwechselwerkzeugen Bezug hat, wie hier die Reihe der Stoffmittel, ein Mittel aus dieser betreffenden Reihe anlehnt, das insonderheit die Nerven, Nervenäste oder Nervengruppen beeinflußt, welche diese Stoffwechselorgane in Bewegung und Betrieb setzen bzw. deren Tätigkeit (durch Innervation oder Reizgebung) regeln, das sind aus der Gruppe der Stoffmittel *St 9* und *St 10*.

Und endlich ist *ein* Mittel aus jeder Reihe der Stoffwechselmittel, welches das Arbeitsergebnis der Stoffwechselorgane, das gewonnene

Verdauungsprodukt selbst, hier die sog. Lymphe, beeinflußt. Es ist das Lymphmittel, welches, wie wir gehört haben, auf die Lymphe-flüssigkeit und die weißen Lymphekörperchen einwirkt.

Wir werden später in dem *Ad 3* sein Gegenstück kennen lernen, das auf Blut und rote Blutkörperchen (Blutscheiben) einwirkt.

Die neuen, erweiterten Mittel tragen fast durchwegs den Stempel der „gemischten“ Konstitution, wie ich schon bemerkte, wenn auch mit dem mehr ausgeprägten lymphatischen Einschlag; sie leiten also, wie erwähnt, zu der eigentlichen „gemischten Konstitutions“-Gruppe hinüber. Denn auch in der Natur des Körpers gibt es ja keine Scheidewände der einzelnen (physiologischen) Gruppen von Verrichtungen, sondern stets zusammenhängende und ineinander übergehende Ketten und Reihen, einerseits von natürlichen Arbeitswerkzeugen (Organen), anderseits von Naturverrichtungen (Funktionen).

Es ist also wesentlich schon hier festzuhalten, daß eigentlich *alle* JKH-Mittel stets aufs Ganze wirken, wenn auch auf verschiedenem Wege, durch verschiedene Kanäle, durch verschiedene aufnehmende und weiter verteilende Vermittler. Aber immer getreu dem Vorbild der Natur selbst: Vom Einzelnen aufs Ganze und durch das Ganze auch wieder auf die einzelnen Glieder desselben.

Und je mehr man sich in den tiefsinnigen, wunderbaren Aufbau der Jso-Komplex-Heilweise vertieft und hineindenkt, desto mehr wird man in ihm ein lebendiges Spiegel- und Abbild der unendlich weise eingerichteten gottgeschaffenen Natur erkennen.

Magen und Nebenorgane
Mund und Nebenorgane
Schlund und Nebenorgane
Dünndarm und Nebenorgane
    Bauchspeicheldrüse
    Leber
    Gallenblase
Dickdarm und Nebenorgane
Lymphgefäße
    aufsteigende
    und absteigende
Drüsen
    Schleimdrüsen
    Speicheldrüsen
	St 1
	Cochlearia cp.

Harnorgane: Nieren
    Harnleiter
    Blase
    Harnröhre
Haut- und Nebenorgane
    Nervensystem, Gehirn
Muskel und Sehnen
	St 1
	Cochlearia cp.

Dünndarm und Nebenorgane
    Gallenblase
    Leber
Harnorgane
    Blase, Harnröhre
    Harnleiter
    Nieren
    Kleines Gehirn, Sympathikus
Drüsen
    Schleimdrüsen
    Speicheldrüsen
Mund und Nebenorgane
Schlund und Nebenorgane
Magen und Nebenorgane
Dickdarm und Nebenorgane
Dünndarm und Nebenorgane
Lymphgefäße
    aufsteigende
    absteigende
Haut und Nebenorgane
Muskel und Nebenorgane
	St 2
	Lycopodium cp.

Haut: Zellgewebe und Nebenorgane
Dünndarm und Nebenorgane
Dickdarm und Nebenorgane
Rückenmarksnervensystem
    sensitive Nerven, besonders der Geschlechtsorgane
Mund und Nebenorgane
Schlund und Nebenorgane
Magen und Nebenorgane
Leber und Nebenorgane
Gallenblase und Nebenorgane
Lymphgefäße
    aufsteigende
    absteigende
	St 3
	Scrophularia cp.

Drüsen
    Schleimdrüsen
    Speicheldrüsen
Harnorgane
    Nieren
    Harnleiter
    Blase
    Harnröhre
Muskel und Sehnen

St 3
Scrophularia cp.

Harnröhre
Harnblase
Harnleiter, Nieren
Samenbläschen
Schleimhäute der Harnorgane
Dünndarm
Afterschleimhäute
Haut
Drüsen
Harnröhrenschleimhäute

St 4
Sarsaparilla cp.
St 2, K 1

Siehe auch Konstitutionsmittel!

Muskel
Haut: Zellgewebe
Haut: Nebenorgane
Dickdarm
Dünndarm
Leber, Milz
Gallenblase
Rückenmark
Motorische Nerven
Mund und Nebenorgane
Schlund und Nebenorgane
Magen und Nebenorgane
Lymphgefäße, auf- und absteigende
Drüsen
    Schleimdrüsen
    Speicheldrüsen
Harnorgane: Nieren
    Harnleiter
    Blase
    Harnröhre
Nervensystem und Gehirn
Sehnen

St 5
Berberis cp.

Harnorgane und Nebenorgane *Nieren* Harnleiter Blase, Harnröhre Mund und Nebenorgane Schlund und Nebenorgane Magen und Nebenorgane Dünndarm und Nebenorgane Dickdarm und Nebenorgane Leber und Nebenorgane Gallenblase und Nebenorgane Lymphgefäße: aufsteigende u. absteigende Drüsen: Schleimdrüsen, Speicheldrüsen Haut und Nebenorgane Nervensystem, Gehirn Muskel und Sehnen	*St 6* *Solidago cp.*
Drüsen Schleimhäute *Magen* Darm Lymphat. Stoffwechsel-Organe Arterielle Haar- (Kapillar-) Gefäße und linke Herzhälfte Entzündliche Vorgänge dieser Organe	*St 7* *Malva cp.* *St 1, Ad 1*
Drüsen Schleimhäute *Magen* Darm Lymphat. Stoffwechsel-Organe Milz Lunge *Rote Blutkörperchen*	*St 8* *Veronica cp.* *St 1, Ad 3*
Leber *Milz* Drüsen Schleimhäute Darm Magen *Haut- und Unterhautzellgewebe* *Rückenmark* Nervöse Störungen dieser Organe *Motorische Nerven* *Sympathische und vasomotorische Nerven*	*St 9* *Nasturtium cp.* *St 5, Fb 1*

Mund und Nebenorgane Schlund und Nebenorgane Drüsen: Schleimdrüsen, Speicheldrüsen *Haut- und Schweißdrüsen* Schleimhäute *Magen* *Leber* *Gallenblase* *Milz* Darm: Dünn- und Dickdarm Harnorgane: Blase, Harnleiter, Nieren Haut Muskel, Sehnen *Nervensystem* *vegetatives, sensitives,* *motorisches, vasomotorisches* *Kleines Gehirn, Sonnengeflecht* *Sympathicus, Vagus* *Darmnerven* (Peristaltik) *Hautnerven*	*St 10* *Centaurium cp.*
Magennerven, Schlund Darm, Darmnerven Gesamtes Nervensystem	*St 11* *Lobelia cp.*
Augen, -Bindehaut, Hornhaut, Sehnerv	*St 12* *Euphrasia cp.*
Darmschleimhäute, Darmnerven, Darmdrüsen Dickdarm Galle, Leber	*Laxativ* *Gentiana cp.*
Weiße Lymphkörperchen Lymphdrüsen, lymphatisches Gewebe Haut-, Talg-, Schweißdrüsen Mandel-, Leistendrüsen, Schilddrüse Darm, Milz	*Lf 1* *Echinacea cp.*
Lymphgefäße, Lymphdrüsen Magen, Dünndarm, Dickdarm Bauchspeicheldrüse Blutbildungszentren im Knochenmark	*Lf 2* *Abrotanum cp.* *Lf 1, Ad 3, St 1*

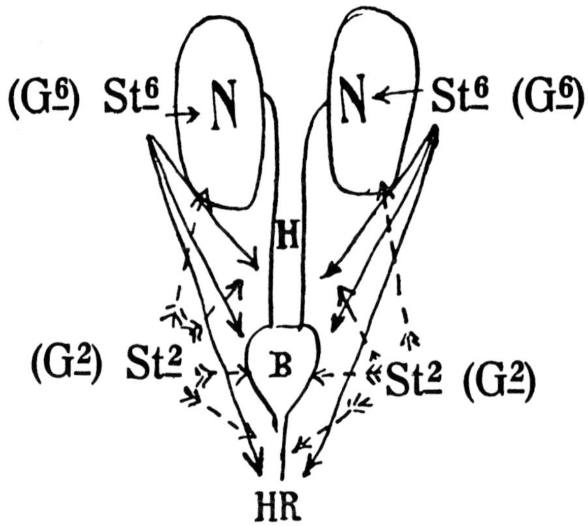

Figur. In obiger Figur habe ich versucht, das Wirkungsverhältnis verwandter Mittel etwas anschaulicher zu machen. Wir sehen N N die beiden Nieren, H die Harnleiter, B die Harnblase und HR die Harnröhre.

Wir sehen *St 2* zunächst (primär) wirkend auf die Blase und Harnröhre, entfernter (sekundär) auf Nieren und Harnleiter.

St 6 dagegen wirkt zunächst (primär) auf die Nieren, sekundär, d. h. entfernter, auf Harnleiter, noch entfernter (tertiär) auf Blase und Harnröhre.

Da sich aus der Reihe der Stoffmittel und der Gewebemittel immer je zwei paarweise entsprechen, so gilt diese Darstellung auch später für den Vergleich des *G 2*, das dem *St 2* entspricht, und *G 6*, das dem *St 6* entspricht. Hier könnte man noch als ergänzend das *G 17* in die Blase einstellen, ein Mittel, das besonders auf die Schließ- und Preßmuskeln der Harnblase einwirkt.

Blut- oder Adermittel

Nachdem wir uns bisher mit dem untersten Grade des Stoffwechsels, der Zubereitung der Lymphe und den hierbei beteiligten Organen beschäftigt und die Heilmittel kennen gelernt haben, welche diesen Abschnitt in den Lebensvorgängen unseres Organismus bzw. deren Störungen beeinflussen, wenden wir uns einer weiteren, auf der Stufenleiter der Evolution des Stoffes gewissermaßen höherstehenden Klasse von Körperwerkzeugen (Organen) zu: Es sind die Organe der Blutbereitung und des Blutumlaufes im Körper, durch welche der lebenspendende, erhaltende und erneuernde Saft, das Blut, in alle, auch die entferntesten Teile, Organe und Gewebe desselben geleitet wird, um diese neu aufzubauen, gleichzeitig aber auch, um dort die verbrauchten, abgenützten Gewebe und Zellen abzubauen und entweder ihrer Ausscheidung aus dem Körper, als Asche gewissermaßen (Sekrete und Exkrete, Exkremente) oder, sofern sie noch Brauchbares enthalten, ihrer Auffrischung durch neue Lymphe zuzuführen.

Wenn wir uns jetzt gegenwärtig halten wollen, was wir etwas näher in einem früheren Abschnitt (Das Mischungsverfahren S. 53 bis 68) betrachtet haben, finden wir etwa die nachstehende Reihenfolge in der Tätigkeit der blutbereitenden und blutführenden Organe, die man kurz als Blutumlaufs- (Zirkulations-) Organe bezeichnet:

1. die große Hohlvene;
2. die rechte Vorkammer des Herzens;
3. die rechte Herzkammer des Herzens;
4. die Lungenpulsader;
5. die Haar- (Blut-) Gefäße der Lunge (mit den Lungenzellen und Bläschen);
6. die Lungenblutader;
7. die linke Vorkammer des Herzens;
8. die linke Herzkammer des Herzens;
9. die Aorta oder große Schlagader mit ihren Schlagaderverzweigungen im Körper bis zu den letzten Haargefäßen (Kapillaren) in den einzelnen Organen, die sie überall durchdringen, mit Blut versehen, ernähren und aufbauen;

10. die Bauchpulsader (Bauchaorta), eine Abzweigung der ersteren, mit ihren Verästelungen und Haargefäßen;
11. die Leber (als Blutreinigungsorgan und Blutspeicher) mit der Pfortader;
12. die Milz als Blutspeicher;
13. die Hohlvene wie oben, mit ihren Haargefäßen, die aus allen Teilen des Körpers das Blut sammeln und hier vereinigen.

Dieses wäre in großen Zügen der Schauplatz des sogenannten Blutkreislaufes mit den wichtigsten hierbei beteiligten Organen.

Für diesen zweiten höheren Abschnitt des Stoffwechsels und dessen organische Werkzeuge im Körper haben wir abermals eine besondere Reihe von Heilmitteln, die sich ihrer Zusammensetzung und Wirkung nach (physiologisch) an diese (anatomische und histologische) Werkzeuggruppe anschließt.

Es sind unsere Blut- bzw. Adermittel.

Die Adermittel

Die Wirksamkeit der Adermittel beginnt folgerichtig im Körper in dem Augenblick und an der Stelle, wo der Lymphstrom sich in den Strom des Venenblutes ergießt, also in der großen Hohlvene, und begleitet dann den Blutstrom auf seinem verschlungenen Pfade durch alle Tiefen des Organismus, bis er wieder an seinen Ausgangspunkt — die Hohlvene — zurückgekehrt ist.

Die Wirksamkeit der Adermittel setzt also an derselben Stelle ein, wo im aufsteigenden Lymphstrom die Wirksamkeit des Stoffmittels aufhört; sie begleitet ihn dann im aufsteigenden Blutstrom auch wieder bis dahin, wo die Wirksamkeit des Lymphmittels im absteigenden Lymphstrome (bei der Rücksaugung der Lymphe in den einzelnen Geweben) wieder beginnt.

Man sieht also, wenn man den *ganzen* Stoffkreislauf im Geiste aufmerksam verfolgt, wie sich diese beiden Klassen von Heilmitteln in ihrer Wirkung gegenseitig ergänzen und vervollständigen, indem die Wirkung des einen gerade an derjenigen anatomischen und histologischen Stelle einsetzt und bei derjenigen physiologischen Verrichtung des Körpers, wo die Wirkung der anderen zu Ende ist.

Ganz natürlich! Weil diese beiden Arzneigruppen vermöge des Stoffwechsels, der den ganzen Körper wie auch seine einzelnen Teile aufbaut, erhält, erneuert und ergänzt, auch jede einzelne Organ- oder Gewebegruppe ebenso beeinflussen wie die Gesamtheit des Organismus. Und ferner, weil jede Krankheit, wie immer sie in ihren Äußerungen (Symptomen) auch auftreten möge, wesentlich nichts Örtliches (Lokales) ist, sondern ihren letzten Grund in einer Entmischung der aufbauenden Lebenssäfte hat, in einem gestörten Ausgleich und Austausch der stofflichen (materiellen) wie auch energetischen (Kraft-) Quellen des Körpers.

Das gilt in allererster Linie von den sog. chronischen Krankheiten.

Adermittel Nr. 1 (Ad 1). Avena cp.

Bestandteile:

Arnica montana	Arnika
Avena sativa	Hafer
Capsella bursa pastoris	Hirtentäschel
Malva silvestris	Malve
Sanguinaria canadensis	Blutwurz
Hydrastis canadensis	Gelbwurz

Seinem Wesen nach ist dieses in erster Linie ein Herz- und Arterien- oder Schlagader-Mittel.

Seine Hauptwirkung erstreckt sich auf die linke, arterielle Herzhälfte, die linke Vorkammer und Herzkammer, die Muskeln und Klappen dieser Herzseite. Dann ferner auf die hier ausgehende große Schlagader und ihre Verzweigungen im ganzen Körper bis zu den feinsten Haargefäßen (Kapillaren), welche alle Teile, Gewebe und Organe in unendlicher Verzweigung und Kleinheit durchziehen, um ihnen den lebenspendenden und verjüngenden, erneuernden und aufbauenden Saft, das Blut, zuzuführen.

Damit erklärt sich seine Allgemein- (universelle, konstitutionelle) Wirkung auf den ganzen Körper.

Besonders deutlich äußert sich diese auf einzelne, blutreiche Organe und Gewebe und solche, welche bei der Reinigung, Bildung und Umbildung des Blutes oder der Erzeugung gewisser Ausscheidungen (Sekreten) eine wichtigere Rolle spielen.

So ist das Adermittel Nr. 1 auch als Lungenmittel zu betrachten, denn die Lunge ist ihrem Wesen nach ein Blut- und blutreinigendes Organ. Hier vollzieht sich durch Abgabe der Kohlensäure und Aufnahme des Sauerstoffs die Umwandlung von dunkelrotem venösem in hellrotes arterielles Blut.

Des weiteren gehören hierher die blutreichen Schleimhäute der verschiedensten Körperteile, so die Mund- und Rachenschleimhäute, die Bronchialschleimhäute, die Blasen- und Darmschleimhäute usw., welche in ihren Schleimdrüsen als Dialysaterzeugnisse des Blutes gewisse chemische, wässerige oder schleimige Flüssigkeiten (Sekrete) von jeweils besonderer Art, z. B. Mundschleim, Nasenschleim, Darmschleim usw., zu erzeugen bestimmt sind. Aus dieser Naturbestimmung erklärt sich ihr Blutreichtum, ihr enges Maschennetz von Kapillargefäßen, das durch größere Arterien (Schlagadern) gespeist wird.

Auch die Drüsen gehören demnach hierher.

Wir haben diese Organe — Drüsen und Schleimhäute — bereits unter dem Wirkungskreis der Lymphmittel gefunden und dürfen uns durch den scheinbaren Widerspruch der Gleichheit nicht beirren lassen. Allerdings wirken sowohl die Stoffmittel als auch das Adermittel auf die genannten Organe, aber die Art und Weise der Wirkung ist grundverschieden. Ich möchte sagen, jede dieser beiden Mittelgattungen setzt für ihre Wirkung den Hebel an einer anderen Stelle an. Das Stoffmittel wirkt zunächst auf das drüsige Gewebe und beeinflußt dessen Sekret, den darin erzeugten Schleim hinsichtlich seiner Menge und Zusammensetzung.

Das Adermittel dagegen beeinflußt die Kraftquelle — den Blutstrom —, welcher die Drüsen mit den nötigen Grundstoffen (dem Blute) versorgt, aus welchem jene Drüsen dann das Schleimsekret ausscheiden.

Also auch hier finden wir wieder, wie sich die beiden Mittelreihen *St* und *Ad* einander gewissermaßen in die Hände arbeiten und die Wirkung der einen einsetzt, wo die Wirkung der anderen zu Ende ist.

In diesem Sinne kann *Ad* als Katarrhmittel im allgemeinen bezeichnet werden. Wenn wir den Zustand des Katarrhs folgerichtig zergliedern, finden wir, daß er in einer Entzündung einer Schleimhaut besteht. Diese Entzündung ihrerseits ist die Überfüllung eines

Gewebes mit Blut, sei es durch Andrang oder vermehrten Zufluß (aktiv) [Kongestion], sei es durch Stauung, d. i. verminderten oder gehemmten Abfluß (passiv). Die Überfüllung der Schleimhäute mit Blut erzeugt aber neben den Erscheinungen der Rötung, Schwellung, Hitze auch die vermehrte Absonderung der Schleimdrüsen, also des Sekretes, wie bei jeder Art von (akuten) Katarrhen wahrzunehmen ist.

Das *Ad* wirkt also auf den entzündlichen Abschnitt des Katarrhes, das *St* dagegen ergänzend auf die Absonderungs- (sekretorische) Tätigkeit der Drüsen.

Wie bei Katarrhen, so wirkt das *Ad* aber ferner auf jede Art und Form von Entzündungen, vor allem die akuten (aktiven), welche durch Blutandrang nach dem erkrankten Organ entstehen, wogegen die chronischen, schleichenden, durch Stauungen (im Venensystem) entstandenen Entzündungen der Wirkung des *Ad 2* unterworfen sind, wie wir später sehen werden.

Je nach dem besonderen Sitze der Entzündung ist dann allerdings neben dem *Ad 1* noch das entsprechende Organmittel oder Gewebemittel in Anwendung zu bringen, z. B. *Br* bei der Lunge, *St 2* bei der Blase usw. Von den drüsigen Organen fallen außer der Lunge dann noch besonders Leber und Milz sowie die Nieren unter die Wirkung des *Ad 1,* insofern diese als Blutreinigungs- und Ausscheidungsorgane eine Rolle spielen.

Gleichwohl, seine Hauptrolle spielt das *Ad 1* unter allen Umständen als (arterielles) Herz- und Gefäßmittel. So bei den verschiedensten Erkrankungen des Herzens, der Herzmuskeln, der Herzklappen, der Herzbeutelhäute, erworbenen oder ererbten Herzverbildungen und Entartungen, Herzfehlern im engeren Sinne, Herzerweiterungen, Herzvergrößerungen (Hypertrophie), Herzklappenfehlern, Verfettung des Herzmuskels, Erschlaffungen und Verkalkungen, dann folgen die Erkrankungen der Aorta (großen Schlagader) und ihrer Verzweigungen, so die Pulsadergeschwulst (Aneurysma) und die so verbreitete Verkalkung (Sklerose) der Arterien.

Auf die Gegensätzlichkeit der Wirkungen schwacher und starker Arzneigaben desselben Mittels habe ich schon früher aufmerksam gemacht. Gerade bei *Ad 1* zeigt sich diese Gegensätzlichkeit wohl am deutlichsten und auffallendsten. Und gerade darin liegt der ungeheure Wert desselben zur Behebung der verschiedenartigsten Störungen in den Verrichtungen der Zirkulationswerkzeuge.

In den niederen, stärkeren Gaben beschleunigt *Ad 1* den Herz- und Pulsschlag an Zahl und verstärkt denselben auch an Kraft und Blutdruck. In den schwächeren (höheren) Verdünnungen dagegen verlangsamt es denselben, mäßigt oder vermindert auch seine Stärke und den Druck.

Ist also z. B. ein Organ oder Körperteil mangelhaft durchblutet infolge zu geringen Herz- und Blutdruckes (Kälte der Hände und Füße), befindet es sich demzufolge im Zustande der Abzehrung, des Schwundes (Atrophie), der Lähmung u. dgl., so werden stärkere Gaben dieses Mittels den Fehler beheben. Umgekehrt werden Zustände der Blutüberfüllung (Kongestion, Entzündung u. dgl.) durch schwache Lösungen beseitigt.

Ad 1 ist demzufolge auch das Mittel, mit welchem man die weibliche Regel wie ein Uhrwerk richtigstellen kann. Kommt sie zu früh, zu stark oder zu häufig, dauert sie zu lang oder vereinigen sich etwa gar beide Störungen, was unvermeidlich große Schwächung durch Blutverlust herbeiführen muß, so wird man durch schwache und sehr schwache Gaben bald und leicht eine natürliche Regelung dieses Naturvorganges bewirken (z. B. 6., 10. Verdünnung).

Bei chronischer Neigung zu derart starken oder zu häufigen oder gar häufigen und starken Regelblutungen lasse ich auf Grund der Erfahrung und Beobachtung vielfach in der regelfreien Zeit z. B. 10. Dil. nehmen.

Es ist aber nicht zu übersehen, daß bei ganz heruntergekommenen und verelendeten Kranken, wo durch Schwäche und Blutarmut die Schleimhäute schlaff, schwammig und unfähig werden, den Blutstrom aufzunehmen, sondern ihn beständig sickern lassen, auch die stärkeren Lösungen von *Ad 1*, vermöge der stärkenden Wirkung auf die Gefäße, solchen Blutungen wirksamer entgegenarbeiten als die hohen Verdünnungen. Wir sehen, auch hier wird das Gesetz von den entgegengesetzten Wirkungen schwacher und starker Dosen voll gewahrt — nur erfordern solche Fälle schärfere Beobachtungsgabe.

Umgekehrt werden stärkere Gaben, die z. B. durch Schreck oder andere Gemütsaffekte oder Erkältungen, Durchnässung u. dgl. unterdrückte Regel wieder herbeiführen und in Gang bringen. Doch möchte ich hier schon ausdrücklich hervorheben, daß das Eintreten der Regel bei bleichsüchtigen und blutarmen Frauen oder Mädchen unter keinen Umständen erzwungen werden darf, da diese hierdurch nur eine Verschlimmerung ihrer Blutleere herbeiführen würden. Es muß vielmehr in solchen Fällen das Grundübel, eben die Blutarmut, beseitigt und bekämpft werden, dann stellt sich die Regel von selbst wieder ein. Wir werden später bei *Ad 3* darauf noch zu sprechen kommen.

Die Wirkung des *Ad 1* auf die Nieren äußert sich besonders bei Entzündungen und Katarrhen dieses Organes und bei den verschiedenen Formen von Wassersucht, indem es durch die Regelung, meist Erhöhung des Blutdruckes, auch die Ausscheidungen der Nieren hebt, welche für den menschlichen Körper gewissermaßen die Rolle eines Siebes oder Filtrierapparates innehaben, durch den sich in den Nierenzellen die flüssigen und löslichen Zerfallsprodukte des Körpers aus dem Blute abscheiden, das durch die Nieren getrieben wird. Hier berührt sich, wie man sieht, die Wirkung des *Ad 1* mit jener des *St 6* und *G 6,* indem sich beide wieder ähnlich ergänzen, wie bereits früher an dem Beispiele der Katarrhe gezeigt wurde.

Auf die Schlagadern im allgemeinen und deren weitere und äußerste Ausläufer, die Haargefäße (Kapillaren), wirkt *Ad 1* grundsätzlich ausdehnend (daher den Blutzufluß fördernd) in den stärkeren Gabenstufen und umgekehrt verengend (daher den Blutzufluß vermindernd) in den schwachen Gaben. In der letzteren Weise ist es sogar bei inneren sowohl wie äußeren Blutungen ein blutstillendes Mittel. An dem Beispiel der weiblichen Regel haben wir dies bereits gesehen; aber ebenso ist dies der Fall bei Nasen- oder Lungenblutungen, Blasen- oder Darmblutungen, sofern dieselben arterielle Gefäße betreffen.

Und nun sage ich wieder: „Verba docent — exempla trahunt“ (Worte lehren, Beispiele überzeugen). Ein Beispiel aus dem täglichen Leben wird das noch klarer machen!

Eine der häufigsten Erscheinungen, die mit einem gestörten Blutumlauf verbunden ist, ist die gleichzeitig auftretende Überfüllung der Blutgefäße des Kopfes (Kongestion), die sich durch Rötung des Gesichtes, Hitze im Kopf, Ohrensausen, Flimmern vor den Augen, Schwindel, wohl auch dumpfen oder drückenden Kopfschmerz einerseits und Kälte der Hände und Füße, Blauwerden oder Blässe derselben äußert.

Diese Beschwerden werden wirksam bekämpft durch *Ad 1* in 3., 4., 6. Verdünnung innerlich und dann entweder kalte Abwaschungen oder Umschläge am Kopf; erstere, indem man die Flüssigkeit nicht abwischt, sondern auf der Haut eintrocknen läßt, mit *Ad 1,* 1 Korn in ¼ Liter oder selbst in 1 Liter Wasser.

Gleichzeitig, während der mit schwacher Lösung getränkte kalte Umschlag am Kopfe liegt, läßt man heiße Wickel, Hand- bzw. Fußbäder machen mit einer starken Lösung (5—10—15—20 Korn in ¼ bis 1 Liter Wasser), und, indem man beide Anwendungen regelmäßig täglich wiederholt, wird man unschwer den gestörten Blutumlauf allmählich vollkommen regeln können.

Die Lösung dieses „Rätsels" ist wieder ganz einfach.

Die schwachen Dosen von *Ad 1* ziehen die Blutgefäße zusammen, verengern sie, sperren auf diese Weise den Blutzulauf in das überblutete Organ — hier das Gehirn — und entbluten dasselbe auf diese Weise bis auf den normalen Grad.

Umgekehrt erweitern die starken Lösungen desselben Mittels die Blutgefäße in den Händen und Füßen, vermehren dergestalt den Blutzufluß daselbst, womit auch die natürliche Durchwärmung derselben wieder eintritt, und ergänzen so die Wirkung der obigen kalten und schwach dosierten Kopfwaschungen.

Ein ähnliches Verfahren würde auch für ein atrophiertes, d. h. in Schwund und Absterben begriffenes Organ am Platze sein, doch ist hier die blutbildende Kraft des *Ad 3,* von dem wir noch reden werden, meist doch mehr ausschlaggebend.

Adermittel Nr. 2 (Ad 2). Hamamelis cp.

Bestandteile:

Aesculus hippocastanum	Roßkastanie
Avena sativa	Hafer
Hamamelis virginica	Zaubernuß
Malva silvestris	Malve
Achillea millefolium	Schafgarbe
Sanguinaria canadensis	Blutwurz
Hydrastis canadensis	Gelbwurz

Es ist das Gegenstück des *Ad 1*. Seine Wirksamkeit erstreckt sich auf den venösen Teil des Blutkreislaufes: die rechte Herzhälfte, die Muskeln und Klappen dieser Herzhälfte, ferner die hier einmündenden Blutadern (Venen), die große Hohlvene, die Pfortader, die Blutadern der oberen Körperhälfte sowie die Verzweigungen des Venensystems im ganzen Körper bis zu den feinsten Venen-Kapillargefäßen in den verschiedenen Organen und Geweben. Hierher gehört dann aber auch die sog. Lungenpulsader, welche in Wirklichkeit Venenblut führt und es zur Reinigung und Ladung mit Sauerstoff in die Lunge leitet.

Umgekehrt fällt die sog. Lungenblutader, welche dann das gereinigte Blut in die linke Vorkammer befördert und sonach Arterienblut enthält, unter die Wirkung des *Ad 1*.

Wie *Ad 1* das Heilmittel ist gegen die (aktiven) durch übermäßigen Blutandrang entstehenden Blutüberfüllungen (Kongestionen) der einzelnen Organe, so ist *Ad 2* das Heilmittel gegen die durch gehemmten Abfluß entstehenden (passiven) Überfüllungen (Hyperämien) oder Blutstauungen, ferner gegen die hieraus sich ergebenden chronischen (schleichenden) Entzündungen und Katarrhe.

Es wirkt ferner ausgesprochen auf die becken- und sackartigen Erweiterungen der Venenrohre, wie z. B. die sog. Aderknoten, Venenknoten, Krampfaderknoten, zu denen auch die im Darme auftretenden, die sog. Hämorrhoiden, zu rechnen sind. Desgleichen gegen die Verstopfung der Venenrohre durch Blut-, Eiter- oder Fasergerinsel, die sog. Thrombose, wogegen *Ad 1* die Verstopfung der Arterien durch ähnliche Fremdkörper, die Embolie, beseitigt. Allerdings in Verbindung mit *G*, besonders *G 5* als *G 7*, sobald es sich um Eiterpfröpfe handelt oder die Venengefäße und deren Umgebung in den Zustand eitriger Zerstörung übergegangen sind.

Nachdem das Venensystem die Aufgabe hat, die verschiedenartigsten Fremd- und Belastungsstoffe im Blute aus den Geweben zu entfernen und zur Ausscheidung durch die entsprechenden organischen Filter (Nieren z. B.) zu bringen, wirkt das *Ad 2* auch gerade wesentlich auf jene Stoffwechselstörungen, welche durch das Zurückbleiben von Fremdstoffen, die als Giftstoffe wirken, entstehen, die sog. harnsaure Diathese, welche die Grundlage für die spätere Entwicklung von Gicht und Rheumatismus gibt, so auch die krebsige Entartung der

Säfte u. dgl., wo dann das *Ad 2* im Wechsel mit *St* und dem entsprechenden Gewebemittel anzuwenden ist.

Bei Blutungen gibt die Art und Beschaffenheit des Blutergusses die Handhabe für die entsprechende Auswahl zwischen *Ad 2* und *Ad 1.*

Dunkles, klebriges, faseriges Blut, das sofort gerinnt und in einem sickernden, gleichmäßigen Strom entleert wird, der das Bestreben zeigt, die Wunde, sogar beträchtliche Verletzungen eines Gefäßes zu verkleben, stammt sonder Zweifel aus einem Blutader- (Venen-) Stamme. Denn die Venenrohre haben Längsmuskel, die parallel zu der Längenachse des Blutgefäßes verlaufen und das Bestreben haben, sich bei stattgehabten Verletzungen des Blutgefäßes zusammenzuziehen. Demnach wirken sie selbsttätig dazu mit, eine derartige Wunde wo nicht zu schließen, doch zu verengern. Und in diesem Bestreben wird die Naturheilkraft durch die zähe, klebrige Beschaffenheit und leichte Gerinnungsfähigkeit des Venenblutes selbst unterstützt, dessen erstarrendes Gerinsel die Wundstelle verschließen hilft.

Deshalb sind auch sogar verhältnismäßig ausgedehnte Verletzungen von Blutadern wenig gefährlich und die dabei auftretenden Blutungen leicht zu stillen.

Das *Ad 2* unterstützt die Zusammenziehungsfähigkeit der Längsmuskel der Venen und führt so zur Stillung der Blutungen.

Anders Blutungen aus verletzten Arterien. Diese zeigen ringförmige Quermuskel, welche sich im Rhythmus des Pulsschlages zusammenziehen und wieder ausdehnen und derartig das Blut mit großer Gewalt durch die Schlagadern pressen und den Herzdruck unterstützen.

Infolgedessen kommt bei Verletzungen solcher Schlagadergefäße das hellrote, flüssige Arterienblut stoßweise, dem Pulsschlag entsprechend, aus der Wunde hervorgeschossen. Handelt es sich um eine Verletzung eines größeren Arterienstammes, so kommt das Blut sogar im Bogen aus der Wunde springbrunnenartig hervorgesprudelt und die Bewegungen jener Ringmuskeln reißen selbsttätig die klaffende Wundöffnung noch weiter auf. Arterienblutungen sind aus diesem Grunde nicht nur weit gefährlicher, erschöpfender, sondern auch weit schwieriger zu stillen, gleichviel, ob es sich um äußere oder innere Blutungen handelt. Solche müssen dann, wie gesagt, nicht mit *Ad 2,* sondern mit *Ad 1* bekämpft werden oder mit dem verwandt wirkenden Fluid blau.

Bei eigentlichen (organischen) Herzleiden wirken diese beiden Mittel schon deswegen ergänzend zusammen, weil jedes derselben eine besondere Seite oder Hälfte des Herzens (die Venen- oder die Arterienseite) beeinflußt. Mit Vorteil verbindet man sie in der Art, daß *Ad 1* innerlich, *Ad 2* aber gleichzeitig äußerlich als Salbe, Einreibung oder Umschlag am Herzen zur Anwendung kommt.

Aber auch sonst kann aus demselben Grunde bei der Behandlung derartiger (chronischer) organischer Herzleiden nach Ablauf einer gewissen Zeit die Notwendigkeit eintreten, auch innerlich an Stelle des *Ad 1* das *Ad 2 in* Anwendung zu bringen.

Solche organische Veränderungen am Herzen, wie auch sonst im Gefäßsystem, verlangen natürlich die schwächsten Arzneigaben, z. B. 6., 10. und unter Umständen auch noch höhere Verdünnungsgrade, und diese in selten gereichten Gaben.

Am meisten ist dies bei Anwendung der sog. Hochpotenzen zu beachten.

Es wird ohne weiteres klar sein, daß organische Veränderungen des Herzens (organische Herzfehler), besonders wenn sie entweder aus der zartesten Kindheit stammen oder ererbt sind, als solche nicht beseitigt werden können. Aber die *Wirkungen und Tätigkeitsstörungen,* welche ihren Einfluß auf das Wohlbefinden des gesamten Organismus rückwirkend äußern, werden durch die Kraft der Adermittel praktisch beseitigt, indem zum Ausgleich des bestehenden Fehlers eine sog. „Kompensation“ eintritt, welche die Wirkung des „Fehlers“ aufhebt, obwohl jener bestehen bleibt.

Was solch eine „Kompensation“ ist, mag ein Beispiel aus dem täglichen Leben erläutern.

Wenn ein Tisch oder Schrank einen Fuß hat, der zu kurz oder zu lang ist, oder auf einen Fußboden gestellt wird, der höckerig und uneben ist, so wird er wackeln. Unterlegen wir aber einen Keil oder ein Brettchen unter das zu kurze Bein, so wird er nicht mehr wackeln.

So werden auch organische Form- oder Bildungsfehler in ihren Wirkungen dadurch ausgeglichen, daß an einer anderen Stelle eine Formveränderung herbeigeführt wird, welche die Wirkung der ersteren ganz oder teilweise aufhebt.

Adermittel Nr. 3 (Ad 3). Hydrastis cp.

Bestandteile:

Arnica montana	Arnika
Avena sativa	Hafer
Malva silvestris	Malve
Sanguinaria canadensis	Blutwurz
Pulsatilla vulgaris	Küchenschelle
Hydrastis canadensis	Gelbwurz
Artemisia abrotanum	Eberraute

Dieses ist aus der Reihe der Adermittel dasjenige, welches zunächst auf die Blutbildungsstätten, das rote Knochenmark und die Milz sowie auf die Blutmasse selbst, und zwar die sog. roten Blutkörperchen oder Blutscheiben wirkt. Diese sind die eigentlichen Kraft- (Energie-) Träger in unserem Stoffwechsel, welche die durch die Atmung (Sauerstoffaufnahme) übernommenen Kraftwerte (Energien) in sich aufgespeichert enthalten und in den Arterien und arteriellen Haargefäßen (Kapillaren) dann allen einzelnen Organen und Geweben des Körpers in allen seinen Teilen zuführen.

Es ist sonach das eigentliche Blutheilmittel im engeren Sinne, wogegen, wie wir gesehen haben, *Ad 1* mehr als Schlagader-, *Ad 2* als Blutader-, beide als Gefäßmittel zu betrachten sind.

Seine Anwendung erstreckt sich sonach auf alle Formen von Bluterkrankungen, die sog. „Entmischungen“ (Dyskrasien), besonders die als Bleichsucht, Blutarmut (Chlorose) bezeichnete Krankheit, die Weißblütigkeit, welche alle in einer mangelnden Entwicklung der roten Blutscheiben ihren Grund haben.

Dies macht es aber auch erklärlich, daß *Ad 3* bei den meisten chronischen Krankheiten mit Nutzen zur Unterstützung des sonst passenden Organheilmittels angewendet werden kann, weil wesentlich alle chronischen Krankheiten mit der Zeit eine Entmischung der Blutmasse und Entartung der Blutkörperchen bewirken.

Besonders wichtig und heilsam ist dieses Mittel in der Rekonvaleszenz, dem Genesungsabschnitt verschiedener, sowohl chronischer, als auch erschöpfender akuter Krankheiten, um den Wiederaufbau und die Erneuerung der Blutmasse zu befördern.

So z. B. nach erschöpfenden Blutverlusten, Eiterungen, Ausflüssen u. dgl., nach erschöpfenden Fiebern, besonders auch den Klima- und

Wechselfiebern, nach Leber- und Milzkrankheit, welche eine Entmischung des Blutes herbeiführen u. dgl.

Es wird dann um so gründlicher und überraschender wirken, wenn ihm durch die gleichzeitige Anwendung von *St* oder *Lf* vorgearbeitet wird, welche, wie wir gesehen haben, auf die erste Stufe des Stoffwechsels und dessen Werkzeuge einerseits und deren Arbeitsergebnis, die Lymphe, anderseits einwirkten.

Da, wo die Wirkung der Lymphmittel aufhört, da setzt dann folgerichtig das *Ad 3* ein und begleitet das Stoffwechselprodukt bis zu seiner Vollendung.

So ist es erklärlich, daß *Ad 3* bei Blutarmen, Bleichsüchtigen, Geschwächten ähnliche und verwandte Wirkungen hervorbringen kann wie das *St 1* oder *Lf*. Es stärkt, erwärmt, bringt oder erregt (durch den beschleunigten Stoffwechsel im Blutsystem) Appetit und bessere Verdauung. Gleichzeitig bewirkt es auch gesündere Farbe, indem es im Blut die Zahl der roten Scheiben vermehrt. Untererernährte Gewebe werden hierdurch kräftiger, straffer. So kann *Ad 3* auch blutstillend wirken, wenn Schwäche, Blutarmut, Schlaffheit der Gefäßwandungen die Ursache der Blutung war.

Mit *St 1*, besonders *St 3* oder *St 5* zusammen wirkt es bei allen chronischen, auf Blutentmischung beruhenden Hautausschlägen, seien sie naß oder trocken, so den verschiedenartigen Flechten.

Mit *St 1* und *G 1* im Wechsel bei den Erscheinungen von Bleichsucht bei Frauen und jungen Mädchen, bei den erschöpfenden Folgen langer, andauernder Weißflüsse oder Blutungen. Mit *Fb* oder *St 10* und *G 10* zusammen gegen die Folgen andauernder Wechselfieber, Klimafieber, Leber- und Milzkrankheiten, besonders dadurch bedingten Geschwülsten.

Vermöge seiner Wirkung auf die Blutmasse und Blutbeschaffenheit ist seine Anwendung ebensowenig zu umschreiben in ihrer Vielseitigkeit wie jene des *St 1*, als dessen Gegenstück es betrachtet werden kann. Denn wie *St 1* durch den Lymphstrom, so wirkt *Ad 3* durch den Blutstrom befruchtend und stärkend, lindernd oder ausgleichend auf alle Organe und Gewebe des menschlichen Körpers, also auf dessen Gesamtheit wirklich konstitutionell.

Wie *St 1* ist auch *Ad 3* ein wirkliches Arcanum vitae, ein Lebensspender, der mit dem Blutstrom in die tiefsten Tiefen und Falten des menschlichen Organismus eindringt und dort still und leise, aber ausdauernd und eindringlich erneuert, was ermattet und verbraucht, und aufbaut, was zermorscht und hinfällig oder zerstört ist.

Aus diesem Grunde ist *Ad 3* auch als ein hervorragendes Nervenmittel zu betrachten. Ganz besonders ist dies der Fall bei allen denjenigen Nervenleiden, welche auf der Grundlage der Anämie, Unterernährung oder Blutarmut aufgebaut sind.

Gerade die Nerven, voran das Gehirn, benötigen zur Aufrechterhaltung ihrer geordneten Tätigkeit verhältnismäßig des meisten Blutes. Hieraus erklärt sich die schnellere Ermüdung bei geistiger als körperlicher Tätigkeit, die zehrende, zermürbende Folge von Leidenschaften, Affekten, seelischen Erregungen, welche, wenn sie dauernd sind, zu der sog. Nervenschwäche (Neurasthenie) führen, die fast immer auf dem Boden von allgemeiner Blutarmut, Blutentmischung oder Unterernährung gerade der Nerven beruht.

Darum ist auch *Ad 3* mit ein Hauptmittel gegen alle Formen und Grade der Neurasthenie.

Dadurch, daß es die Ernährung der Nervenzentren wie auch der Nervenfäden hebt, wirkt *Ad 3* heilend und stellt sogar die unterbrochene Leitungsfähigkeit verletzter Nerven wieder her.

In dieser Weise verbindet es sich besonders mit der Wirkung des *St 1*, *St 3*, bei Rückenmarkerkrankungen *St 5*, sowie der *Fb 1* oder *St 10* als Nervenmittel.

Von den letzteren unterscheidet es sich dadurch, daß *Ad 3* auf die Nerven wirkt durch deren materiellen Aufbau (durch den Stoffwechsel der Blutzufuhr), *Fb 1* dagegen auf das unmittelbare Nervenzellengewebe und die magnetisch-elektrischen Nervenzentren, durch die Regelung des Kraftstromes oder Nervenstromes, der Nerven-Reizgebung (Innervation) sowohl wie auch durch die unmittelbare, durch Strahlung übernommene Kraftzufuhr, deren Quellen die Fäden des Sympathikus und das kleine Gehirn sowie die Milz und Leber sind.

Eine besondere Klasse der Adermittel bilden die

Brustmittel

Daß diese Mittelreihe in der Tat den Adermitteln zuzuzählen ist, wird ohne weiteres einleuchten, wenn ich sage, daß, wie schon aus dem Namen hervorgeht, die Brustmittel die Heilmittel für die Brust oder, genauer bezeichnet, die Atmungsorgane darstellen.

Nun ist ja recht gut bekannt, daß unsere Atmungswerkzeuge nach Wesen, Zweck, anatomischen und histologischen (Gewebe-) Aufbau in vollstem Sinne des Wortes als Blut-, Blutbereitungs- und Blutreinigungsorgane anzusehen sind. Denn hier ist der Ort, wo die durch den Verdauungsvorgang, wie wir früher schon betrachtet haben, zubereitete Blutflüssigkeit durch den Hinzutritt von (elektro-negativem) Sauerstoff in den Lungenzellen erst mit energetischen, und zwar elektrischen Werten gesättigt, sagen wir „geladen" und dadurch erst vollwertig und fähig wird, die Gewebe zu ernähren und aufzubauen.

Anderseits werden aber die Verbrennungsgase (Kohlensäure) des im Stoffwechsel der Gewebe verbrauchten Blutes als giftige Zerfallsreste (positive Elektrizität) wieder durch die Ausatmung ausgeschieden. Die Atmung, als Gas- und Elektrizitätswechsel gedacht, ist somit einer der wichtigsten Vorgänge im Stoffwechsel und insonderheit im Blutkreislauf.

In den vier Grundmitteln der Brustmittel-Klasse sind größere gemeinsame Bestandteile, ähnlich wie ich dies schon bei den früher besprochenen Mittelreihen angedeutet habe, in verschiedenem gegenseitigen Mengenverhältnis gemischt mit wertvollen Ergänzungen für die einzelnen Mittel, wodurch sich die verwandte, aber doch unterschiedliche Wirkung erklärt.

Brustmittel Nr. 1 (Br 1). Adiantum cp.

Bestandteile:

Adiantum capill. Veneris . . . Frauenhaar
Uragoga Ipecacuanha . . . . . Brechwurz
Phellandrium aquaticum . . . Wasserfenchel
Polygala amara . . . . Bitt. Kreuzblume
Allium Cepa . . . . Zwiebel
Eucalyptus globulus . . . . . . Eukalyptus

Seine Wirkung ist die allgemeinste auf die Gesamtheit der Atmungsorgane: Luftröhre, Luftröhrenäste (Bronchien), Haarröhrchen der Luftröhrchen (Bronchiolen, Kapillaren), Lungenbläschen.

Demgemäß wird es gegen alle Arten von Husten, Luftröhren- und Lungenkatarrhe mit und ohne Auswurf, angewendet. Bei Hepatisation der Lunge, Erweiterung der Lunge (bzw. Lungenbläschen) und Atemnot, sei es infolge von Verschleimung der Luftwege oder auch der Erweiterung der Lungenbläschen, des weiteren gegen Lungen- und Luftröhrenentzündungen, solange der Auswurf nicht mißfarbig und übelriechend ist.

Brustmittel Nr. 2 (Br 2). Phellandrium cp.

Bestandteile:

Adiantum capill. Veneris . . .	Frauenhaar
Uragoga Ipecacuanha	Brechwurz
Phellandrium aquaticum . . .	Wasserfenchel
Polygala amara	Bitt. Kreuzblume
Allium Cepa	Zwiebel
Eucalyptus globulus	Eukalyptus
Equisetum cp	Gewebemittel 2
Teucrium scordium	Gamander
Glechoma hederacea	Gundelrebe
Galeopsis ochroleuca	Hohlzahn

Es entfaltet nach Krauß seine besondere Wirksamkeit, sobald Lungen- oder Bronchialkatarrhe sowie die eigentliche Lungenschwindsucht chronisch geworden oder der eiterige Zerfall der Luftröhren- (Bronchial-) Schleimhäute oder der Lungenzellen begonnen hat und mißfarbener, eiteriger, gelber, grünlicher oder jauchiger Auswurf mit oder ohne Blutspuren aufgetreten ist.

In dieser Richtung schließt sich Brustmittel 2 ganz besonders an die Wirkung von Gewebemittel an, das, wie wir später sehen werden, das eigentliche Mittel zur Bekämpfung des organischen Zerfalles und der Auflösung der Gewebe ist.

Namentlich *G 2* und *G 5* ergänzen in diesem Sinne dann die Wirkung des *Br 1; Br 2* ist daher eine Mischung von *Br 1* und *G 2*, wie wir aus der Tabelle der Bestandteile sehen. Aber auch die übrigen Mittel der Brustmittelreihe verbinden sich zu bestimmten Zwecken, wie ich an Beispielen erläutern will, vorzüglich mit diesem Mittel.

Br 2 ist also vornehmlich das Tuberkulosemittel, sowohl bei erworbener, wie auch ererbter (hereditärer) Tuberkulose.

In letzterem Falle ist es in der Regel notwendig, wenigstens zeitweise und in hohen, schwachen Lösungsgraden das Konstitutionsmittel 1 einzufügen, sei es neben, sei es an Stelle des *G.* Gerade mit *K* hat das *Br 2* Ähnlichkeit, und zwar nicht allein wegen seiner Wirkung auf die vererbte (hereditäre) Tuberkulose, sondern auch wegen seiner Wirkung auf die Geschlechtswerkzeuge, vornehmlich des Mannes, und darunter in erster Linie auf die Hoden (Samendrüsen).

Hodendrüsen und Lungen scheinen zwei weit auseinanderliegende anatomische und physiologische Bezirke, und doch stehen sie in einer ganz ausgesprochenen Wechselwirkung. Nicht allein, daß Mißbrauch der Zeugungskraft, also geschlechtliche Ausschweifungen, sehr häufig in ihrem Endergebnis zur Schwindsucht — besonders der Lunge — führen; es ist auch bekannt, wie gerade Lungenkranke, Schwindsüchtige, sehr gesteigerte geschlechtliche Erregungsfähigkeit zeigen.

Endlich ist nicht zu übersehen, daß sich der Keim für die hereditäre (vererbliche) Übertragung der Schwindsucht von den Voreltern auf die Eltern, Kinder und Kindeskinder gerade in den Organen und Produkten der Zeugung ansammeln und aufspeichern muß. Denn der menschliche Same (Sperma) ist ja der Träger nicht allein der Befruchtung an sich, sondern aller jener Eigenschaften und Eigenheiten (Qualitäten), die sich als das Siegel und Zeichen einer Familie, einer Sippe oder eines Stammes, selbst eines ganzen Volkes von Geschlecht zu Geschlecht fortpflanzen. Wie körperliche Ähnlichkeiten, Körper- und Gliederformen, so auch seelische Neigungen und nicht in letzter Linie auch die Keime und Wurzeln oder die Neigungen zu gewissen Krankheitsformen.

Das *Br 2* bekämpft also vornehmlich den tuberkulösen Gewebezerfall der Lunge und vermag ihn, wenn die Zerstörungen nicht gar zu umfangreich sind, zum Stillstand zu bringen. Natürlich, ein tuberkulös bereits zerfressenes, zerstörtes Lungenstück kann durch keine Arznei der Erde ersetzt werden. Wohl aber kann dem weiteren Umsichgreifen der Zerstörung Einhalt geboten werden, indem sich das kranke, in Auflösung begriffene Gewebe von dem gesunden durch eine Scheidewand abgrenzt, die eine kalkige Ausschwitzung darstellt, die den kranken Lungenteil gewissermaßen abmauert und hermetisch verschließt.

Umschriebene, in tuberkulöser Auflösung begriffene Lungenbezirke nehmen dann eine zellenartige Beschaffenheit an (Kavernen) und sind durch eine kapselartige Schale von ihrer Umgebung abgeschlossen.

Br 2 vermindert die eiterige Absonderung des Lungen- und Bronchialgewebes und bringt sie zum Stillstand; dadurch vermindert sich auch allmählich der Auswurf, ohne gewaltsam unterdrückt zu werden, wie dies durch Opium- oder Morphium-Tropfen und ähnliche Mittel der Allopathie geschieht, mit der notwendigen Folge, daß zwar der Husten schwindet, daß aber dann wegen der immer mehr zunehmenden Anhäufung des Auswurfschleimes in den Luftwegen Atemnot (Asthma) eintritt. Denn der Husten ist in solchen Fällen lediglich auf das Bestreben der Naturheilkraft zurückzuführen, die sich ansammelnden Schleim- und Eitermassen zu entleeren. Dieses Naturbestreben darf und soll keineswegs behindert, sondern erleichtert werden.

Dies geschieht dadurch, daß neben den höheren Verdünnungen von *Br 1* oder *Br 2,* welche die Absonderung bzw. Erzeugung von Auswurfstoffen vermindern, gleichzeitig starke Dosen unverdünnter Körnergaben von *Br 1, Br 3* oder *Br 4* gegeben werden, um den vorhandenen und in den Luftwegen festsitzenden Schleim leichter und schneller zu entfernen.

In solchen Fällen gibt man also z. B. neben dem *Br 2* 6. Verdünnung — meist abwechselnd mit *G 5* in gleicher Gabe — noch 3—5—6 Körner *Br 1* oder *Br 3* oder *Br 4* dreimal täglich oder mit St 10 gemischt bei den Mahlzeiten in 1 Löffel heißem Wasser, Zucker- oder Honigwasser, zusammen mit ebensoviel Tropfen Fluid weiß. Letzteres besonders bei geschwächten chronischen Kranken, um die Natur anzuregen und kräftige Hustenstöße zur Entleerung der angesammelten Schleimmassen hervorzubringen.

Brustmittel Nr. 3 (Br 3). Drosera cp.

Bestandteile:

Adiantum capill. Veneris . . .	Frauenhaar
Uragoga Ipecacuanha	Brechwurz
Allium Cepa	Zwiebel
Phellandrium aquaticum . . .	Wasserfenchel
Polygala amara	Bitt. Kreuzblume
Eucalyptus globulus	Eukalyptus
Hydrastis cp	Adermittel 3
Drosera rotundifolia	Sonnentau
Hyoscyamus niger	Bilsenkraut

Dieses wirkt vornehmlich auf die Luftröhren und Luftröhren-

Kapillaren. Es ist von den vier Brustmitteln das mildeste und wird daher besonders für Kinder bevorzugt. Wegen seiner Verwandtschaft zu den bronchialen Geweben und Schleimhäuten eignet es sich für alle Arten von Katarrhen, Husten, Luftröhrenentzündung, bronchiales Asthma, Keuchhusten.

Br 3 ist, wie aus der Zusammensetzungstafel zu ersehen, eine Vereinigung von *Br* und *Ad 3* und jedenfalls aus dem letzteren Grunde besonders als Kindermittel zu betrachten, weil ja gerade im kindlichen Organismus der Gewebeaufbau durch das Blut bzw. die roten Blutscheiben als wesentliche Kraftträger eine noch viel größere Rolle spielt als beim Erwachsenen, wo sich Auf- und Abbau der Gewebe wesentlich das Gleichgewicht halten sollen, während im wachsenden Jugendorganismus das aufbauende, also im strengsten Sinne des Wortes „wachsende" Prinzip die Oberhand haben soll.

Außerdem ist auch die Lunge ein Blutauffrischungsorgan, woraus sich die früher schon erwähnte Wirkung des *Ad 1* und *Ad 3* auf die Lunge erklärt, derart, daß es bis zu einem gewissen Grade das *Br*, besonders aber *Br 3* ersetzen kann.

Vielfach dient *Br 3* auch zur Unterstützung des *Br 1* oder *Br 2*, wie eben gesagt, um die Entschleimung zu fördern, Atemnot und Asthmazustände zu beseitigen und zu mildern, indem es zu diesem Zwecke in trockenen Körnern als Zwischenmittel gegeben wird.

Brustmittel Nr. 4 (Br 4). Ipecacuanha cp.

Bestandteile:

Adiantum capill. Veneris . . .	Frauenhaar
Uragoga Ipecacuanha	Brechwurz
Allium Cepa	Zwiebel
Phellandrium aquaticum . . .	Wasserfenchel
Polygala amara	Bitt. Kreuzblume
Eucalyptus globulus	Eukalyptus
Aconitum cp	Fiebermittel 1
Arnica montana	Arnika

Ich habe bereits darauf aufmerksam gemacht, daß entsprechend dem anatomischen Aufbau des Körpers und dem physiologischen Arbeitsplan desselben, aus jeder Arzneigruppe ein Mittel insonderheit auf die Nerven der betreffenden Organ- und Gewebsgruppe einwirkt, für welche jene Arzneigruppe bestimmt ist.

Aus der Reihe der Brustmittel ist es das *Br 4,* welchem die Rolle des Nervenmittels für die Brust- und Atmungswerkzeuge zufällt. Es wirkt besonders auf den *N. pulmonalis* und seine Äste sowie *N. vagus.* Sonach entwickelt es seine Hauptwirkung bei den vorwiegend nervösen Beschwerden, wie Krampfhusten, Asthma (nervöses), Keuchhusten — mit *Fb 1* oder *W 1* zusammen —, dann besonders bei den Asthma- und Hustenanfällen der Greise.

Seinem sonstigen Charakter nach ist es überhaupt vorwiegend ein Mittel für das höhere Alter, im Gegensatz zu dem *Br 3,* das, wie wir gehört haben, vorwiegend Kindermittel ist.

Sonst hat *Br 4* aber mit dem *Br 3* viel Ähnlichkeit in den Beziehungen zu den Bronchien, Kapillaren, Luftröhren (Alveolen). Sonach ist es namentlich bei Katarrhen und Entzündungen dieser Teile verwendbar. Im übrigen wird *Br 4,* ähnlich wie *Br 3,* vielfach auch zur Unterstützung des *Br 1* oder *Br 2* verwendet, besonders zur Lösung und beschleunigteren Abfuhr größerer Schleimansammlungen, welche die Luftwege verstopfen und solchergestalt Atemnot (Asthma) herbeiführen.

Bekanntermaßen ist das eine Beschwerde, welche sich gerade mit dem Alter, insbesondere bei sonst geschwächten oder hinfälligen Greisen einstellt, dann aber auch bei chronischen Luftröhren- und Bronchialkatarrhen, bei allen starken Gewohnheitsrauchern oder -trinkern, auch bei Lehrern und Predigern.

In solchem Falle gibt man das *Br 3* oder *Br 4* trocken als Zwischenmittel, sei es in einzelnen Körnern tagsüber oder 2—3mal 3—5 oder mehr Körner auf die Zunge.

Sehr wirksam ist die Mischung mit *St 10* oder *St 2* und *Fb 1,* die noch durch Fluid weiß verstärkt werden kann.

Die Rollenverteilung der einzelnen Mittel ist dann folgende:

Das *Br 1* bzw. *Br 2* in Verdünnung (3. oder höhere) wirkt heilend auf die entzündliche oder katarrhalische bzw. tuberkulöse Grundlage des Leidens, und indem es die Entzündung, den Katarrh bzw. die tuberkulöse Zellen- und Schleimhauterkrankung, allmählich zum Rückgang bringt, vermindert sich auch die Menge der Absonderung des Schleimes oder Eiters und damit folgerichtig (sekundär) auch die Auswurfmenge. Außerdem verwandelt sich unter dem Einflusse dieser Mittel auch die Beschaffenheit des Auswurfes, seine Festigkeit und

Zähigkeit: Er wird löslicher, lockerer, gutartiger, wird also leichter zur Ausstoßung kommen.

Indessen ist nicht zu vergessen, daß zu der Zeit schon ausgedehnte Schleimmassen oft von zäher, klebriger, leimartiger Beschaffenheit vorhanden sind und alle Zellen und Wege unserer Atmungsorgane erfüllen und verstopfen.

Der Körper macht heftige Anstrengungen, dieselben herauszubringen (Husten), doch die klebrige Beschaffenheit des Auswurfes (Sputum) bringt es mit sich, daß derselbe nur unter furchtbarer Qual und Mühe, nach anhaltenden, erschöpfenden Hustenanfällen langsam, sehr langsam vorrückt und nur in kleinen Mengen zur Ausstoßung kommt, die sozusagen in keinem Verhältnis zu der aufgewandten Mühe stehen.

Das ist der Punkt, wo die Wirkung des *Br 3* und *Br 1* mit Vorteil einsetzt, wenn es in stärkeren trockenen Gaben, wie angedeutet, als Zwischenmittel verabreicht wird. Es erhöht die Kraft des Widerstandes der Luftwege und deren Zusammenziehungen, die den Schleim fördern, den es gleichzeitig löst und lockert.

Diese Wirkung wird aber, wie gesagt, durch jene der Nerven-, Entzündungs- und Schleimhautmittel *St 10* bzw. *St 2* und *Fb* 1 noch gefördert und das weiße Fluid gibt dann bei erschöpften Naturen noch den entsprechenden Zuschuß an Nervenkraft, wie wir später bei der Besprechung dieses Mittels des näheren erfahren werden.

In diesem Punkte besteht ein großer Unterschied zwischen gewissen Hustenmitteln der Allopathie und den unseren.

Opium, Morphium, Kirschlorbeer u. dgl. unterdrücken wohl den Husten als solchen, allein sie entfernen nicht die Grundlage und die Ursache desselben, die Entzündung, den Katarrh und die hieraus folgende Schleim- und Auswurfbildung, die der Husten zu beseitigen den Zweck hat, welcher in diesem Sinne nur eines der vielen Hilfsmittel darstellt, dessen sich die *vis medicatrix naturae* (die Naturheilkraft) zur Entlastung des erkrankten, mit Fremd- oder Zerstörungsstoffen belasteten Gewebes bedient.

Indem durch derartige Mittel der Husten nicht geheilt, sondern unterdrückt wird, bleiben die Auswurfstoffe in den Luftwegen stecken, erfüllen sie immer mehr und bewirken dann an Stelle des Hustens das Auftreten von Asthma mit allen seinen Qualen der Luft- und Erstickungsnot.

Die Wirkung der Brustmittel wendet sich hingegen wider die zu-

grunde liegenden Entzündungs-, Katarrh- oder Zerstörungsvorgänge in den Luftwegen, bringt diese und dadurch (sekundär) in zweiter Linie, auch die krankhaften Schleimabsonderungen zum Rückgang und nimmt so dem Husten seinen Zweck und Grund. Es wird ihm der Boden entzogen und er kommt so folgerichtig ebenfalls zum Rückgang und Weichen.

Während aber das *Br 1* und *Br 2* sich mehr gegen die grundlegenden Ursachen der Verschleimung wendet, kehrt sich das *Br 3* und *Br 4* mehr gegen diese selbst und bedient sich der motorischen Kraft der obengenannten Nerven, um die angesammelten Schleimmassen leicht und schnell aus den Luftwegen hinauszufegen.

Unter den verschiedenen Mittelklassen der Jso-Komplex-Heilweise haben die Brustmittel ganz besonders eine Erweiterung erfahren. Von den ursprünglichen vier sind sie auf neun Nummern erweitert worden. Wenn wir uns dieselben näher ansehen, finden wir hauptsächlich zwei Gruppen. Die erste baut sich auf *Br 1* auf, die andere auf *Br 2*. Die Zusammensetzungen von *Br 1* entsprechen den leichteren, hauptsächlich katarrhalischen Erkrankungen der Luftwege, d. h. den gutartigen Formen. Die auf *Br 2* gegründeten Mittelzusammensetzungen dagegen entsprechen den schwereren, also hauptsächlich tuberkulösen Erkrankungsformen. Beiden Reihen gemeinschaftlich ist der Zusatz von *G 5;* das ist ja bekanntlich das Lungengewebsmittel gegen die verschiedenen Formen sowohl gutartiger wie bösartiger Zerstörungen des Lungen- und Bronchialgewebes, besonders soweit sie mit eiterigen Absonderungen verbunden sind. In diesen beiden Mittelgruppen, aufgebaut auf *Br 1* bzw. *Br 2,* können wir abermals zwei Hauptformen unterscheiden. Die eine, bezeichnet durch den Zusatz von *Ad 1,* ist für die akuten, entzündlichen und heftigen Erkrankungsformen berechnet, nämlich solche, welche in Verbindung mit dem Zerstörungsvorgang mehr oder weniger blutige Absonderungen im Auswurf (Sputum) zeigen. Diese Zusammensetzungen entsprechen also den stürmischen und entzündlichen Erkrankungsformen. Die andere Gruppe zeigt den Zusatz von *Fb.* Ihre Wirkung wendet sich gegen die fieberhaften, mit Erregungszuständen und den charakteristischen, hektischen Fieber- und Schweißausbrüchen verbundenen Krankheitsformen.

Entsprechend ihrer Zusammensetzung haben diese neuen Komplexmittel einen wesentlich weiteren Wirkungsbezirk als jedes der vorausgehend besprochenen Brustmittel.

Brustmittel Nr. 5 (Br 5). Teucrium cp.

Sein Wirkungsbereich ist das gesamte Gewebe der Lunge, der Lungenzellen, Bronchien, Bronchial- und Alveolarschleimhäute. Es ist nach Krauß anwendbar bei offener Lungentuberkulose mit eiterigem Gewebezerfall, und zwar ganz besonders der sogenannten hereditären, das heißt vererbten, Tuberkulose in allen ihren Formen. Diese Wirkung erklärt sich aus seiner Zusammensetzung *Br 5 = Br 2, G 5, K 1.* Gerade der Zusatz von *K* ist es ja, welcher hier den Ausschlag gibt und die charakteristische Wirkung auf die durch Vererbung bedingten konstiutionellen Formen der Tuberkulose zur Folge hat; dementsprechend natürlich ist *Br 5* nicht allein bei Lungentuberkulose, sondern ähnlich dem *Br 2* überhaupt in den verschiedensten Formen erblicher Tuberkulose anwendbar, aber ganz besonders dort, wo es sich um mehr oder weniger eiterige oder brandige Tuberkuloseherde handelt. Sein Wirkungskreis ist deshalb, wenn auch dem *Br 2* verwandt, so doch weit umfangreicher als der des letzteren.

Brustmittel Nr. 6 (Br 6). Eucalyptus cp.

Dieses entspricht mehr den bronchialen Formen, ganz besonders den chronischen Bronchial- und Lungenspitzenkatarrhen mit zwar mehr oder weniger eiteriger, doch gutartiger nicht tuberkulöser Absonderung verbunden. Es vereinigt in sich die Bestandteile von *Br 1* und *G 5*, sowie auch dessen Wirkung und wird infolgedessen vielfach zur Unterstützung eines oder des anderen aus der Reihe der *Br*-Mittel für äußerliche Anwendungen, nämlich Salben, Umschläge oder Wickel verwendet, um schleimlösend zu wirken.

Brustmittel Nr. 7 (Br 7). Galeopsis cp.

Dieses ist dem *Br 5* verwandt, eignet sich aber mehr für die akuten, heftigen Krankheitsformen, wo der Auswurf entweder blutig ist oder wenigstens Blutspuren zeigt. Ferner wo der Verlauf ein mit heftigen Entzündungsformen verbundener ist. *Br 7* vereinigt die Bestandteile und die Wirkungen von *Br. 2, G 5, Ad 1.* Daraus ergibt sich, daß es wohl für die akuten, entzündlichen Krankheitserscheinungen geeignet ist, nicht aber wie *Br 5* sich auf die erbliche Anlage und konstitutionelle Schwäche richtet.

Brustmittel Nr. 8 (Br 8). Glechoma cp.

Es besteht aus *Br 2, G 5, Fb 1,* enthält also in seiner Zusammensetzung noch die Bestandteile von *Fb 1.*

Es eignet sich weniger für die heftigen, hochentzündlichen, mit blutigem Auswurf verbundenen Krankheitsfälle, als vielmehr für jene von hochgradigem (perniziösem) oder schleichendem (hektischem) Fieber und mehr oder weniger hartnäckigen und erschöpfenden Nachtschweißen verbundenen Fälle.

Brustmittel Nr. 9 (Br 9). Polygala cp.

Es besteht aus *Br 1, G 5, Fb 1.* Daraus erklären sich seine Wirkungen. Ähnlich dem *Br 8* eignet es sich gerade durch seinen Zusatz von *Fb* für krampfartige mit heftigem Würgen oder Schleimerbrechen verbundenen Hustenanfälle, Asthma und periodische, d. h. zu gewissen Stunden des Tages oder der Nacht auftretende Beschwerden. Es entspricht wieder ähnlich dem *Br 6* den einfacheren, gutartigen Bronchial- und Lungenspitzenerkrankungen, jedoch für die fieberhaften akuten Formen.

Wenn wir genauer zusehen, so finden wir, daß diese neuen erweiterten *Br-Mittel* eigentlich nichts weiter sind als die folgerichtige Fortsetzung bzw. der Ausbau der älteren vier Nummern. Wir fanden bei diesen schon den Hinweis, daß die Zusammenlegung zweier oder mehrerer verwandt wirkender Mittel nicht allein möglich, sondern auch vernünftig und höchst wirkungsvoll ist.

Denn schon

Br 2 ist eine Mischung von *Br 1, G 2*
Br 3 ist eine Mischung von *Br 1, Ad 3*
Br 4 ist eine Mischung von *Br 1, Fb 1*

und nicht nur den Bestandteilen, sondern auch der Wirkung nach, wie wir uns durch einen Vergleich der Wirkungstabellen der einzelnen Mittel leicht überzeugen können. Es ist also in den neuen Komplexmitteln das Mischungsgesetz lediglich noch ausgedehnter angewandt und ausgenützt worden, um eine erweiterte und noch vielseitigere Wirkung zu erzielen.

Wir haben jetzt noch eine wichtige Klasse aus der Reihe der Adermittel zu betrachten, die

Fiebermittel

Den Fiebermitteln kommt ein weit ausgedehnterer Wirkungskreis zu, als dieser Name vermuten läßt.

Wir haben hier zwei Mittel dieser Klasse zu betrachten

Fiebermittel Nr. 1 (Fb 1). Aconitum cp.

Bestandteile:

Aesculus hippocastanum	Roßkastanie
Berberis vulgaris	Sauerdorn
Erythraea centaurium	Tausendguldenkraut
Cetraria islandica	Isländisch Moos
Cinchona calisaya	Königs-Chinarinde
Cinchona succirubra	Rote Chinarinde
Salix alba	Silberweide
Sambucus nigra	Holunder
Aconitum napellus	Sturmhut

Seine Wirkung richtet sich auf den ganzen Nervenapparat, auf die sensitiven und motorischen Fasern des bewußten willkürlichen Nervensystems, ebenso wie auf das vegetative (unbewußte) Nervensystem mit seinen Zentren im Stammhirn und Kleinhirn, im Sonnengeflecht und mit allen seinen sympathischen und vasomotorischen Fasern.

Daher beeinflußt es zunächst alle nervösen Störungen des Herzens: den zu langsamen, wie den beschleunigten Herz- und Pulsschlag, den aussetzenden (intermittierenden) Puls sowie Herz- und Pulsschwäche.

Seine Fieberwirkung hat in nichts anderem ihren Grund als in der Beziehung des *Fb* zu den vasomotorischen und sympathischen Nerven. In schwachen und schwächsten Dosen bekämpft es die Hitzeerscheinungen und Erregungszustände der Fieber, in stärkeren Gaben dagegen die Frost- und Hemmungs- (Depressions-) Erscheinungen derselben. Aber nicht nur die körperlichen! Denn seine Beziehungen zum Gehirn, und insonderheit zum kleinen Gehirn, verleihen ihm auch Einfluß auf Gemütserregungen sowohl, wie z. B. Phantasien, wie anderseits auf die Erscheinungen der Teilnahmslosigkeit (Apathie, Stupor) und Schlaffheit, Erschöpfungserscheinungen des Geistes verschiedener Art. In dieser Weise spielt es eine Hauptrolle bei Nerven-

und Geisteskrankheiten aller Art, besonders Neurasthenie, Hysterie, Hypochondrie u. dgl.

Seine Beziehungen zu den sympathischen und motorischen Fasern unseres Nervensystems machen das *Fb* zu einem Hauptmittel gegen alle Arten von Krämpfen, tonischen und klonischen Zuckungen, Konvulsionen, wie Veitstanz, Fraisen, Fallsucht (Epilepsie), Zitterlähmung *(Paralysis agitans)*, Starrkrampf und Starrsucht.

Eine der merkwürdigsten Heilungen von Epilepsie erlebte ich bei einem Kriegsbeschädigten aus dem ersten Weltkrieg. Demselben war durch einen Granatsplitter das ganze Schädeldach des Vorderkopfes abgerissen. Nach unzähligen Operationen und unsäglichen Leiden war er nach zwei Jahren soweit zusammengekleistert, daß sein Schädel wieder einen Hautüberzug, aber keinen Vorderschädelknochen hatte. Hier war eine beträchtliche Grube zu sehen, auf deren Grunde man die weiche, pulsierende Gehirnmasse unter dem Hautbezug fühlen konnte.

Die Folge dieses Schadens waren öfter wiederkehrende epileptische Anfälle, die sich besonders bei körperlichen Anstrengungen, z. B. Heben eines schweren Gegenstandes, oder Gemütserregungen, sofort einzustellen pflegten. Von seiner „Behörde" war er als erwerbsunfähig geschrieben worden und hatte schließlich auf einem Gutshofe ein Unterkommen als Gehilfe des Verwalters gefunden.

Freunde, denen das furchtbare Schicksal des armen Mannes ins Herz schnitt, brachten ihn in meine Behandlung und versorgten ihn mit Arznei. Er bekam *St 2* × *Fb 1*, beide in 10. Dilution. Bei den Mahlzeiten *St 10*.

Nach Beginn der Behandlung bekam er, und zwar in kurzer Zeit, infolge eines heftigen Ärgers mit einem Gutsknecht und Aufheben eines schweren Sackes einen Anfall. Dann war Schluß. Und er blieb seitdem vollständig befreit davon. Trotz seines Schädeldefektes!

Vermöge des gewaltigen Einflusses, welchen das *Fb* auf die sympathischen Nerven äußert, wirkt es auf die Tätigkeit der Haut- und Schweißdrüsen, wie auch der Schleimdrüsen, ist also neben dem Entzündungsmittel *Ad*, dem Drüsenmittel *St* oder *G* — noch ein besonderes Katarrhmittel.

In stärkeren Gaben stellt es durch die Anregung der Haut- und Schweißdrüsen zur Tätigkeit die durch Erkältungen unterdrückte

Hautausscheidung wieder her. Genügend stark gegeben, wirkt es also schweißtreibend. Anderseits sind schwache Gaben auch wieder imstande, übermäßigen Schweiß zu beschränken, gleichviel ob er als Begleiter akuter oder chronischer Krankheiten auftritt. Es wird leicht begreiflich sein, wie sehr das *Fb* infolgedessen auch die ausscheidenden Wirkungen der anderen Arzneien fördert und unterstützt. Auf diese Weise wird es wertvoll bei den verschiedensten Stoffwechsel-Erkrankungen, besonders solchen, welche auf Zurückhaltungen von Giften und Ausscheidungsstoffen im Körper beruhen, dadurch, daß irgend ein Ausscheidungsorgan untüchtig wird.

Bei harnsaurer Diathese z. B. hilft es die harnsauren Salze auf dem Wege der Hauttätigkeit ausscheiden, wenn die Nieren dies nicht genügend vollbringen können. Es entlastet also damit die letzteren. Ähnlich ist es bei wassersüchtigen Ansammlungen, besonders Haut- oder Bauchwassersucht. Bei ansteckenden akuten Krankheiten führt es zu entlastenden (Reaktions-) Schweißabsonderungen und bricht auf diese Weise die Gewalt der Krankheit wie des Fiebers, wie auch der Ansteckung selbst, indem es die Ansteckungs- (Infektions-) Stoffe durch Schweiß oder durch die Anregung der Schleimhaut- und Drüsentätigkeit mit Auswurf oder Urin entfernen hilft. Denn durch die Vermittlung des sympathischen Nervensystems wirkt das *Fb* auf alle automatischen Verrichtungen in unserem Organismus und seine vegetativen (d. h. ohne unser Wissen und Willen vor sich gehenden) Tätigkeiten, wie auch besonders alle sogenannten Reflexe (Reizübertragungen).

Daraus erklärt sich seine Wirkung auf Blase, Nieren, Darm in gleicher Weise wie auf die Haut; denn die vegetativen und sympathischen Nervenfasern sind es, welche diese (selbsttätig) automatisch arbeitenden Organe in Tätigkeit versetzen. Auf diesem Wege fördert das *Fb* den Auswurf (in Verbindung mit *Br*), es regelt die Harnausscheidung (in Verbindung mit *St 2*), die Harnbereitung (in Verbindung mit *St 6*), den Stuhlgang (in Verbindung mit *St 2* oder *St 5* oder *G 2* oder *G 10*), aber wohlgemerkt stets mittelbar (sekundär), durch die Beeinflussung der in Betracht kommenden Nervenäste.

Höchst eigentümlich, aber charakteristisch ist die Wirkung des *Fb* auf alle in regelmäßigen Zeitfolgen (periodisch) auftretenden Krankheitserscheinungen, welche mit Reizzuständen des Sonnengeflechtes, des halbmondförmigen *(Plexus semilunaris)* Nervengeflechtes und des kleinen Gehirnes zusammenhängen.

Auf die Krämpfe, die, wie z. B. Epilepsie, oft einen periodischen Charakter zeigen, habe ich bereits hingewiesen. Aber ähnlich ist es mit gewissen hysterischen Krisen. Dann in manchen Formen von Nervenschmerzen (Neuralgien), wie z. B. Migräne, Hüftschmerz (Ischias) u. dgl. Hierher gehören dann ferner die verschiedenen Zustände des Somnambulismus, der Mondsucht, Folgeerscheinungen spiritistischer und hypnotischer Versuche, besonders mißbräuchlicher Anwendung dieser geheimnisvollen Kräfte.

Endlich die periodischen Fieber, die Klima-, Wechsel- und Tropenfieber, das Gelbe Fieber u. dgl., wie endlich die Erscheinungen der Manie, des Irrsinns und insonderheit des sogenannten zyklischen und zirkulären Irrsinns.

Überhaupt wirkt das *Fb* auf alle magnetischen und elektrischen Störungen innerhalb des Nervensystems, seien dieselben nun körperlicher oder psychischer Art. Damit ist ein unendlich weites Feld von Erscheinungen gegeben, welche man in der Regel als die verschiedenen Äußerungen des sog. „Magnetismus", des Hypnotismus und verwandter Gebiete zusammenfaßt. Hierher gehören z. B. die Ahnungen, Träume, Wahrträume und die Erscheinungen der Telepathie, des Fernsinnes (Fernsehen, Fernfühlen und Fernhören) in Raum und Zeit.

Des weiteren ist das *Fb* Organmittel für die Erkrankungen der Leber, der Gallenblase, des Gallenganges und der Milz.

Hieraus erklärt sich seine Wirkung auf die verschiedensten Arten von Stoffwechselstörungen, welche ihren Grund in einer fehlerhaften Zubereitung und Mischung der Gallenflüssigkeit haben, welche bekanntlich in der Dünndarmverdauung die Rolle eines chemischen Lösungsmittels spielt. So bei Übelkeit, bitterem oder sauerem Aufstoßen, Gallebrechen, Störungen des Stuhlganges (tonfarbenem, weißem, gräulichem oder schwarzem Stuhl), Verstopfung, allerdings mit den Darmmitteln *St 2* oder *G 2* oder *G 10* zusammen.

Auch bei der Zuckerharnruhr, dann ferner für Verhärtungen, Vergrößerungen, Schrumpfung, Entzündungen genannter Drüsen, sowie Krebs derselben ist es wirksam. Allerdings dann im Zusammenhang mit den entsprechenden Entzündungsmitteln *(Ad)* und Drüsen- oder Verhärtungs- bzw. Geschwulstmitteln für das Drüsengewebe, besonders *G 2*, *G 5*, *G 10* zusammen.

Durch Veränderung der Gallenflüssigkeit entstehen verschiedene Stoffwechselstörungen, welche das Kräftegleichgewicht des Organismus ungünstig beeinflussen. Nach der einen Seite Erschlaffungs- und Ermattungszustände, mit fahlem, bleichem Aussehen verbunden, schwammiger, schlaffer Beschaffenheit der Muskel, Energielosigkeit, leichter Ermüdung; nach der anderen Seite hin Fiebrigkeit, Unruhe Reizbarkeit, Ärgerlichkeit, gallige, zornige Stimmung (was man unter dem Sammelnamen des Cholerikers begreift), unruhiger, oft gestörter Schlaf, erregte, schreckhafte Träume, Hautjucken als Begleiterscheinung verschiedener Krankheiten, wie Gelbsucht, Zuckerkrankheit (nervöse Hyperästhesie), Überempfindlichkeit der Hautnerven, wie dies durch vermehrten Eintritt von Gallenflüssigkeit als Reizstoff in den Säftestrom (Blut) hervorgebracht wird.

Die Bedeutung der Milz wird meist unterschätzt. In Wirklichkeit ist sie nicht allein ein blutreinigendes Drüsenorgan, das zum Aufbau der roten Blutkörperchen dient, sondern ein wichtiger Blutspeicher, der erhebliche Blutmengen in sich anzusammeln vermag und bei Bedarf in den allgemeinen Blutkreislauf abgibt.

Leber- und Milzanschwellungen sind häufig Folgen von anhaltenden, chronischen, besonders Wechselfiebern, sowie Malaria und Tropenfiebern, dann aber auch Folgen von jahrelangem Chinin- oder Quecksilbergebrauch und -Mißbrauch. Insbesondere die Milzentartungen, die dann eintreten, führen zu einer Zerstörung der roten Blutkörperchen (Weißblütigkeit).

Gegen alle diese und andere Entmischungszustände des Blutes, sog. Kachexien, ist das *Fb* ein Hauptmittel, insofern dieselben auf Störungen der Leber-, Gallen- und Milztätigkeit und Veränderung ihrer Drüsenprodukte zurückzuführen sind.

Hieraus wird die Wichtigkeit des *Fb* für alle chronischen Krankheiten erklärlich.

Wichtig ist das *Fb* auch als Schutz- und Vorbeugungsmittel gegen die mannigfachen Folgen von Erkältungen. Diese Eigenschaft erklärt sich aus der Beziehung des *Fb* zu den Hauptnerven des sympathischen Nervensystems und durch diese zu den Haut-, Schweiß- und Schleimdrüsen.

Durch die plötzliche oder dauernde Einwirkung trockener oder feuchter Kälte auf den Körper oder einzelne Teile desselben werden dessen Ausstrahlungen, Ausdünstungen und Aussonderungen unterdrückt und zurückgehalten.. Sie wirken als Reize und führen derart zu Entzündungen, Katarrhen, rheumatischen und neuralgischen (Nerven-) Schmerzen. Indem das *Fb* die gesetzmäßige Tätigkeit wiederherstellt, verhütet und beseitigt es auch die Folgen solcher Störungen. Zu diesem Zwecke wird es am besten bald nach eingetretener Erkältung, tunlichst wenigstens am Abend des gleichen Tages, in starken (1. oder verstärkten) Lösungen recht fleißig genommen, z. B. alle 5—10 Minuten ein Schluck. Die Wirkung kann man deutlich verfolgen. Denn sie tritt sehr schnell ein: Erst Schüttelfrost, oft von sehr starker Gewalt, dann ein Zwischenstadium — die Ruhe vor dem Sturm —, wonach sich der Frost in Wärme, dann Hitze verwandelt, die erst trocken ist, dann aber nach starkem Brennen und Prickeln der Haut zuerst gelinderen, dann immer stärker werdenden Schweißausbruch herbeiführt. Damit sind alle bösen Folgen der Erkältung gebrochen.

Hierzu ein Beispiel:

Vor Jahren kam ich einst in Ludwigshafen a.. Rh. in das Haus eines guten Bekannten. Ich fand ihn sehr miesepetrig und niedergeschlagen mit einer tüchtigen Erkältung vor. Er war zeitig früh im Morgennebel des Rheines, bei windigem Wetter auf einem der kleinen Fährdampfer nach Mannheim übergefahren. Als galanter Mann hatte er sein geschütztes Plätzchen in der Kajüte einer Dame abgetreten und sich selbst auf das zugige Verdeck hinausgestellt. Die Belohnung war eine arge Erkältung. Ich stellte ihn zur Rede, warum er denn nichts dagegen getan habe. „Ja," meinte er, „ich bin nicht zum Schwitzen zu bringen." „So," dachte ich mir, „mein Brüderchen, dir will ich einheizen!" Ich gab ihm abends eine sehr starke *Fb 1*-Lösung, recht oft zu nehmen. Morgens am Frühstückstisch war mein Kamerad nicht erschienen. Auf meine Frage, wo er denn stecke, erhielt ich von einem der Kinder die Auskunft: „Ja, der Vater kann nicht aufstehen. Er liegt noch im Bett, weil er so stark schwitzt." Tatsächlich fand ich ihn wie die berühmte „gebadete Maus" im Bette vor. Aber sonst war er wieder munter. Gott sei Dank!

Diese Eigenschaft teilt das *Fb* übrigens mit dem *St 10*, das ja neben *St 1* noch *Fb 1* enthält.

Fiebermittel Nr. 2 (Fb 2). Cinchona cp.

Bestandteile:

Aesculus hippocastanum . . .	Roßkastanie
Berberis vulgaris	Sauerdorn
Erythraea centaurium	Tausendguldenkraut
Cetraria islandica	Isländisch Moos
Cinchona calisaya	Königs-Chinarinde
Cinchona succirubra	Rote Chinarinde
Salix alba	Silberweide
Sambucus nigra	Holunder
Scolopendrium vulgare	Hirschzunge

Seine Wirkung ist dem *Fb 1* verwandt. Soweit das Nervensystem in Betracht kommt, wirkt *Fb 2* mehr auf die peripheren Teile. Es wird daher vornehmlich äußerlich angewendet, z. B. für Waschungen, Bäder oder Einreibungen, bei Neuralgien (Nervenschmerzen), Hautjucken, Reizbarkeit, Empfindlichkeit (Hyperästhesie), Krämpfen, Konvulsionen, wogegen die Wirkung des *Fb 1* eine mehr zentrale ist. Letzteres wirkt ferner ausgesprochener auf Leber und Galle und erst in zweiter Linie auf die Milz.

Bei *Fb 2* ist das umgekehrte Verhältnis. Es wirkt in erster Linie auf die Milz und in zweiter Linie auf Leber und Galle. Infolge dieser gegenseitigen Wirkungsergänzung wird das *Fb 2* vielfach neben dem *Fb 1* gleichzeitig angewendet. Ersteres äußerlich, letzteres innerlich. Indessen gerade bei hartnäckigen, chronischen, dem *Fb 1* widerstehenden Erkrankungen findet man *Fb 2* oft eindringlicher wirksam als das erstere; das ist besonders bei Verhärtungen, Geschwülsten und Wucherungen der Milz und Leber der Fall, bei den chronischen Folgeerscheinungen der Malaria, der Tropenfieber und Wechselfieber wie des Chininmißbrauches..

Aber es ist nicht zu leugnen, daß es auch bei der Behandlung von hartnäckigen Nervenstörungen der früher (bei *Fb 1)* geschilderten Art die Wirkung des *Fb 1* übertreffen kann, sobald die Besserung, die unter dem Einfluß dieses letzteren etwa eingetreten war, auf einen toten Punkt kommt und dem weiteren Einfluß von *Fb 1* Widerstand leistet.

Die Beobachtungen der letzten Zeit scheinen außerdem darzutun, daß das *Fb 2* gerade im gegenwärtigen Zeitabschnitt unter dem Einflusse des sog. „genius epidemicus“ vielfach an Stelle des *Fb 1* mit Vorteil und entschiedener Wirkung angewendet werden kann, wo man nach den sonstigen Heilanzeigen letzteres gegeben hätte.

Wir werden auf die Lehre vom genius epidemicus noch des Näheren bei den „Konstitutionen“ zu reden kommen.

Den Fiebermitteln sehr verwandt in der Wirkung sind die

Darmmittel

(früher Wurm- und Bakterienmittel)

Aus dieser Reihe haben wir zwei Mittel zu verzeichnen.

Darmmittel Nr. 1 (W 1). Allium cp.

Bestandteile:

Allium sativum	Knoblauch
Chenopodium ambrosioides . .	Gänsefuß
Euphorbium officinale	Wolfsmilchsharz
Dictamnus albus	Diptam
Ruta graveolens	Raute
Thymus serpyllum	Quendel
Imperatoria Ostruthium	Meisterwurz

Es wirkt auf Dünndarm, Dickdarm, Mastdarm, Blinddarm auf ihrer ganzen Länge. Besonders aber auf die Darmdrüsen, deren Absonderung es regelt. In diesem Sinne ist es Verdauungsmittel für die Vorgänge der Dünn- und Dickdarmverdauung. Durch seine Wirkung auf die Absonderung des Darmschleimes nach Menge und Beschaffenheit regelt es den Stuhlgang. Insbesondere beseitigt es die chronische Verstopfung, welche in Störungen der Darmschleimbildung ihren Grund hat, doch wirkt es auch ähnlich wie *Fb* auf die Peristaltik des Darmes, ist also auch als Nervenmittel zu betrachten, und zwar für die sympathischen oder vegetativen Nerven des Darmes.

Als Darmmittel spielt es aber noch eine weitere Rolle, die ihm auch den Namen eines „Wurmvertreibers“ verschafft hat. Das heißt, es entfernt und vertreibt alle Arten von Eingeweidewürmern, tot oder lebendig. Man darf sich indessen diese Wirkung nicht etwa so vorstellen, als ob das Wurmmittel für die Würmer ein „Gift“ sei, das sie tötet. Nein, es entzieht ihnen lediglich die Lebensbedingungen, hungert sie also gewissermaßen aus und zwingt sie so, entweder lebend auszuwandern oder zu verhungern.

Jedes Geschöpf der Natur hat seine besonderen Lebensbedingungen, unter denen allein es gedeihen und sich entwickeln kann. Findet es diese nicht, so kann es nicht gedeihen; werden sie ihm entzogen, so muß es entweder auswandern und sich einen günstigeren Boden suchen oder zugrunde gehen.

Der Nährboden für die verschiedenen Eingeweidewürmer ist der Darm, und zwar der in gewisser Weise krankhaft veränderte Darm mit seinen zu Zersetzung und Gärungsvorgängen geneigten Absonderungen: dem krankhaft veränderten Darmschleim.

Durch den Darm des Gesunden gehen die Wurmkeime unschädlich durch, sie kommen entweder gar nicht oder in geringem Maße zur Entwicklung, trotzdem natürlich auch der Gesunde mit dem Trinkwasser, rohen Früchten und Gemüsen jederzeit reichlich solche Wurmkeime in sich aufnimmt. Gelangen sie einzeln aber trotzdem zur Entwicklung, so trachten sie doch, den für sie unwirtlichen Darm so schnell als möglich zu verlassen. Infolgedessen treten beim Gesunden Würmer nur vereinzelt für kurze Zeit auf; sie können sich für die Dauer weder halten noch vermehren. Wogegen sie sich in dem krankhaft gärenden Darmschleim ins Ungemessene vermehren und den Darm zu Legionen bevölkern können.

Das Wurmmittel bewirkt also eine normale Schleimabsonderung (Sekretion) im Darm und damit entzieht es den Eingeweidewürmern die Lebensmöglichkeiten.

Bekanntlich leben in den Eingeweiden des Menschen drei Klassen von Würmern, jede Klasse mit verschiedenen Untergattungen: Rundwürmer (Nematodes), Bandwürmer (Cestodes) und Egel oder Saugwürmer (Trematodes).

Erstere sind die bekanntesten und verbreitetsten. Hierher gehören die Haar-, Faden- oder Madenwürmer (Oxyuris vermicularis), wie sie besonders häufig bei Kindern zu finden sind, die Askariden, der Peitschenwurm (Trichocephalus dispar) und der Spulwurm (Askaris lumbricoides).

Unter den Bandwürmern sind der Schweine-, Hunde- und Rinderbandwurm die bekanntesten.

Das zu der Klasse der Egel gehörende Distomum haematobium, welches im Blute wohnt, kommt nur in Afrika vor. Der Leberegel wohnt nicht im Darm, sondern in der Leber.

Eine Sonderstellung unter den Rundwürmern nimmt die Trichine ein, die auch in den Muskeln lebt.

Auch diese fallen unter die Wirkung des Wurmmittels. Allein nicht nur auf die Wurmschmarotzer des Darmes und gelegentlich anderer Organe erstreckt sich dieselbe, sondern auch auf jene ungleich gefährlicheren Kleinwesen (Mikroben), die als Bazillen oder Bakterien so bekannt und gefürchtet sind und welche von der modernen Heilkunde als die Träger und Überträger von Seuchen (Epidemien) und Ansteckungen (Kontagien) angesehen werden.

Wir werden uns indessen hier nicht verleiten lassen, die Ursache mit der Wirkung zu verwechseln und zu vertauschen.

Wir wissen, daß Bakterien, die als „Erreger" der mörderischen Krankheiten, wie z. B. Typhus, Cholera u. dgl., angesehen werden, auch in den Eingeweiden oder Ausscheidungen vollkommen gesunder Menschen vorkommen können, ohne sich zu vermehren und ohne irgend krankhafte Störungen zu erregen, und als unschädlich wieder ausgestoßen werden. Der Grund ist eben kein anderer, als daß sie hier den geeigneten Nähr- und Zuchtboden vermissen, auf dem sie sich vermehren und gedeihen können, und daher gezwungen sind, auszuwandern, ohne Schaden gebracht zu haben.

Findet dagegen das betreffende Kleinwesen im Organismus gewisse Gärungs- und Zerfallstoffe vor, welche ihm die Existenzbedingungen bieten, dann vermehren sie sich ins Ungemessene, aber nicht als ursprüngliche Erreger, sondern als sich allmählich einstellende Begleiter jener Krankheitszustände, deren organische Zerfallserzeugnisse (Fermente, Gärungsstoffe, Entmischungsstoffe) ihnen Lebensbedingungen gewähren. Sind sie dann in großen Massen vorhanden, so können ihre giftigen Stoffwechselprodukte allerdings auch ihrerseits den Körper schwer schädigen.

Ich weiß recht wohl, daß ich mich mit dieser Meinung in Widerspruch setze nicht allein mit der „Schule", sondern auch mit vielen Homöopathen, die an der Schulmeinung festhalten. An und für sich hat es ja wenig praktische Bedeutung, ob ich mir die Bazillen als die ursprünglichen Krankheits-, Fäulnis- oder Gärungserreger oder als deren Folge und Gefolgschaft denke.

Immerhin ist es Tatsache, daß heutzutage, abgesehen von den meisten Anhängern der Naturheilkunde (physikalisch-diätetischer Heilverfahren) und der Homöopathie und Jso-Komplex-Heilweise auch eine stetig wachsende Zahl zünftiger Wissenschaftler Bedenken in die Logik und Richtigkeit der landläufigen Bakterienlehre setzen und sie als entferntere (sekundäre) Begleiterscheinung, nicht als erste (primäre) Erreger der krankhaften (und sonstigen) Fäulnis- und Gärungszustände und Ansteckungsvorgänge aufzufassen beginnen.

In diesem Sinne ist das *Darmmittel 1* als ein ungemein wertvolles Heil- und Hilfsmittel bei allen sog. „ansteckenden“, also mit dem Auftreten von krankheits „erregenden“ (pathogenetischen) Bazillen und Bakterien verbundenen Krankheitszuständen zu betrachten, den „miasmatischen“ sowohl, die durch die Ausdünstung, Luft, Wasser u. dgl. oder solchen, die durch unmittelbare Berührung oder „Überimpfung“ des „Ansteckungsstoffes“ (Kontagium) übertragbar sind.

So also bei Typhus, Ruhr, Cholera, Influenza einerseits, bei Pocken, Scharlach, Diphtherie u. dgl. anderseits. Aber auch bei den verschiedenen chronischen Entmischungszuständen, welche mit Zerfall und Zersetzung gewisser Organe und Gewebe verbunden und von dem Auftreten entsprechender Kleinwesen (Bakterien, Kocken, Bazillen) begleitet sind, wie Tuberkulose u. dgl., finden wir in dem Darmmittel ein ausgezeichnetes Heilmittel, welches entschieden reinigend wirkt und dem Überhandnehmen der Bakterien entgegentritt, sei es, daß es innerlich oder äußerlich, z. B. auf Wunden, in Verbindung mit dem Gewebemittel angewendet wird.

Aber nicht nur das! Es wirkt gewissermaßen auch vorbeugend gegen das Auftreten dieser Kleinwesen und verhindert ihre Einwanderung und Festsetzung im Körper. Sehr bemerkenswert in dieser Beziehung sind die günstigen Erfahrungen, die man mit Darmmitteln in den Grubenbezirken gemacht hat. Wie bekannt, herrscht dort unter der Bergwerksarbeiterschaft die Wurmkrankheit (Helminthiasis) massenhaft infolge des Genusses der Grubenwässer, welche vielfach Wurmkeime führen, und der allgemein anämischen Veranlagung der Bergleute.

Hier haben sich besonders sehr starke Gaben, bis zu 40 Korn auf $^1/_8$ Liter Wasser gelöst und schluckweise tagsüber ausgetrunken, sehr nützlich und wirksam erwiesen.

Seine Wirkung auf die Nerven erweist sich, ähnlich wie jene des Fiebermittels, bei nervösen Krisen wie Krämpfen, Zuckungen, Fraisen, Epilepsie. Natürlich besonders dann, wenn Wurmreiz die Ursache der Krämpfe ist, so auch bei fieberhaften Zuständen, wenn *Fb* versagt.

Bei chronischen Krankheiten aller Art, besonders aber den verschiedenen Formen von Entmischungszuständen (Dyskrasien), wie Bleichsucht, Blutarmut, Skrofulose, Tuberkulose, Krebs, wirkt das Darmmittel sehr gut als Zwischenmittel ohne Zweifel dadurch, daß es den Organismus von den verschiedenartigen Kleinwesen säubert, die sich auf dem Boden jener Entmischungszustände eingebürgert hatten..

Neben dem entsprechenden *G* wirkt es so auch bei bösartigen, infizierten, in Zersetzung, Brand, Verjauchung, bösartige Vereiterung übergehenden Wunden und Geschwüren aller Art, Brand (Gangrän), Fraß (Karies) u. dgl. in der Form von Waschungen, Umschlägen, Spülungen je nach deren Sitz, Art und Beschaffenheit.

Wenn es sich um die bloße Entfernung von Würmern handelt, ist es sonst wesentlich gleichgültig, ob man das Mittel trocken oder in Lösungen gibt. Seinen Zweck erfüllt es so und so. Nur scheint es, daß nach trocken gegebenen Körnern die Würmer mehr in totem Zustande, schwarz, wie verbrannt aussehend, nach flüssigen Lösungen aber entweder lebend oder in schleimiger Form zersetzt und zu Klumpen geballt abgehen.

Aber ich wiederhole: das Darmmittel wirkt niemals schädlich oder drastisch wie andere Wurmmittel, sondern stets milde.

Darmmittel Nr. 2 (W 2). Tanacetum cp.

Bestandteile:

Allium sativum	Knoblauch
Chenopodium ambrosioides . .	Gänsefuß
Dictamnus albus	Diptam
Ruta graveolens	Raute
Artemisia Cina	Zitwerblüte
Tanacetum vulgare	Rainfarn
Spigelia anthelmia	Wurmkraut

Es hat dieselben Eigenschaften wie Nr. 1, nur wirkt es eindringlicher und gründlicher bei chronischen Wurmzuständen, also gegen die Neigung zu immer neuer Verseuchung durch Würmer.

Hinsichtlich der übrigen dem *Fb* verwandten Wirkung scheint auch hier die Erfahrung der letzten Zeit zu beweisen, daß sich dieselbe unter dem Einflusse des genius epidemicus, d. i. der zeitlich wechselnden Eigenart der Krankheiten, zu Gunsten des *W 2* verschiebt, ähnlich wie wir dies auch bei Fb 2 wahrnehmen konnten.

Übersicht:

Herz — linke Hälfte *Große Schlagader* (Aorta) *Schlagader-* (Arterien-) *System* *Schlagader-* Arterielle) *Haargefäße am ganzen Körper* Lunge Lungenblutadern	*Ad 1* *Avena cp.*
Herz — rechte Hälfte *Große Hohlvene* *Pfortader* *Venensystem* des ganzen Körpers Venenkapillaren des ganzen Körpers Lungenschlagadern Lunge	*Ad 2* *Hamamelis cp.*
Blut, Blutscheiben *Herz* *Arterienblut* *Milz* *Lunge* Nieren Endosmose, Exosmose des Blutes	*Ad 3* *Hydrastis cp.*
Lunge, Lungenzellen (Bläschen) Bronchien (Luftröhren) Alveolen Blut	*Br 1* *Adiantum cp.*
Lunge, Lungenbläschen, Lungengewebe Große Bronchial-Äste und Schleimhäute Blut	*Br 2* *Phellandrium cp.*
Bronchien, kleine Luftröhrenäste Lunge, Lungenbläschen *Bronchial-Schleimhäute,* Blut	*Br 3* *Drosera cp.*

Bronchien, Luftröhren-, Lungenbläschen, Bronchial- Schleimhäute *Lungennerv*	*Br 4* *Ipecacuanha cp.*
Lunge, Lungenbläschen, Lungengewebe Bronchien, Alveolen Luftröhren, bronchiale Capillaren, Blut	*Br 5* *Teucrium cp.* *Br 2, G 5, K 1*
Bronchien, Luftröhren, Alveolen Bronchiale Capillaren *Bronchial-Schleimhäute*	*Br 6* *Eucalyptus cp.* *Br 1, G 5*
Lungen, Lungengewebe Bronchien, *Lungengefäße,* Bronchialschleimhäute *Herz, Arteriensystem*	*Br 7* *Galeopsis cp.* *Br 2, G 5, Ad 1*
Lungen, Lungengewebe Bronchien, Bronchialschleimhäute, Lungenzellen *Lungennerv, sympath. u. vasomotorische Nerven*	*Br 8* *Glechoma cp.* *Br 2, G 5, Fb 1*
Bronchien, Bronchialschleimhäute Luftröhren-Alveolen *Lungennerv, sympath. u. vasomotorische Nerven*	*Br 9* *Polygala cp.* *Br 1, G 5, Fb 1*
Herznerv, Vasomotorisches - sympath. Nervensystem, kleines Gehirn, Sonnengeflecht, Vagus, N. *pulmonalis* *Leber,* Milz *Gallenblase* *Hautnerven* Sensitive und motorische Nerven	*Fb 1* *Aconitum cp.*
Milz, Leber, Gallenblase *Hautnerven* Sensitive und motorische Nerven N. pulmonalis, Vagus	*Fb 2* *Cinchona cp.*
Darm, Darmschleimhäute, Darmnerven Blut (Bakterienwidrig) Schleimhäute, Drüsen	*W 1 u. 2* *Allium cp.* *Tanacetum cp.*

Wir kommen jetzt auf eine weitere Klasse von Heilmitteln zu sprechen:

Die Gewebemittel

Wenn wir uns vergegenwärtigen wollen, was ich über Wirkung, Zweck und Bestimmung der beiden früher besprochenen großen Arzneigruppen, nämlich der Lymphmittel und der Blutmittel, auseinandergesetzt habe, so können wir uns die Reihe der Gewebemittel gewissermaßen als die Zusammenfassung oder Vereinigung (Synthese) der beiden vorgenannten Gruppen vorstellen. Aber nicht nur das: die Gewebemittel sind überdies eine weit eingehender und durchdringender wirkende Kräftegruppe, welche demzufolge bei den schwersten, zerstörendsten und gefährlichsten Krankheitsformen, die den Körper bedrohen können, zur Anwendung kommen. Die Gewebemittel sind die Mittel gegen jene schwersten Formen von Säfteentmischung (Dyskrasien oder Krasen), welche in ihrem Gefolge zu den schwersten Gewebe- und Zellenentartungen führen. Hierher gehören z. B. Tuberkulose, Krebs, Skrofulose, Rachitis, alle Arten von Geschwüren, Eiterungen, Brand (trockener und feuchter), Knochenfraß, alle Arten von Verhärtungen, Geschwülsten, Erweichungen, Wucherungen, Zerstörungen, Zerfall, Abzehrung oder Schwund irgend eines organischen Gewebes im Körper, wie immer sie beschaffen sein und wo immer sie ihren Sitz haben mögen.

Ich habe bei den vorher besprochenen Gruppen der Stoffmittel (Lymphmittel) und Adermittel (Blutmittel) nebst deren Unterklassen gezeigt, wie jedes einzelne Mittel auf die Tätigkeiten bestimmter Werkzeug- (Organ-) oder Gewebegruppen unterschiedlich einwirkt und dadurch auch deren Arbeitsergebnisse oder Sekrete, also gewisse Schleime, Säfte u. dgl. in ihrer Zusammensetzung beeinflußt und damit den gesamten Stoffwechsel des Körpers sowohl wie auch den Stoffwechsel und damit den Auf- und Abbau bestimmter Werkzeuggruppen und Zellgewebsformen. Wenn wir also den Unterschied zwischen der Wirkung der Klasse der Gewebemittel und jener der Stoffmittel und Adermittel kennzeichnen wollen, dann müßte man sagen: die Stoffmittel und Adermittel wirken auf die gestörte *Tätigkeit bestimmter Organe* (Werkzeuge) und *Organ- oder Zellgruppen,* sowie den damit in Verbindung stehenden *Stoffwechselvorgang* ein.

Die Gewebemittel dagegen wirken auf den gestörten Gewebsaufbau dieser Organe, also die *Folgen* dieser Stoffwechselstörungen in ihren höheren Entwicklungsstufen ein, das sind alle die *Entartungen und Zerstörungen eben jener Organe, Zellen, Organ- und Zellgewebsgruppen,* auf deren gestörte Funktionen die Stoffmittel und Adermittel einwirken.

Wer meine Darlegungen über den Wirkungsbezirk der Stoffmittel einerseits und der Blutmittel anderseits in sich aufgenommen hat, dem wird es nicht schwer fallen, hieraus auf den Wirkungsbezirk der Gewebemittel richtig zusammenfassend zu schließen, in dem sich die beiden ersteren gewissermaßen vereinigen (synthetisieren). Zunächst ergibt sich daraus folgerichtig, daß die Gewebemittel als Lymphemittel zu betrachten sind und auf die ganze Reihe der lymphebereitenden und lympheführenden Werkzeuge und Werkzeuggruppen Einfluß haben müssen, die wir in der natürlichen anatomischen und physiologischen Reihenfolge bei der Besprechung des Stoffmittels kennen gelernt haben. Hier tritt besonders die Drüsenwirkung hervor. Nachdem aber die Entmischung der Drüsensekrete, welche in letzter Linie zum Aufbau der Lympheflüssigkeit dienen, in weiterer Folge unausbleiblich zu einer Entmischung auch des Blutes führen muß, indem die Lymphe nichts weiter als die stoffliche Unterstufe für das sich hieraus entwickelnde Blut bedeutet, so ist es ganz klar, daß jede dauernde und einschneidende Entmischung der Lymphe eine entsprechende des Blutes nach sich ziehen muß, mit allen jenen störenden und zerstörenden Folgeerscheinungen, die sich aus der Bedeutung des Blutes als Stoff- und Kraftträger des Organismus ergeben.

Sonach sind die Gewebemittel in zweiter Linie auch als Blutmittel zu bewerten und wirken als solche weiterhin auf das weitverzweigte System der Blut bereitenden und Blut führenden Organe, die wir bei der Betrachtung der Adermittel kennen gelernt haben.

Aus dieser außerordentlich einschneidenden Doppelrolle, welche die Gewebemittelklasse bei der langen Reihe der Lymphe- und Blutorgane und Gewebe spielen, wird es erklärlich, daß dieselben bei der Heilung der chronischen Krankheiten von ausschlaggebender Bedeutung werden.

Denn gerade bei den chronischen Krankheiten tritt die (sekundäre) Blutentmischung als Folge der (primären) Lympheentartung, die ihr zugrunde liegt und sie vorbereitet, am deutlichsten mit allen ihren Folgeerscheinungen zutage. Diese, auf die ersten Elemente und Anfänge des Stoffwechsels zurückgreifenden Störungen sind ja gerade die Ursache für die sich hinschleppende Eigenart der chronischen (schleichenden) Krankheiten, die aus sich selbst niemals zur Heilung kommen, sondern als richtiges „Übel“, das aus sich „fortzeugend nur Böses muß gebären“, einen allmählich fortschreitenden Verfall und Zerfall, schließlich Auflösung, Zerstörung des Zellenaufbaues und -gefüges bewerkstelligen, selbst dann und dort, wo die Auflösung nicht unter ganz gewaltsamen Zerstörungserscheinungen vor sich geht, wie z. B. bei Krebs oder Tuberkulose.

Dehnen wir den Vergleich zwischen den beiden Klassen der Stoffmittel und Adermittel einerseits und den Gewebemitteln anderseits noch weiter aus, so werden wir dann die zunächst überraschende Wahrnehmung machen, daß je ein Mittel (Nummer) aus der Reihe der Gewebemittel hinsichtlich der Organverwandtschaft (Affinität) seiner Wirkungen einer ähnlichen Nummer aus der Reihe der Stoffmittel entspricht und zu einer aus der Adermittelreihe Beziehung hat.

Der Grund hiefür liegt in der planmäßigen Mischung der heilenden (medikamentösen) Grundstoffe und Kräfte, welche sich in ihrer verschiedenartigen Gruppierung und ihrem gegenseitigen Mischungsverhältnisse dem gegenseitigen Arbeitsverhältnis und der Verwandtschaft der Gewebsgruppen (anatomisch, physiologisch und histologisch) anpassen.

Die Wirkung und das Gepräge (Charakter) aller Gewebemittel ist also untereinander verwandt und ähnlich, dennoch aber unterschiedlich insofern, als bei jeder Nummer bestimmte Sonderwirkungen und Beziehungen zu bestimmten Werkzeugs- (Organ-) Gruppen und Geweheformen hervortreten, wie wir dies auch bei den früher besprochenen Mitteln gesehen haben.

Außer den Drüsen im engeren Sinne fallen dann unter die Wirkung der Gewebemittel noch besonders die verschiedenen Schleimhäute, z. B. des Mundes, des Rachens, des Darmes, des Ohres, der Geschlechtsteile und die sog. wässerigen (serösen) Häute der einzelnen Ausscheidungsorgane, insonderheit bei allen Formen von Gewebsveränderungen, Wucherungen, chronischen Entzündungen oder Katarrhen, mit eiterigen oder jauchigen Absonderungen, wie sie infolge derartiger chronischer Erkrankungen aufzutreten pflegen.

Endlich ist noch der durch kaum ein anderes Heilmittel zu übertreffenden Wirkung auf die weiblichen Geschlechts- und Geburtswerkzeuge zu gedenken, wodurch die Gewebemittel in der Tat zu Frauenmitteln ersten Ranges gestempelt werden, die bei keiner der verschiedenartigen „Frauenkrankheiten“ fehlen dürfen, in erster Linie auch bei den verschiedenfältigsten Beschwerden und Gefahren der weiblichen Entwicklung (Pubertät), der Schwangerschaft (Gravidität), der Entbindung oder Geburt, des Wochenbettes, des Stillens, wie des „kritischen Alters“, d. h. der weiblichen Rückentwicklung, welche um die 50er Jahre mit dem Ausbleiben der „Regel“ (Periode oder Menstruation, Menses) sich einzustellen pflegen, und schließlich alle Störungen dieser letzteren selbst.

Die Gewebemittel bestehen, ähnlich wie die Stoffmittel, aus Pflanzenstoffen, die allen Mitteln gemeinsam sind, in jeder Nummer jedoch in anderem Mischungsverhältnis enthalten sind, und außerdem den Sonderpflanzen der einzelnen Mittel.

Gewebemittel Nr. 1 (G 1). Caulophyllum cp.

Bestandteile:

Vincetoxicum officinale	Schwalbenwurz
Conium maculatum	Schierling
Pimpinella saxifraga	Bibernelle
Rhus toxicodendron	Sumach
Caulophyllum thalictroides . .	Frauenwurzel

Aus der Reihe der Gewebemittel hat es die ausgebreitetste und allgemeinste Wirkung auf das gesamte Gebiet der Drüsen (Lymphdrüsen, Saugdrüsen, Speicheldrüsen, Drüsen mit innerer Sekretion), die Schleim- und Wasserhäute (seröse Häute), insonderheit auf Rachen, männliche und weibliche Geschlechtsorgane, Unterhaut- und Hautzellgewebe. Infolgedessen ist es ein Hauptmittel gegen Geschwüre, Verhärtungen, Beulen aller Art, Vereiterungen der Drüsen, Schleimflüsse und Katarrhe; besonders chronische, mit eiterigen Absonderungen, chronische Ausschläge, z. B. Grind, mit eiterigen Ausscheidungen, chronischen Rachenkatarrh, chronische Bronchial-, Nasen-, Ohren-, Augenkatarrhe mit eiterigen Ausflüssen, Wucherungen (Polypen) auf den Schleimhäuten, z. B. in Rachen, Nase, Stirnhöhle, Knoten und Geschwüren jeder Art und an jedem beliebigen Organ, Diphtherie, Rachenbräune.

Von dem *G 1* gilt ganz besonders, was ich als Merkmal der Gewebemittel geschildert habe: Es ist ein Frauenmittel. Wegen seiner Wirkungsbeziehungen zu den weiblichen Geburts- und Geschlechtsorganen wird es gegen alle die hundertfältigen Störungen und Unregelmäßigkeiten angewandt, die bei der aufsteigenden Reife (Pubertät), Entwicklung (Evolution), dann der Schwangerschaft, Entbindung, im Wochenbett, beim Stillen, endlich bei der rückläufigen Entwicklung (Involution) im sog. kritischen Alter eintreten können. Ich kann auf Grund langjähriger Erfahrung sagen: Es gibt kein zweites Mittel, welches in gleicher Weise sowohl vorbeugend wie geburtshilflich förderndend wirksam wäre wie dieses. Wird es während der ganzen (oder wenigstens während des zweiten Teiles) der Schwangerschaft regelmäßig gegeben, so bewirkt es nicht nur deren regelmäßigen und beschwerdefreien Verlauf, sondern fördert auch die geordnete Entwicklung der Frucht und endlich eine rasche und verhältnismäßig schmerzlose Entbindung, soweit man bei diesem Naturvorgang vernünftigerweise von „Schmerzlosigkeit" reden kann. In dieser Weise ist es besonders wichtig für Frauen, die noch nicht entbunden hatten, bei schwächlichen Frauen, bei denen die Wehentätigkeit zu schwach einsetzt oder aussetzt, bei Frauen, welche zwar schon entbunden hatten, bei denen aber erfahrungsmäßig die früheren Entbindungen nur schwer, nur mit Kunsthilfe zu erzielen waren, endlich bei Frauen, die nicht mehr ganz jung ihrer ersten Entbindung entgegengehen, welche in solchen Fällen, wegen der schon vorhandenen Derbheit und Unelastizität der Geburtswerkzeuge, recht schwierig zu verlaufen pflegt.

Ich lasse in der Regel bis zum 5.—6. Monat (erste Kindsbewegung) das *G 1* 6. Verdünnung nehmen, dann von da ab *G 1* ∅ (3 mal 5 Kügelchen), ab 9. Monat *G 1* ∅ (3 mal 10 Kügelchen). Vom Eintritt der ersten Wehen an wird *G 1* in Grundstärke alle 5—10 Minuten, und zwar in Lösung schluck- oder kaffeelöffelweise gegeben.

Ich habe auf diese Weise die wunderbarsten Erfolge bei Gebärenden erzielt, schnelle und leichte Geburten bei Erstgebärenden, sogar solchen in schon verhältnismäßig vorgeschrittenen Jahren.

Das Gewebemittel wirkt also auf die Wehentätigkeit, deren Regelmäßigkeit und Kraft. Um dies zu erzielen, gibt man das *G 1* während der letzten Woche vor der Entbindung in Grundstärke und ebenso auch, aber dann alle 10—15 Minuten 1 Schluck während des Geburtsaktes selbst. Sind die Wehen sehr schwach oder aussetzend, so kann die Gabe nach Bedarf verstärkt werden auf *G 1* 5—10 Korn in $^1/_8$ Liter Wasser gelöst, die man dann, wie oben bemerkt, recht häufig nehmen läßt.

Da viele, sowohl körperliche als auch geistige oder Gemüts(psychische) Störungen bei Frauen mit dem Geschlechtsleben einerseits und der Tätigkeit der Geschlechtswerkzeuge anderseits zusammenhängen, so ist es erklärlich, daß und warum das Gewebemittel auch bei Nervenleiden (bei Frauen) eine Hauptrolle spielt.

Seine Wirkung auf die Schleimhäute äußert sich bei den chronischen Katarrhen und Flüssen, z. B. Weißfluß, Ohrenfluß, Rachen- und Kehlkopfkatarrhen, Diphtherie und Schleimhautwucherungen.

Nach Krauß zeigt sich seine Wirkung auf die Drüsen auch bei den verschiedenen Formen und Graden von Krebs, insonderheit dem Brust- und Gebärmutterkrebs, gleichviel ob dieser im Zustand der Verhärtung (Skirrhus) oder der Eiterung des Krebsgeschwüres befindlich ist.

Desgleichen wirkt nach Krauß das Gewebemittel auf die Fistelbildungen aller Art, die meist auf tuberkulöser Grundlage entstehen, dann bei Tuberkulose selbst, besonders der allgemeinen und der Kehlkopftuberkulose, während bei der Lungentuberkulose das *G 5*, bei Darmtuberkulose *G 10* oder *G 2*, bei Knochentuberkulose *G 4* oder *G 3*, bei Nierentuberkulose *G 6*, bei Blasentuberkulose *G 2* entsprechend den organischen Sonderwirkungen vorzuziehen ist; desgleichen nach Krauß bei den entsprechenden Krebsformen.

Seine Wirkung auf das Haut- und Hautdrüsengewebe äußert sich bei allen Arten von Geschwüren, Verhärtungen, Wucherungen, z. B. Warzen, bei Furunkeln und Karbunkeln, Lupus; seine Wirkung auf die wässerigen (serösen) Häute bei allen Formen von Wassersucht, auch den Exsudaten, mögen sie nun wässerige oder eiterige Ergüsse enthalten, wie sie gerne im Gefolge langwieriger Entzündungen von Drüsen oder Schleimhäuten, z. B. als Herzbeutel-, Rippenfell-, Lungenentzündung u. dgl., auftreten.

In dieser Wirkung auf die (serösen) wässerigen Schleimhäute und deren Absonderung wird es allerdings von *G 2* vielfach übertroffen.

Sehr schön läßt sich hierbei die verschiedene Wirkung schwacher und starker Dosen beobachten. In *schwachen* Dosen gegeben, *vermindert* es die schleimigen und wässerigen (serösen) Absonderungen der betreffenden Haut-Drüsen-Organe, in *starken* Dosen dagegen *vermehrt* es dieselben. Solchergestalt kann man mit dem gleichen Mittel sowohl die übermäßigen Absonderungen, welche zu Ansammlungen örtlichen, beschränkten (Oedem) oder allgemeinen Charakters (Wassersucht) führen können, vermindern, wie auch unterdrückte Absonderungen, welche chronische Entzündungen, trockene Katarrhe oder Wucherungen bewirken, wieder in regelmäßigen Gang bringen. So ist es auch bezüglich der Eiterungen, gleichviel ob diese gut- oder bösartig seien, ob sie inner- oder äußerlich auftreten, ob sie von Wunden oder Geschwüren oder krebsigen Gebilden ausgehen. Das gleiche gilt von einfachen Schleimhauterkrankungen (Katarrhen, wie z. B. Schnupfen, Ohrenfluß, Weißfluß usw.) — besonders aber von chronisch gewordenen.

Auch die Stoffmittel sind bekanntlich Drüsen- und Schleimhautmittel; aber doch vorwiegend für die geringeren und leichteren Formen und Grade ihrer Erkrankungen. Wo immer es sich aber nicht mehr um die einfachen Tätigkeitsstörungen, sondern um wirklich umformende (histologische) Veränderungen oder Zerstörungen ihrer Gewebe handelt, also vornehmlich bei den chronischen, auf besonderen Entmischungszuständen der Stoffwechselträger (Blut und Lymphe) beruhenden Erkrankungszuständen, ist *G* an Stelle *St* notwendig einzusetzen.

Aber vergessen wir dabei nicht, daß gerade deswegen das *G* durch die sich auf die Stoffwechselwerkzeuge und deren Tätigkeit richtende Wirkung von *St* und *Ad* unterstützt werden soll, um es so recht zur Geltung zu bringen.

Den Höhepunkt seiner Bedeutung erreicht nach Krauß das Gewebemittel gerade bei der Behandlung der verschiedenen Formen von Krebs und krebsartiger Zustände. Die Krankheitslehre (Pathologie) der modernen Heilkunst unterscheidet, abgesehen von dem Organ oder Sitz der Krankheit, z. B. Magen-, Brust-, Darm-, Lippenkrebs usw., eine Anzahl von Unterformen dieser furchtbaren Geißel der Menschheit, die sich durch die Verschiedenheit der zelligen Entartungen auszeichnen.

Trotzdem sind all das nur Äußerlichkeiten und Nebendinge, keineswegs das Wesentliche der Krebskrankheit. Nach meiner (Krauß) Ansicht ist diese nichts anderes als eine das höchste Maß erreichende, zerstörende Entmischung der eigentlichen Stoffwechselträger, der Säfte nämlich, und einem daraus sich entwickelnden, fortschreitenden Verfall und Zerfall der Gewebe, und zwar vor allem der Drüsengewebe, welcher mit einer vollständigen Umformung derselben verbunden ist, die entweder zu deren Zerstörung durch Verhärtung, Wucherung, Eiterung und Auflösung führt und schließlich, entweder durch die Zerstörung lebenswichtiger Organe oder durch die allgemeine krebsige Entmischung der Säfte, welche den ganzen Körper durchseucht, sicher zum Tode führt.

Es ist m. E. falsch, den Krebs für etwas rein Örtliches anzusehen und daraus den verhängnisvollen Schluß zu ziehen, das Übel durch eine rein örtliche Behandlung, sei es nun mit dem Messer (Operation) oder gewissen Bestrahlungen, beseitigen zu können.

Die Natur spricht klar und deutlich für den, der auf ihre Stimme hören und ihre Zeichen verstehen will. Oder ist es nicht deutlich genug, wenn trotz wiederholten, sorgfältigen und gründlichen Operationen, trotz vollständiger Aushebung und Beseitigung (Exstirpation) des erkrankten Organes über kurz oder lang das Übel immer wieder neu zum Ausbruch kommt, sei es an der gleichen oder einer anderen Stelle? Ist dies nicht ein klarer Beweis, daß die Quelle des Übels viel, viel tiefer sitzt als an dem Sitz der Krebsgeschwulst oder der krebsigen Wucherung, des Krebsgeschwüres? Ist es nicht ein Beweis, daß diese Quelle durch die künstliche oder gewaltsame Entfernung des Krebsknotens, oder sagen wir des örtlichen Krebsherdes, gar nicht getroffen wird, sondern dessenungeachtet die Kraft behält, immer wieder neue Krebsherde zu schaffen und in ihrer Wucherung zu unterhalten?

Im Gegenteil! Die genaue Beobachtung zeigt, daß nicht selten der weitere Verlauf der Krebskrankheit nur bösartiger und hartnäckiger wird und daß die Krankheit nach erfolgter Operation, bei ihrem erneuten Auftreten, der Heilung viel größere Hindernisse und Schwierigkeiten entgegensetzt als ohne eine solche.

Auch die Bestrahlungen vermögen oft nur einen vorübergehenden Scheinerfolg zu erzielen, weil auch sie eben begrenzt, rein örtlich wirken und die eigentliche breite Grundlage des Übels nicht zu treffen vermögen. Dazu kommt, daß die ganze Strahlenheilmethode noch mit vielen Unsicherheiten verknüpft ist, daß die Erst- und Nachwirkungen

haben muß. Dies ist in mehr oder weniger deutlicher und ausgesprochener Weise bei den meisten chronischen Krankheiten der Fall, in erster Linie allerdings bei den schweren Entmischungskrankheiten wie Krebs (in allen seinen Zweigformen), Tuberkulose, Rachitis, Skrofulose, Gicht, chronischem Rheumatismus usw., aber auch bei vielen mit Gewebezerstörungen verbundenen akuten Krankheiten.

Es kommt hier nun zunächst gar nicht darauf an, ob man sich als den Träger der Zerstörung Stoffwechselgifte (Fremdstoffe) denkt, die der Körper entweder mit der Nahrung oder der Atemluft aufgenommen oder in sich selbst durch gestörte Tätigkeit der Stoffumbildung erzeugt hat oder die er aus seinen Säftebahnen nicht ausscheiden konnte — oder ob man sich dabei an die schulmäßige Auffassung von Bakterien, Kokken, Mikroben als Trägern und Erregern von Zersetzungsvorgängen im Säftezellengewebe halten will. Immer bleibt die Tatsache von Fremdstoffen und Fremdkörpern im Organismus als Reiz- und Lähmungserregern bestehen.

Diese und lediglich diese Fremdstoffe, die ich bereits zu Beginn meiner Vorträge (vergleiche S. 33) und später Kapitel „Stoff--mittel") durch den Vergleich mit Gärungsstoffen zu erklären versucht habe, sind es, welche den Keim und Kern der Gefahr und des Rückfalls in sich bergen, wenn die mit Gewebemittel betriebene Behandlung derartiger chronischer Entmischungskrankheiten vorzeitig vor der völligen Heilung unterbrochen oder abgebrochen wird. Sie wirken dann eben, genau wie die Gärungsträger (Fermente), indem von dem kleinsten zurückgebliebenen Rest unüberwundenen Krankheitsstoffes eine neue, allmählich fortschreitende Durchseuchung der Säfte und Gewebe und damit der Rückfall in das alte Übel einsetzt, wobei der Krankheitsstoff nicht allein diejenigen Gewebe wieder ergreift, die vorher mit Fleiß und heißem Bemühen durch die Wirkung der Arzneien davon befreit worden waren, sondern sich bei solchen Rückfällen sogar noch tiefer und bösartiger einnistet als zuvor, so daß demnach Krankheiten, bei denen durch Leichtsinn, Bequemlichkeit oder Unwissenheit solche Rückfälle herbeigeführt wurden, schwieriger heilbar und bösartiger werden als zuvor.

Segen ist der Mühe Preis! Halten wir uns diese Mahnung immer vor Augen! Die Macht und Kraft der JKH-Mittel ist groß, sehr groß! Ihre Leistungsfähigkeit, ihr Heilwert übertrifft ohne Zweifel die meisten anderen bekannten Heilmethoden. Aber um jene schwersten, gefährlichsten, zerstörendsten, schleichenden Übel zu überwinden, denen das arme Menschengeschlecht unterworfen ist, bedarf es nicht nur der Kenntnis ihrer Wirkungen, sondern auch der Ausdauer, sie durchzusetzen. Der Rahmen der Heilungsmöglichkeit ist durch die Jso-Komplex-Heilweise stark erweitert worden. Man darf sich die Möglichkeit des Erfolges, und sei es auch nur Besserung, Hemmung des Fortschritts des Übels in ganz verzweifelten Fällen, niemals durch den Mangel an Geduld und Ausdauer aus den Händen winden lassen!

Gewebemittel Nr. 2 (G 2). Equisetum cp.

Bestandteile:

Vincetoxicum officinale	Schwalbenwurz
Conium maculatum	Schierling
Pimpinella saxifraga	Bibernelle
Rhus toxicodendron	Sumach
Equisetum arvense	Schachtelhalm
Petroselinum sativum	Petersilie

Hier zeigt sich die Übereinstimmung der Wirkungen zwischen den gleichen Nummern aus der Gewebemittel- und Stoffmittelreihe. Es ist in erster Linie Blasenmittel, wirkt ferner auf die wässerigen (serösen) und Schleimhäute, besonders des Darmes, des Urogenitaltraktes und der Körperhöhlen.

In diesem Sinne wird es bei chronischen, hartnäckigen und bösartigen Blasenkatarrhen, Blasenkrebs, Blaseneiterungen, Blasenpolypen angewendet. Dann bei Knoten und Wucherungen im Darm, z. B. Krebs, Polypen, blinden Hämorrhoiden, ferner bei wassersüchtigen Ansammlungen in verschiedenen Teilen des Körpers, besonders Bauch- und Brustwassersucht, wie auch bei sog. Oedemen, wässerigen oder sulzigen, gallertartigen Ablagerungen in verschiedenen Geweben oder in den Gelenken, Grützbeuteln, Balggeschwülsten, weißer Kniegeschwulst u. dgl.

Seine Wirkung auf die Schleim- und wässerigen (serösen) Häute der Bronchien macht das *G 2* geeignet bei Bronchialkatarrhen, besonders solchen in den Ästen derselben, bei schwer zu entfernendem Auswurf von weißer, zäher, fadenziehender Beschaffenheit, während

G 5 sich besser für gelben, eitrigen Auswurf, die tuberkulösen und katarrhalischen Erkrankungen der Lungenbläschen und kleineren Äste der Bronchien eignet. Mit *Br* zusammen befindet es sich daher im *Br 2*.

Ähnlich wie *St 2* wirkt es ferner auf Leber und Gallenblase und verbindet sich infolgedessen gut mit dem *Fb*, wenn es auch darin dem *G 10* nachsteht.

Gleich dem *St 2* hat es dann ferner zweitlinige (sekundäre) Wirkung auf Harnröhre, Harnleiter und Nieren, als Teilwerkzeuge des Harnapparates. In diesem Sinne kann es zur Ablösung des *St 6* und *G 6* bei langwierigen und verwickelten Erkrankungen dieser Organe, z. B. Krebs, Wucherungen, Polypen, Verhärtungen, Geschwülsten, chronischen Katarrhen, verwendet werden.

In seiner Darmwirkung ist es dem *St 2* auch darin verwandt, daß es die wässerigen (serösen) Schleimhäute und Drüsen zu vermehrter Absonderung bringt und somit gerade bei chronischer Hartleibigkeit, z. B. bei Hämorrhoidariern, vorzuziehen ist.

Gewebemittel Nr. 3 (G 3). Mezereum cp.

Bestandteile:

Vincetoxicum officinale	Schwalbenwurz
Conium maculatum	Schierling
Pimpinella saxifraga	Bibernelle
Rhus toxicodendron	Sumach
Daphne Mezereum	Seidelbast
Sempervivum tectorum	Hauswurz

Dieses Mittel nähert sich hinsichtlich seiner Organbeziehungen wieder dem *St 3* als Hautmittel und Darmmittel. Nebstdem wirkt es auf die Schleimhäute der Knorpeln und zweitlinig (sekundär) damit auch auf die Knochen.

Seine Hauptwirkung äußert es hauptsächlich auf das Drüsen- und Zellgewebe der Haut und das Unterhautzellgewebe. In dieser Richtung wird es bei eitrigen oder brandigen Zerstörungen dieser Gewebe, z. B. tiefsitzenden Geschwüren, Hauttuberkulose, Gummaten im Unterhautzellgewebe, Lupus, hochgradigen Verbrennungen, Verbrühungen, Erfrierungen, eiterigen Frostschäden angewendet. Es ist dabei gleichgültig, ob die Hautzerstörungen durch trockene Hitze, Feuer, heißen Dampf oder fressende, ätzende Säuren oder hohe Kältegrade entstanden sind.

Als Darmmittel wird es bei Krebs oder Geschwüren angewendet, ähnlich wie *G 2* oder *G 10,* aber verschieden von diesen beiden dadurch, daß *G 3* sich mehr für die mit hartnäckigem Durchfall verbundenen Darmerkrankungen, auch bei chronischen Entzündungen und Katarrhen eignet, wogegen das *G 2* und *G 10* mehr den mit chronischer Hartleibigkeit belasteten Krankheiten entspricht. Ausgesprochen ist seine Wirkung auf die Kapillargefäße, z. B. bei Kupfernase.

Unter den Drüsen scheint besonders die Schilddrüse unter dem Einfluß des *G 3* zu liegen. Daher wird es mit Vorliebe bei Kropf gegeben, den es erst erweicht, wenn er zuvor hart war, und dann zur Aufsaugung bringt. Den Übergang bildet die Loslösung des harten Kropfknotens von der Umgebung. Er wird dadurch zunächst beweglich, später weich.

Diese Loslösung wird vornehmlich durch stärkere Gaben — Grundstärke – erzielt, während die Aufsaugung weicher Kröpfe besser durch schwächere Gaben bewirkt wird. Ein ähnliches Verhalten kann man übrigens auch bei den anderen Gewebemitteln gegenüber harten oder verhärteten Wucherungen beobachten.

Als Knorpelmittel dient es beispielsweise bei den rachitischen, tuberkulösen und skrofulösen Wucherungen der Knorpel, Verdickungen, Wunden, brandigen Zerstörungen, natürlich auch bei solchen Knorpelerkrankungen, in deren Verlauf auch die Knochenmasse in Mitleidenschaft gezogen wird, also z. B. bei Knochenfraß, Knochenbrand, dann aber auch bei der sog. Englischen Krankheit (Rachitis). Bei derlei Krankheiten kann es entweder das Knochenmittel *G 4* unterstützen oder zeitweise an dessen Stelle treten, weil ja Knochen und Knorpel füglich zusammengehören.

Bei dem bekannten Gesichts- oder Hautkrebs (Lupus) ist es besonders wirksam, wenn die fressende Zerstörung des Hautzellgewebes auf die darunterliegenden Knorpelmassen, z. B. an der Nase oder den Backenknochen, übergreift.

Gewebemittel Nr. 4 (G 4). Symphytum cp.

Bestandteile:

Vincetoxicum officinale	Schwalbenwurz
Conium maculatum	Schierling
Pimpinella saxifraga	Bibernelle
Rhus toxicodendron	Sumach
Symphytum officinale	Beinwell

Es darf in erster Linie als ausgesprochenes Knochenmittel bezeichnet werden und lehnt sich in dieser Richtung an die Wirkung des *G 3* an. Außerdem wirkt es aber auch auf alle kalkigen Ablagerungen im Zellgewebe des Körpers, so z. B. die gichtischen Knotenbildungen in den Gelenken und Muskeln, die gichtisch kalkigen Niederschläge im Auge bei gewissen, auf gichtischer Grundlage beruhenden Formen von grauem Star. *G 4* wirkt ferner auf die der Knochenmasse verwandte Hornmasse, welche die Haare und die Nägel der Finger und Zehen aufbaut, so also bei Haarausfall, Haarschwund, Brechen und Splittern der Nägel.

Natürlich ist *G 4* auch Zahnmittel, z. B. bei Zahnfäule (Karies), besonders im Entwicklungsalter der Kinder, bei unregelmäßigem und ungenügendem Wachstum der Zähne, Zurückbleiben, Brechen derselben usw., Neigung zum Hohlwerden, Fisteln.

Knochenfraß, Knochenbrand, auch der sog. Altersbrand und die im Gefolge der Zuckerkrankheit *(Diabetes)* auftretenden brandigen Knochenzerstörungen, Knochenfäule (Karies), Knochentuberkulose, Knochenwucherungen, Knochenweiche (Rachitis) fallen unter den Wirkungskreis von *G 4.* Natürlich auch alle Knochenverletzungen.

Sehr ausgesprochen wirkt es auf die Schleimhäute bei chronischen und eitrigen Entzündungen und Katarrhen, so z. B. bei hartnäckigem eiterigem Ohrenfluß und Stirnhöhlenkatarrh. Nicht minder eingehend wirkt es auf die Schleimhäute der weiblichen Geschlechtsorgane, z. B. bei hartnäckigen Flüssen (chronischem Weißfluß), wenn dieselben der Wirkung des *G 1* und *G 5* oder *K 1* widerstehen.

Gewebemittel Nr. 5 (G 5). Conium cp.

Bestandteile:

Vincetoxicum officinale	Schwalbenwurz
Conium maculatum	Schierling
Pimpinella saxifraga	Bibernelle
Rhus toxicodendron	Sumach
Phytolacca decandra	Kermesbeere

Hier zeigt sich wieder deutlich die Verwandtschaft mit den Organbeziehungen des *St 5*.

Zunächst als Hautmittel. Ebenso wie *St 5* wird es aus diesem Grunde für alle äußerlichen Anwendungen bevorzugt, z. B. zu Bädern, Umschlägen, Wickeln und Salben, bei Geschwülsten, Geschwüren, Wucherungen, Verhärtungen, Fisteln, Wunden in und unter dem Hautzellengewebe, in erster Linie bei Krebs, Furunkeln, Karbunkeln, Lupus, dann bei chronischen eitrigen Hautausschlägen und anderen Hautleiden, wie Grind, Salzfluß und Krampfadergeschwüren.

Sehr ausgesprochen wirkt *G 5* auf das Zellengewebe der Venen und verbindet sich infolgedessen in abwechslungsweiser Anwendung oder Mischung gerade mit der Wirkung des *Ad 2*, so bei Krampfadern, Krampfadergeschwüren, blinden Hämorrhoiden, Venenentzündungen.

Die Verwandtschaft des *G 5* mit der Wirkung der Adermittel zeigt sich auch besonders deutlich in seinem Einfluß auf die Lunge. Bei keinem Mittel aus der Gewebemittelreihe ist diese Beziehung so ausgeprägt. *G 5* wirkt besonders auf die Lungenzellen und die großen Bronchienäste und ergänzt darin die Wirkung des Adermittels und Brustmittels. Namentlich sind es die Zustände der chronischen und eitrigen Lungen- und Bronchialkatarrhe und der Lungenschwindsucht (Tuberkulose), sobald die eitrige Zerstörung des Lungengewebes begonnen hat. So auch bei Lungeneiterung und Lungenbrand. Hierin nähert es sich, wie wir sehen, der Wirkung des *Br 2*, in dem *G 2* enthalten ist.

Nächst dem *G 1* ist es dann auch das vorzüglichste Drüsenmittel bei allen Verhärtungen, Wucherungen, eitrigen Zerfallsvorgängen, Erweichung und sonstigen zelligen Veränderungen der Drüsen. Auch in dieser Richtung wird es mit Vorliebe äußerlich, zur Unterstützung des *G 1* oder eines anderen innerlich angewandten Gewebemittels gebraucht. So z. B. bei Anschwellungen der Leistendrüse, der Prostata,

Ohrspeicheldrüse, der Schilddrüse (bei Kropf, Basedowscher Krankheit), Magengeschwüren oder Krebsknoten, Brustkrebs, sowohl im Zustande der Verhärtung (Knoten) als auch des eitrigen Zerfalles (Krebsgeschwür).

Nach dem *G 1* hat es die umfangreichste Allgemeinwirkung und wird infolgedessen vielfach im Verlaufe einer längeren *G*-Kur an Stelle und zum Ersatz des *G 1* verwendet, wenn etwa die mit dem letzteren in Gang gebrachte Besserung oder Heilung in ihrem weiteren Fortschritt stockt.

Die Verwandtschaft mit den Organ- oder Gewebsbeziehungen des *St 5* äußert sich beim G 5 insbesondere auch bei den harnsauren, rheumatischen und gichtischen Muskel- und Gelenkerkrankungen, so namentlich dem chronischen Muskel- und Gelenkrheumatismus.

Man darf hier aber nicht vergessen, daß alle diese tiefgründigen Stoffwechselerkrankungen keine einfachen und örtlichen, sondern zusammengesetzte, allgemeine Störungen darstellen, bei denen außer den grundlegenden Stoffwechselträgern (Blut, Lymphe, Säfte, Schleime u. dgl.) auch größere und verschiedenartige Zellgewebsgruppen erkrankt sind.

Dieser Umstand erklärt es auch, daß bei solchen Krankheiten, meist auch nicht bloß eines, sondern mehrere Mittel aus verschiedenen Reihen angewendet werden müssen.

Nehmen wir hier z. B. einmal einen Gelenk- oder Muskelrheumatismus zur Vorlage. Wir geben beispielsweise *St 5* gegen die zugrunde liegende harnsaure Säfte-Entmischung und die sich daraus entwickelnde Neigung zu harnsauren Ablagerungen in dem Zellgewebe der Muskeln und Gelenke. Das *Ad 1* oder *Ad 2* wirkt gegen die Entzündungsvorgänge, welche sich infolge der in den Geweben angehäuften Fremdstoffe (harnsaure und kalkige Niederschläge) entwickeln, wie: Hitze, Rötung, Anschwellung, Entzündungsschmerz. Das *G 5* endlich auf die infolge der harnsauren Ablagerungen in Muskeln und Gelenken auftretenden Verhärtungen, Anschwellungen, Steifheit der Glieder. Und indem also wesentlich diese drei Mittel nebeneinander angewendet werden, trifft jedes derselben mit seiner Wirkung einen bestimmten Teil des gesamten Erkrankungszustandes und der entsprechenden Erscheinungen oder Symptome. Alle diese Wirkungen sind neuerdings im *G 11* vereinigt.

Gerade das *G 5* aber wird mit Nutzen wegen seiner außerordentlich ausgebreiteten Drüsen- und Hautwirkung fast bei den meisten, mit äußerlichen Krankheitserscheinungen verbundenen Zuständen angewendet, indem man es äußerlich in Form von Salben, Umschlägen, Bädern usw. zur Unterstützung einer oder mehrerer innerlich gegebenen Arzneien gibt, so daß es mit einem gewissen Rechte sozusagen als eine Art Universalmittel betrachtet werden kann, bei allen möglichen leichten und schweren Erkrankungen, vom Hühnerauge bis zum Krebsknoten.

Gewebemittel Nr. 6 (G 6) — Gichtmittel. Vincetoxicum cp.

Bestandteile:

Vincetoxicum officinale	Schwalbenwurz
Conium maculatum	Schierling
Pimpinella saxifraga	Bibernelle
Rhus toxicodendron	Sumach
Arnica montana	Arnika
Ledum palustre	Sumpfporst

In seinen Organbeziehungen stimmt es mit *St 6* überein. Es ist also in erster Linie Nierenmittel, hat aber auch zweitlinig (sekundär) Wirkung auf Harnleiter, Blase und Harnröhre.

Außer bei Krebs und Abszessen dieser Organe wirkt es auch bei Nierengries und Nierenstein (Blasengries und Blasenstein) und den infolge fehlerhafter, ungenügender Nierentätigkeit sich einstellenden Anhäufungen von Fremd- und Giftstoffen in den Stoffwechselbahnen und dem Zellengewebe. So auch bei Blutvergiftung durch Harnstoff (Urämie), den harnsauren und kalkigen Verhärtungen in den Geweben, wie bei vorgeschrittener Gicht und Arthritis deformans. Bei grauem Star auf gichtischer Grundlage, Altersstar und Steinniere.

Weiter ähnlich wie *St 6* bei Blut- und Säftevergiftungen, welche durch ätzende scharfe Chemikalien und Säuren entstanden waren. Hierher gehören auch gewisse Reizzustände der Schleimhäute, z. B. Ohrenflüsse, Weißflüsse bei Frauen und Darmreizungen durch Kotmassen (Kotsteine).

Gewebemittel Nr. 7 (G 7). Millefolium cp.

Es entspricht der gemischten Konstitution und vereinigt die Wirkungen und Bestandteile von *Ad 2* und *G 5*.

Wirkungsbereich: Das venöse Gefäßsystem bei organischen Verbildungen desselben, z. B. Krampfadern (Varicen), Hämorrhoiden, chronischen Blutstauungen, chronischen Entzündungserscheinungen, entzündlichen Geschwülsten und Verhärtungen, z. B. Hühneraugen, Frostbeulen, Furunkeln, Karbunkeln, entzündlichen, eitrigen Wunden und Geschwüren, krebsartigen und nichtkrebsartigen Verhärtungen, Geschwüren und Wunden mit entzündlichem Einschlag, Verbildungen der rechten Herzhälfte, Venenknoten, Venenentzündungen, Thrombose.

Gewebemittel Nr. 8 (G 8). Chelidonium cp.

Es vereinigt in sich Wirkung und Bestandteile von *St 2, G 10* und *Fb 1.*

Wirkungsbereich: Drüsen- und Schleimhautsystem, besonders Leber, Galle, Milz, Dick- und Mastdarm, Pfortadergebiet, vegetat. Nervensystem.

Anwendbar bei schweren krebsartigen oder tuberkulösen Erkrankungen dieser Gebiete, organischen Gewebs- und Tätigkeitsveränderungen, z. B. bei Leber- und Milzverhärtungen, Folgen von Malaria und Chininmißbrauch, chronischer Hartleibigkeit (Koprostase) infolge Entartung der Darmschleimhäute und Drüsen, sowie stockender Peristaltik (Darmbewegung), Gallensteinleiden.

Gewebemittel Nr. 9 (G 9). Pulsatilla cp.

G 9 vereinigt die drei Konstitutionsmittel *Ad 3* und *G 5* und *St 1* und ist also für gemischte Konstitution bestimmt.

Wirkungsbereich: Das ganze Drüsensystem, besonders Magen, Lymphorgane, Drüsen, Milz, Leber. Die Umwandlung des Magensaftes und der Lymphe in Blut, Bildung der roten Blutkörperchen in Milz und Knochenmark; ihre Oxydation in der Lunge.

Anwendung bei schweren Magenleiden, z. B. Magengeschwüren und Magenkrebs und der damit in Zusammenhang stehenden Blutentmischung.

Gewebemittel Nr. 10 (G 10). Podophyllum cp.

Bestandteile:

Vincetoxicum officinale	Schwalbenwurz
Conium maculatum	Schierling
Pimpinella saxifraga	Bibernelle
Rhus toxicodendron	Sumach
Carduus benedictus	Benediktenkraut
Chelidonium majus	Schöllkraut
Podophyllum peltatum	Entenfuß

Dieses Mittel hat besonders ausgesprochene Wirkung auf den Dick-, Mast- und Blinddarm, auf Leber, Gallenblase und Milz. Dann aber besonders auf die Darmnerven. Es ist also aus der Reihe der *G*-Mittel als das Nervenmittel anzusehen.

In diesem Sinne wirkt es gegen die nervösen Kraft- und Tätigkeitsstörungen dieser Organe, besonders die Stauungen und Stockungen, wie sie beispielsweise im Gefolge der Influenza und der Blinddarmentzündung auftreten. Darin und darum verbindet es sich ganz besonders mit der Wirkung des *Fb* oder des *St 10*. Wie dieses letztere wird es zur Überwindung jener Stauungen und Stockungen in starken und zum Teil sehr starken Dosen gegeben.

So wird das *G 10* auch mit Nutzen bei Neigung zu chronischer Verstopfung gegeben, z. B. bei den Mahlzeiten, in Mischung mit dem verwandt und ergänzend wirkenden *St 2* und *Fb 1*, je drei bis fünf bis sechs Korn bei den Mahlzeiten trocken oder in einen Löffel heißen Wassers gemischt.

Die Kombination dieser drei Mittel liegt im *G 8* vor.

Auf die Darm-, After- und Harnröhrenschleimhäute wirkt *G 10* bei Wucherungen derselben, z. B. Polypen und besonders Warzen, welche in der Regel auf der Grundlage der sykotischen Konstitution nach Hahnemann entstehen. Daher verbindet es sich in derartigen Fällen gut mit dem Konstitutionsmittel ähnlich wie das *G 17*.

Das gleiche ist der Fall bei Lupus und lupusartigen Hautleiden, die auf derselben Konstitution fußen.

Die Wirkung auf Leber, Gallenblase und Milz äußert sich besonders bei Leberanschwellungen, Vergrößerungen, Leberkrebs, Leberabszessen; bei Milzanschwellungen und Verhärtungen, insonderheit bei denjenigen Leber- und Milzanschwellungen und Verhärtungen, welche infolge andauernder Tropen- oder Wechselfieber (Malaria) zurückgeblieben sind, oder — was dabei eigentlich noch öfter in Betracht kommt — durch jahrelangen Chiningebrauch, oder richtiger -Mißbrauch — entstanden sind. Hier ist natürlich neben dem *G 10* auch das Organmittel der Leber, Gallenblase und Milz, das *Fb,* in Anwendung zu bringen und in Rücksicht auf die Bedeutung dieser Werkzeuge als Blutreinigungsorgane auch das *Ad,* vornehmlich das *Ad 2.*

Wir müssen auch hierbei die Wirkung und den Zweck wie auch den Wirkungsweg dieser Mittel unterscheiden und auseinanderhalten:

Das *Ad* — besonders *Ad 2* — wirkt auf den Blutwechsel in Leber und Milz, d. h. auf blutbereitende bzw. blutreinigende Tätigkeit, auf die Blutstauungen in diesen Organen.

Das *St 2* wirkt auf die absondernde Tätigkeit der Leberdrüsen, so z. B. die Zubereitung der Gallenflüssigkeit und die sich aus einer Unregelmäßigkeit derselben ergebende Störung der Darmverdauung.

Das *Fb 1* wirkt auf das Drüsengewebe der Leber und Galle und den Gallensaft selbst, sowie die Folgen der galligen Entmischung des Blutes, indem es den Nervenantrieb dieser Organe, sowie des Darmes, die sogen. Peristaltik, und die Regelung des Gallenergusses in den Darm nach Maß, Menge und Zeit beeinflußt.

Das *G 10* endlich wirkt auf die organischen Veränderungen des Drüsen- und Schleimhautgewebes der genannten ganzen Organreihe, so daß gerade durch die Verbindung dieser Mittel der ganze Tätigkeitsapparat des Leber-, Gallen-, Pfortader- und Darmsystems getroffen und beeinflußt wird.

Gewebemittel Nr. 11 (G 11). Rhus toxicodendron cp.

Es umfaßt die Wirkung und die Bestandteile von *Ad 2, St 5, G 5, Lf 1.* Es eignet sich für innerlichen und äußerlichen Gebrauch, z. B. für Salben, Bäder, Umschläge und andere. Es ist in der Reihe der JKH-Mittel mit einem der weitesten Wirkungskreise ausgestattet und verdient somit ganz besonders die Bezeichnung eines Polychrestes.*)

Wirkungsbereich: Venensystem Leber, Galle, Milz, Haut, Muskelsystem, Schleimdrüsen, Magen, Darmdrüsen, Lymphorgane (Lympheaufbau), Ausscheidungsdrüsen und Schleimhäute.

*) „Polychreste“ heißen in der alten Homöopathie die Mittel mit besonders vielseitiger Wirkung, wie z. B. Aconit.

Anwendbar bei schweren Zellgewebsstörungen, Geschwülsten, harnsaurer Diathese, Muskel- und Gelenkrheumatismus, Gicht und Arthritis deformans, Beulen, Knoten, Frostbeulen, Hühneraugen und Verhärtungen aller Art. *G 11* ist in der seit langer Zeit bekannten und erprobten Pesendorfer Salbe*) enthalten.

Gewebemittel Nr. 12 (G 12). Sanguinaria cp.

Es vereinigt in sich Wirkung und Bestandteile von *Ad 1, G 1* mit dem Einzelmittel Belladonna und lehnt sich an die Wirkung von *St 7, St 8* und *G 7* an bzw. ergänzt dieselbe.

Wirkungsbereich: Das ganze Schlagader-(Arterien-)System, Schleimhaut und Drüsensystem sowie die weiblichen Geschlechtsorgane. Es eignet sich besonders für schwere, akute entzündliche Zerstörungsvorgänge innerhalb dieser Gewebe. Z. B. akute Schleimhaut-, Drüsen- und Gehirnhautentzündungen, Gedärmentzündungen, Karbunkel, Furunkel im ersten, entzündlichen Stadium. Später wird es von *G 7* abgelöst.

Gewebemittel Nr. 13 (G 13) — Rachenmittel. Ailanthus cp.

Bestandteile:

Vincetoxicum officinale	Schwalbenwurz
Conium maculatum	Schierling
Pimpinella saxifraga	Bibernelle
Rhus toxicodendron	Sumach
Ailanthus glandulosa	Götterbaum
Atropa Belladonna	Tollkirsche

Dieses Mittel aus der *G*-Reihe ist wohl in erster Linie als ein Rachenmittel zu betrachten.

So bei eitrigen Rachenkatarrhen, Rachengeschwüren, Abszessen, Geschwürbildungen am Zäpfchen, an den Mandeln, im Schlund, sowie Krebs dieser Organe.

Es wirkt in erster Linie auf die drüsigen Gewebe, doch ist sein Einfluß auf die Schleimhäute noch in die Augen fallender bei allen geschwürigen, eitrigen Zerfalls- und Wucherungsvorgängen an denselben.

*) Nach dem bekannten † österr. Arzt Dr. Franz Pesendorfer in Gmunden, O.-Ö., benannt.

Die Krone gebührt dem *G 13* als Diphtheriemittel, als Heilmittel gegen echten und falschen Krupp, Bräune, sowohl für den innerlichen Gebrauch, als auch in äußerlicher Form von Einreibungen und Umschlägen und ganz besonders für Gurgelungen. In dieser Richtung ist ihm allerdings das *G 1* ebenbürtig. Ich (Krauss) behaupte nicht zu viel, wenn ich sage, daß, wofern die Hilfe nicht etwa erst im letzten Augenblick gesucht wird, kaum ein Diphtheriefall zum Tode führen dürfte, wenn er energisch mit *G 13* oder *G 1* behandelt wird.

Bekanntlich überträgt sich das diphtherische Gift unter Umständen, namentlich in überfüllten, mangelhaft ventilierten Krankenhäusern und Lazaretten, auch auf andere Körperstellen. So haben z. B. offene Wunden eine große Neigung das Diphtheriegift aufzunehmen und zur Entwicklung zu bringen, so daß eine diphtheritische Entartung der Wunde und ihrer Absonderungen eintritt.

Auch in diesen Fällen ist das *G 13* anwendbar, natürlich sowohl innerlich, als auch für Ab- oder Auswaschungen, Berieselungen der Wunden, Umschläge usw. in Verbindung mit dem grünen — manchmal mit gelbem Fluid und den allgemeinen Bakterienmitteln *St 1* und *St 5* und *W 2*.

Gewebemittel Nr. 14 (G 14). Belladonna cp.

Es besteht aus *G 13, Ad 3, Fb 1*. Es ist, wie *G 13,* ein Rachen-, Kehlkopf- und Schleimhautmittel für Vorgänge entzündlicher eitriger Art, nur ist seine Wirkung in solchen Fällen eingehender und ausgebreiteter.

Angewendet wird es bei Rachenbräune, Diphtherie, Kehlkopf- und Rachengeschwüren, Krebs und Tuberkulose.

Gewebemittel Nr. 15 (G 15). Condurango cp.

Bestandteile:

Vincetoxicum officinale	Schwalbenwurz
Conium maculatum	Schierling
Pimpinella saxifraga	Bibernelle
Rhus toxicodendron	Sumach
Marsdenia Condurango	Condurango
Strychnos nux vomica	Brechnuß

G 15 ist in erster Reihe als ein *Magenmittel* anzusehen, es ergänzt die funktionelle Wirkung von *St 1* in Beziehung auf Störungen des Magengewebes.

Nebstdem ist besonders der Nabel und das Bauchfellzellengewebe seinem Einfluß unterworfen.

In seiner Eigenschaft als Magenmittel findet es bei Magengeschwüren, Magenkrebs, Magenverhärtung, Magenerweichung, Magenerweiterung, wie überhaupt allen organischen Veränderungen, Wucherungen und Zerfalls- oder Zerstörungszuständen des Magens Anwendung, sowohl innerlich als auch äußerlich.

In Verbindung mit dem *St 1* bekämpft es die, mit solchen organischen Magenleiden zusammenhängenden Beschwerden, wie Schmerzen, Erbrechen u. dgl. und heilt auch die Organschäden selbst.

Das *G 15* ist ohne Zweifel ein Mittel, dessen Wert vielfach noch gar nicht genügend gewürdigt worden ist. Ich gestehe offen, daß ich selbst dasselbe früher viel zu wenig beachtet habe, daß mir aber die Erfahrungen der letzten Jahre eine immer mehr steigende Schätzung des *G 15* beigebracht haben.

Wegen seiner Wirkung auf das Zellgewebe des Bauchfelles und Nabels wird *G 15* besonders bei Nabel- und Unterleibsbrüchen (Hernien) angewendet, innerlich sowohl wie auch als Salbe an der Bruchpforte.

Selbstverständlich können in dieser Weise nur frisch entstandene, nicht veraltete Brüche zur Heilung gebracht werden, d. h. Brüche, deren Ränder noch frisch und wucherungs-(granulations-)fähig sind, um auf diese Weise durch Verkleinerung der Ränder zur Schließung zu kommen.

Dies ist bei alten Brüchen mit trocken und derb gewordenen Rändern in der Regel nicht mehr möglich, es sei denn, es gelinge, diese Ränder in künstliche Entzündung zu versetzen und auf diese Art wieder wucherungs-(granulations-)fähig zu machen. Das kann z. B. durch Bestreichen mit starker roter Salbe oder rotem Fluid geschehen.

Gewebemittel Nr. 16 (G 16). Nux vomica cp.

Es ist ähnlich wie *G 15*, aber vollkommener, weil es mit ihm noch die Wirkung von *Ad 3* + *St 1* vereinigt.

Wirkungsbereich: Magen, Magendrüsen, Magenschleimhäute, Magenwände, Bauchfell, Nabel.

Anwendbar bei Magengeschwüren, Magenkrebs, Nabel- und sonstigen Brüchen (Hernien), Verhärtungen der Haut, Hautknoten, Hühneraugen.

Gewebemittel Nr. 17 (G 17) — Blasenmittel. Rhus aromatica cp.

Bestandteile:

Vincetoxicum officinale	Schwalbenwurz
Conium maculatum	Schierling
Pimpinella saxifraga	Bibernelle
Rhus aromatica	Arom. Sumach
Rhus toxicodendron	Sumach
Populus tremula	Zitterpappel

Dieses Mittel ist am meisten dem *G 2* und *G 6* verwandt. Seine Hauptwirkung erstreckt sich auf Blase, Blasenschließ-, Preßmuskeln und Harnleiter. Zweitlinig (sekundär) natürlich auf die Nieren.

Dieserhalb wird dieses Mittel besonders bei Harnverhaltung, Harnruhr, Blasenschwäche, Blasenlähmungen, hartnäckigem Bettnässen angewendet. Auch bei Blasen- und Nierensteinen, Wucherungen und Polypen, Warzen, und zwar den sogen. gestielten oder Feigwarzen (Kondylomen), welche auf der sogen. sykotischen oder hydrogenoiden Konstitution wurzeln.

Vergessen wir hierbei nicht, was ich früher über die verschiedenartige Wirkung ein und desselben Mittels in verschiedener Stärkegabe mitgeteilt habe, denn dies ist der Schlüssel für die Anwendung desselben Mittels für scheinbar ganz entgegengesetzte Zustände.

So z. B. würde das Gewebemittel 17 gegen Harnverhaltung in starken, trockenen oder flüssigen Gaben anzuwenden sein, weil es in der starken Dosis antreibend auf die Tätigkeit der Blase und der Presser einwirkt. Bei Harnruhr dagegen und Bettnässen muß dasselbe Mittel in schwachen und höheren Verdünnungen gegeben werden, um die gegenteilige Wirkung zu erzielen.

Konstitutionsmittel

Wir kommen jetzt zu einem der wichtigsten, merkwürdigsten und mit Ausnahme des *St 1* wohl mit der umfangreichsten Wirkung ausgestatteten Mittel unseres Arzneischatzes, dem *Konstitutionsmittel.*

Konstitutionsmittel (K 1). Thuja cp.

Drüsen- und Schleimhautmittel

Bestandteile:

Althaea officinalis e fol., -e rad.	Eibisch
Betula alba	Birke
Myrtus communis	Myrte
Eucalyptus globulus	Eukalyptus
Populus tremula	Zitterpappel
Rosa canina	Heckenrose
Solanum dulcamara	Bittersüß
Steffensia elongata	Matico
Tilia europaea	Linde
Veronica officinalis	Ehrenpreis
Viburnum opulus	Schneeball
Vinca minor	Immergrün
Sarsaparilla	Sarsaparille
Thuja occidentalis	Lebensbaum
Clematis recta	Waldrebe

Dieses Mittel hat von jeder der drei Arzneimittelreihen etwas an sich, wenn man es auch füglich der Gewebemittel-Reihe als „gemischtes Mittel" beirechnen muß.

Von den Stoffmitteln hat es die Wirkung auf die Schleimhäute und Drüsen und in gewissem Sinne auch seine vorbeugende (prophylaktische) Wirkung. Von *Ad 3* hat es die Wirkung auf die Blutkörperchen, also die Blutmasse selbst; von *Lf* die Wirkung auf die weißen Blut- und Lymphkörperchen und die Schleimhäute, von *G* endlich die Wirkung auf die Drüsen, das Zellengewebe der einzelnen Organe im weitesten Sinne und den organischen Zerfall.

Ohne Zweifel ist es ein Konstitutionsmittel im weitesten Sinne des Wortes und es gibt kein Organ innerhalb des menschlichen Körpers, auf das es nicht seinen Einfluß in gewisser Weise ausüben könnte.

Das Konstitutionsmittel begleitet den Stoffwechsel in der Tat auf seinem gesamten Wege von der Aufnahme bis zur Ausscheidung der Stoffe. Immerhin ist es vor allem als Drüsen- und Schleimhautmittel zu bezeichnen und wirkt durch die Drüsen auf den gesamten Stoffwechselvorgang.

Mit dem Darmmittel hat es seine Bakterienwidrigkeit gemeinsam und teilt mit ihm demnach auch die Voraussetzungen, unter denen es bei allgemeinen Entmischungszuständen als Neben- oder Zwischenmittel angewendet werden kann — besonders bei hartnäckigen chronischen Krankheiten, welche sonst nicht in seinen unmittelbaren Wirkungskreis zu fallen scheinen.

Seine ausgezeichnete Wirkung entfaltet das Konstitutionsmittel besonders bei infektiösen Erkrankungen der Drüsen- und Schleimhäute.

Wenn auch die genannten Krankheiten zunächst, d. h. nach erfolgter Infektion, einen mehr örtlich begrenzten (lokalen) Charakter zu haben *scheinen,* so sind sie in Wirklichkeit doch stets Allgemeinerkrankungen, die sich desto tiefer und fester in allen Geweben und Säften des Organismus einwurzeln, je länger sie ungeheilt bleiben oder je mehr sie, durch allopathische Schein-Heilmittel, von dem Orte ihres erstmaligen (primären) Auftretens vertrieben, sich dem gesamten Säftestrom mitteilen und mit diesem in alle übrigen Gewebe des Körpers gelangen: die Drüsen und Schleimdrüsen der Haut, des Mundes, Rachens, der Zunge, der Augen, der Regenbogenhaut, später der Achsel- und Leistendrüsen, des Darmes.

Schließlich auch die Zellengewebe der Muskel, der Knochen und Knorpel, der Nerven und des Gehirnes.

Das heißt also, die Noxe führt allmählich von der örtlichen Entzündung der Schleimhaut oder dem örtlichen Geschwür über die genannte Stufenleiter von Organen schließlich zu deren eitrigem oder trockenem Zerfall (Nekrose, Karies) oder zu deren Wucherung über das Zwischenglied der verschiedenartigen Hautkrankheiten akuter und chronischer Art.

Aber nicht genug damit. Die Blutentmischung macht bei diesem Entwicklungsgang keineswegs Halt. Sie greift auch über das Grab hinaus und verpflanzt das Siechtum der Väter und Mütter noch auf Kinder und Kindeskinder. Denn selbst wenn diese infektiösen Erkrankungen schon längst aus dem zunächst akuten, eitrig-geschwürigen Zustande herausgetreten sind, besteht stets die Gefahr des Wiederakutwerdens. Schrecklicher eigentlich ist noch die Gefahr und Wahrscheinlichkeit der Vererbung auf die Nachkommen.

Sie kann zutage treten unter den Erscheinungen von Skrofulose, Rachitis (Beinweiche, englischer Krankheit), Neigung zu Schleimhauterkrankungen, besonders des Rachens, der Nase, der Ohren, Bindehaut und Regenbogenhaut, warzenartigen Wucherungen der Haut und der Schleimhäute (Polypen), Neigung zu chronischen Katarrhen der Blase, chronischen Hautausschlägen, besonders trockenen oder nassen Flechten, die beim Abheilen oft noch wochen- und monatelang sichtbare Flecken hinterlassen, die von schinkenbrauner oder schokoladenartiger Farbe, allmählich und sehr langsam, in rotbraun, orange, grünlich oder olivenfarbig in blaß-kanariengelb verbleichen und dann erst nach langer Zeit verschwinden.

Am schlimmsten ist aber wohl die Neigung zur Tuberkulose, besonders der Lunge, zu bewerten.

Gegen alle diese Zustände mit allen ihren tausenderlei Namen und Graden ist das Konstitutionsmittel das Hauptmittel, ohne welches eine endgültige Heilung nicht denkbar ist.

In den akuten Formen dieser Krankheiten (Schleimhautentzündung oder Geschwür) gibt man dasselbe in stärkeren Dosen — Grundstärke — später in schwächeren, 6. oder noch höhere Lösungen. Die schwächsten Gaben sind auf jeden Fall bei der eigentlichen Blutentmischung als Endstadium des Krankheitsprozesses und in allen Fällen vererbter Anlage notwendig.

Hier muß man sich vielfach sogar auf 1—2 Gaben täglich, ja 1 Gabe wöchentlich beschränken, die man zwischen die sonst der Eigenart des Falles entsprechenden Mittel einschiebt, denn die Wirkung des Konstitutionsmittels ist sehr kräftig, tiefgreifend und eindringlich und man würde durch zu starke oder zu häufige Gaben leicht den geschwächten Organismus zu übermäßigen Reaktionen zwingen, die ihn schwächen oder doch belästigen könnten.

Das Konstitutionsmittel kann, wie auch die gesamten Gewebemittel, sowohl innerlich als auch äußerlich zu Salben, Umschlägen, Spülungen, Bädern, Gurgelungen usw. verwendet werden.

Dem Charakter dieser Erkrankungen entsprechend, verbindet es sich bei den entzündlichen und akuten Formen besonders mit *Ad 2*, bei den chronischen mit *Ad 3,* mit *St 5* als Haut- und Schleimhautmittel, mit *G 1* oder *G 5* als Drüsenmittel, mit *G 2* als Blasen-, *G 6* als Nieren-, *G 10* oder *G 2* als Darmmittel, *Lf* als Haut- und Schleimhautmittel (bei Polypen), *G 3* oder *G 4* als Knochen- und Knorpelmittel bei Nekrose, Karies, Haarausfall, Lockerwerden und Fäulnis der Zähne.

Einzelne dieser Verbindungen findet man bei den Konstitutionsmitteln 2—5 verwertet.

Konstitutionsmittel Nr. 2 (K 2). Steffensia cp.

Es vereinigt in sich die Wirkung und Bestandteile von *K 1, St 2, G 17.*

Seine Wirkung ist ähnlich dem *St 4,* aber umfänglicher noch und tiefer greifend.

Wirkungsbereich: Harnröhre, Harnröhrenschleimhaut, Blase, Blasenschleimhäute. Es entspricht im allgemeinen der sykotischen Konstitution nach Hahnemann und hydrogenoiden nach Grauvogl.

Anwendbar für chronische Blasenkatarrhe, besonders solchen infolge ungeheilt gebliebener Schleimflüsse und Schleimhautwucherungen.

Konstitutionsmittel Nr. 3 (K 3). Phytolacca cp.

Es vereinigt Wirkung und Bestandteile von *K 1, G 5, Ad 2.*

Wirkungsbereich: Derselbe Organbezirk wie *K 2,* Drüsen und Schleimhäute, für chronisch entzündliche Vorgänge; bei Drüsenentartungen, Wucherungen und ähnlichen Erkrankungen.

Konstitutionsmittel Nr. 4 (K 4). Clematis cp.

Es vereinigt Wirkung und Bestandteile von *K 1, W 1, Ad 2.*

Wirkungsbereich wie bei *K 2* und *K 3,* aber vermöge seiner Zusammensetzung besonders für die akuten entzündlichen Vorgänge anwendbar. Es eignet sich namentlich für den äußerlichen Gebrauch mit und ohne Zusatz von Fl. grün oder gelb, da es desinfiziert.

Konstitutionsmittel Nr. 5 (K 5). Vinca minor cp.

Es vereinigt in sich Wirkung und Bestandteile von *K 1, St 5, Ad 3, G 3.*

Wirkungsbereich wie *K 3.* Anwendbar bei nicht entzündlichen infektiösen Haut- und Schleimhauterkrankungen.

Übersicht über die Gewebemittel

Gebärmutter Gesamtes Drüsen-, Schleimhaut- und seröses Häute-system Gesamte Gewebe: Muskel, Sehnen, Häute, Fett Knochen, Gehirn- und Nervenmasse	*G 1* *Caulophyllum cp.*
Seröse Häute, Schleimhäute, Darm Gesamtes Gewebe: Muskel, Haut, Gehirn, Nerven, Knochen, Drüsen	*G 2* *Equisetum cp.*
Haut- und Unterhautzellgewebe *Knorpel, Knochen* *Schilddrüse,* Darm Gesamtes Gewebe: Muskel, Fett, Drüsen, Schleimhäute	*G 3* *Mezereum cp.*
Knochen, Knorpel Ohr- und Mittelohr-, Stirnhöhlen- und Scheiden-schleimhäute *Haare* *Zähne, Finger- und Zehennägel* Gesamtes Gewebe, Drüsen, Schleimhäute	*G 4* *Symphytum cp.*
Haut, Zellen, Venen, Lunge Lungenzellen, Bronchien, Drüsen Muskeln und Gelenke Gesamtes Gewebe	*G 5* *Conium cp.*
Nieren, Harnröhre, Blase Zellgewebe	*G 6* *Vincetoxicum cp.*
Venen, Gefäße, Zellen Darm rechte Herzhälfte	*G 7* *Millefolium cp.* *Ad 2, G 5*
Leber, Galle, Milz Magen, *Mast- und Dickdarm* Drüsen, Schleimhautsystem vegetat. Nerven Gesamtes Gewebe	*G 8* *Chelidonium cp.* *St 2, G 10, Fb 1*

Drüsen, Magen, Milz Lymphorgane Leber, Säfte	*G 9* *Pulsatilla cp.* *Ad 3, G 5, St 1*
Dick-, Mast-, Blinddarm, Leber, Gallenblase, Milz, Darmnerven, Harnröhrenschleimhäute	*G 10* *Podophyllum cp.*
Venensystem *Muskelsystem,* Schleimdrüsen, Magen, Darmdrüsen, Lymphorgane, Leber, Galle, Milz, Haut Schleimhäute	*G 11* *Rhus toxicodendron cp.* *Ad 2, St 5, G 5, Lf 1*
Schlagader-Arteriensystem, Schleimhaut-Drüsensystem, Gehirnhaut, Därme	*G 12* *Sanguinaria cp.* *Ad 1, G 1*
Rachen, Schlund, Drüsen Schleimhäute, Kehlkopf	*G 13* *Ailanthus cp.*
Rachen, Kehlkopf, Schleimhäute Drüsen	*G 14* *Belladonna cp.* *G 13, Ad 3, Fb 1*
Magen, Nabel, Bauchfellzellengewebe	*G 15* *Condurango cp.*
Magen, Magendrüsen, Magenschleimhäute, Magenwände, Bauchfell, Nabel	*G 16* *Nux vomica cp.* *G 15, Ad 3, St 1*
Blase, Blasenmuskeln, Harnleiter Nieren	*G 17* *Rhus aromatica cp.*
Drüsen und Schleimhäute, Lymphe, weiße Blutkörper, Gesamtes Zellengewebe	*K 1* *Thuja cp.*
Harnröhre, Harnröhrenschleimhaut Blase und deren Schleimhäute	*K 2* *Cannabis cp.* *K 1, G 17, St 2*
Wie Konstitutionsmittel 2 Drüsen und Schleimhäute Venensystem	*K 3* *Phytolacca cp.* *K 1, G 5, Ad 2*

Harnröhrenschleimhaut, Drüsen	}	*K 4, Clematis cp* *K 1, Ad 2, W 1*
Drüsen und Schleimhäute Blase, Haut, Hautdrüsen, Blutkörperchen	}	*K 5* *Vinca minor cp.* *K 1, St 5, Ad 3, G 3*
Gesamtorganismus — Magen, Lymphe, rote Blutkörper, Darm, Lunge, Leber, Galle, Milz, Nerven	}	*St 1, Lf 1, Ad 3, Br 1,* *Fb 1, G 1, K 1, W 1*

Zusammenfassend: Wir haben also bis jetzt eine Reihe von Heilmitteln für den Stoffwechsel und dessen Werkzeuge im Körper kennen gelernt.

Wie sich nun der Stoffwechsel in zwei große, nach Ort (anatomisch), Zeit und Zweck (physiologisch) getrennte, aber doch im Zusammenhang und Zusammenwirken stehende Lebensvorgänge scheidet, so auch die darauf gerichteten Heilmittel.

Dem Lymphkreislauf und seinen Organen entsprechen die Lymphemittel, dem Blutkreislauf und seinen Organen entsprechen die Blutmittel.

Der Kraftwechsel des Körpers

Bisher haben wir uns mit den Lehren der Jso-Komplex-Heilweise mehr oder weniger immer noch in bekannten Gebieten der Naturwissenschaft und auf schon ausgetretenen Pfaden bewegt.

Jetzt müssen wir diese zum Teil verlassen und uns in Neuland begeben.

Ich habe schon früher bei der übersichtlichen Besprechung des sog. „Stoffwechsel"-Vorganges darauf hingewiesen, daß der menschliche Organismus sich nicht allein durch den Aufbau, die Verarbeitung und den Wiederaufbau seiner stofflichen Bestandteile stetig erneuert, sondern daß daneben auch eine fortwährende Zufuhr, Umwertung oder Verarbeitung und Abgabe von (energetischen) Kraftwerten stattfindet.

Bildlich gesprochen: *Der menschliche Organismus ist gewissermaßen ein „Dynamo" (Krafterzeuger), ein Apparat, welcher physikalische Kräfte erzeugt, in Arbeit umsetzt und wieder abgibt.* Es findet also neben dem Stoffkreislauf auch ein Kraftkreislauf statt.

Diesen müssen wir uns zunächst etwas genauer betrachten.

Der erste, der diese wunderbare Lehre uns nähergebracht hat, obwohl ihr Kern schon den Alten (Mysterien), so den Priesterärzten des Altertums und des Mittelalters (Paracelsus und seiner Richtung, den Rosenkreuzern, Spagyrikern, Jatrochemikern), bekannt war, war der deutsche Naturforscher Freiherr von Reichenbach.

Allein gerade wegen dieser seiner Entdeckung und Lehren wurde er von den damals um die Mitte des vorigen Jahrhunderts schon vollständig vermaterialisierten Naturwissenschaftlern und Medizinern in Acht und Bann getan und mit Fluten von beißendem Hohn und Spott übergossen.

Reichenbach war nämlich durch seine höchst sinnreichen Versuche darauf gekommen, daß sich das gesamte organische Leben der Natur unter dem Einfluß einer Art von Ur- oder Grundkraft abwickelt, deren Spuren und Wirken man in ihrem Walten, in dem kleinsten Lebewesen pflanzlichen wie tierischen Ursprungs, wie in der zusammenfassenden Lebenstätigkeit des Erdkörpers als solchen, der Gestirne, ja des gesamten Weltalls nachweisen und verfolgen kann.

Diese Kraft baut den Kristall auf, der seiner Ansicht nach die unterste Stufe organisierten Lebens ist, sie formt ihn und gibt ihm

Gestalt und Maße, gleichwie jedem einzelnen pflanzlichen, tierischen und natürlich auch dem menschlichen Organismus.

Reichenbach gab darum dieser ordnenden und belebenden Kraft in der Natur auch den Namen Od, Biod oder odisch-magnetische Kraft, nach dem germanisch-mythologischen Begriffe Odins, des Weltschöpfers.

Nach der Auffassung v. Reichenbachs ist das Od ein Mittelding zwischen Magnetismus, Elektrizität, Licht und Wärme oder vielmehr eine Zusammenfassung aller dieser Kräfte zu einheitlicher Zielsetzung, soweit sie sich am Aufbau eines Körpers oder eines Lebewesens beteiligen.

Daß diese großen Ur- und Grundkräfte der Natur in der Tat untereinander verwandt sind, hat uns seitdem die Physik längst dargetan und ins Praktische umgesetzt.

Es ist zum Beispiel bekannt, daß, wenn ein elektrischer Strom in einer Drahtspirale um den Eisenkern herumgeführt wird, der letztere magnetisch wird; ebenso ist auch bekannt, daß z. B. bei den sog. Dynamomaschinen durch die schnelle Rotation magnetischer Kerne starke Elektrizitätsspannungen entwickelt werden, auch daß durch Elektrizität nicht nur Licht, sondern auch Wärme in verschiedener Form erzeugt wird. Bekannt ist auch, daß unser ganzer Erdkörper einen großen Magnet darstellt, mit einem + (Nord-) und — (Süd-) Pol und daß sich die magnetischen Kräfte desselben nicht allein durch Anziehung und Abstoßung und die Magnetisierung von Stahl und Eisen äußert, sondern auch in der Beeinflussung elektrischer, von der Sonne ausgehender Teilchen, wodurch die prachtvollen Lichterscheinungen des sog. Polar- oder Nordlichtes zustande kommen.

Also lauter Erscheinungen, die uns doch deutlich beweisen, daß die genannten Kräfte untereinander nicht nur verwandt sind, sondern sich auch gegenseitig auslösen und in einander umwandeln, daß sie also selbst nur Glieder eines Ringes oder einer Kette sind, die, wo man auch damit beginnen will, immer wieder in sich selbst zurückkehren.

Das Od nun, diese Sammelkraft oder, um bei einem schon früher gebrauchten Bilde und Vergleich zu bleiben, dieses Bündel vereinigter Urkräfte der Natur, waltet wie eine Hand des Schöpfers, wie sein belebender Hauch im All wie im kleinsten Lebewesen. Es erfüllt die Räume und den Äther des Universums mit unendlichen, unerschöpflichen aufgespeicherten Kräften, durchdringt die Sonnen und Gestirne, den Leib der Erde, baut die Zellen der Pflanzen, welche auf deren Oberfläche sprießen, baut und formt Zellen um Zellen im Organismus des Menschen, der Tiere, aller Geschöpfe, die die Erde trägt, und erfüllt sie ganz mit einem sich stetig erneuernden Strome von Lebenskraft, der sie in stetem Kreislauf durchflutet.

Ähnliche Grundsätze hatte ja vor Reichenbach schon der Arzt Mesmer mit seiner Lehre vom sog. „tierischen Magnetismus", nach ihm auch „Mesmerismus" genannt, aufgestellt. Wenn man aber bedenkt, wie sehr gerade damals das wissenschaftliche Denken „vermaterialisiert" war, derart, daß es auch die ganzen Schuldogmen durchtränkte, so wird es nicht so sehr verwunderlich erscheinen, daß sowohl Mesmer wie auch Reichenbach vollständig abgelehnt, ja, was noch schlimmer, von der „Schule" vollständig totgeschwiegen wurden, so daß ihre Lehren nur bei den „wissenschaftlichen Außenseitern", den verachteten „Ketzern" der Wissenschaft und der Laienwelt weiterlebten, die sich nicht nehmen ließen, eine eigene Meinung zu haben.

Wie gesagt, seitdem hat sich manches geändert und um die Neige des neunzehnten und den Beginn des zwanzigsten Jahrhunderts ist in den Materialismus der Naturwissenschaften Bresche um Bresche gebrochen worden.

Viel dazu beigetragen hat die Vertiefung der Elektrizitätslehre und Elektrotechnik, die sog. „Entdeckung" der X- oder Röntgenstrahlen, des Finsenlichtes, der ultravioletten und der ultraroten Strahlen, des Radiums und im Zusammenhang damit der sog. „radioaktiven Strahlungen"; die Lehre von der „strahlenden Materie", den Kraftquellen (drahtlose Telegraphie u. dgl.), die Erforschung der Lichtkräfte (Höhensonne) und der Lichtfarben (Spektral-Analyse, Farblicht- und Chromo-Therapie), kurz: alles Dinge, welche uns das Verständnis gebracht haben für das Dasein und die Wirkungen unwägbarer (imponderabler), nicht stofflicher (materieller, chemischer), sondern strahlender und schwingender Kräfte, die zwar an gewisse Stoffe als Kraftträger, Kraftquelle oder Aufspeicherer, gebunden sind, jedoch unter bestimmten Voraussetzungen und nach bestimmten Gesetzen frei wirkend (schwingend) werden können.

Ich kann mich hier über alle diese Einzelheiten, die in das Gebiet der Physik gehören, nicht des Weiteren auslassen, da wir uns damit von dem eigentlichen Ziel und Zweck unserer Betrachtungen zu weit entfernen würden.

Es möge hier der Hinweis genügen.

Was uns an der Lehre Reichenbachs für *unsere* Zwecke besonders nahe geht, ist dieses:

1. Ein und dieselbe Grund- oder Urkraft ist das Wirksame und Bauende im menschlichen und im unvollkommensten Organismus und in allen Zwischengliedern auf der Leiter der organischen (tierischen und pflanzlichen) und sogar mineralischen Wesen.

2. Durch diese Grund- oder Urkraft hängt der Mensch — organisch — mit der ganzen übrigen belebten Schöpfung zusammen und steht mit ihr in Wechselwirkung.

3. Diese Wechselwirkung ist ein Kraftaustausch nach Zweck, Art (qualitativ) und Menge (quantitativ) genau dem entsprechend, wie der Mensch anderseits durch den Stoffwechsel im beständigen Austausch seiner Grundstoffe mit jenen der umgebenden Welt durch Aufnahme (Nahrung), Verdauung (Assimilation und Digestion) und Ausscheidung (Exkremente) steht, durch welch letztere er die verbrauchten Stoffe dem Kreislauf der Natur zurückgibt.

Die Art und Weise, wie sich die bauende Urkraft — das Od — in den verschiedenen Geschöpfen der Natur kundgibt und äußert, ist verschieden, je nach deren Natur, Beschaffenheit und Entwicklungs-(Evolutions-)Stufe, erfolgt jedoch stets und in jedem Falle durchaus gesetzmäßig.

Der Wegweiser seiner Tätigkeit ist das Gesetz der Polarität.

Ich habe auf die Gegensätzlichkeit (Polarität) der Wirkung ein und derselben Kraft bereits früher, bei der Erläuterung der schwachen und starken Dosen hingewiesen und wir haben es hier als die Polarität der homöopathischen Dosen (Mengen- oder Stärkegaben) kennen gelernt. Wir kennen es aber ohne Zweifel auch aus der Physik, aus der Lehre vom Magnetismus oder von der Elektrizität als + (positive) und — (negative) Äußerung dieser Naturkräfte.

Auch das Od wirkt, werkt und schafft nach den polaren Gesetzen im Erdkörper als Ganzem sowohl, wie in und an dessen Geschöpfen. Wir werden jetzt überall von Analogien, von gegenseitigen Entsprechungen begleitet, welche zu kennen und sich gegenwärtig zu halten nützlich und wertvoll ist, um zu einem klaren und richtigen Begriff

weder die fehlenden Kräfteschwingungen zuzuführen oder die vorhandenen polarisch auszugleichen.*)

Die umseitige Figur S. 187 mag dies auch wieder deutlicher machen.

Wir ersehen daraus, wie sich die verschiedenen Kräfteschwingungen der Erde und des Weltalls (tellurische und kosmische) im Pflanzenkörper sammeln und durch seine Tätigkeit zerlegt und gebrochen werden wie das Licht durch das Glasprisma (1). Wie sich dann diese Kräfte in der Pflanzenzelle (2) sammeln und aufspeichern — wie das Licht im Brennpunkt der Linse; wie die in der Pflanzenzelle aufgespeicherten (akkumulierten) Kräfte durch das spagyrische Zerlegungsverfahren (Kohobation) (3) neuerdings zerlegt und gebrochen werden wie in einer zweiten Linse und sich in der Essenz (4) wie in einem zweiten Brennpunkt wieder sammeln und konzentrieren. Endlich wie die in der Essenz gesammelten Kräfte den menschlichen (oder tierischen) Organismus (5) wie eine weitere, dritte Brechungslinie passieren und hier zerlegt werden, um ihre Qualitäten an die Gewebezelle (6) abzugeben, und zwar durch Vermittlung der Nervenfäden als Kraftleiter. Endlich erfolgt dann die Wiederausstrahlung.

In dieser Weise vollzieht sich auf dem Wege über die JKH-Essenzen der Kraftaustausch zwischen dem All im weiteren Sinne und der Pflanze im engeren Sinne mit dem menschlichen Organismus.

So wie die Pflanze im Sinne des Stoffwechsels der Mittler ist zwischen den unorganischen chemischen, mineralischen Grundstof-

*) Die heutigen Physiologen unterscheiden auch zwischen den Bestandteilen der Nahrungsmittel, die als Materialien für den stofflichen Aufbau und Ersatz dienen, und jenen eigenartigen „Katalysatoren", den Vitaminen, Hormonen, Fermenten, Auxinen, Organisatoren, die durch ihre Anwesenheit nach Art von leitenden Ingenieuren und Aufsehern den Stoffwechsel und Gewebeauf- und -abbau in bestimmte Bahnen lenken und nach bestimmten Plänen organisieren, die bestimmte Funktionen dirigieren, die den Aufbau und Ersatz von Körperteilen, die Heilung von Wunden, die Abwehr von eingedrungenen Schädlingen organisieren, deren ständige Mitwirkung überhaupt für den normalen Lebensablauf völling unentbehrlich ist und deren Fehlen oder zu geringes Vorhandensein schwerste Gesundheitsstörungen zur Folge hat. Diese Katalysatoren kann man als die Träger der odischen Kräfte ansehen. Sie werden bei vorsichtiger und richtiger Herstellung der Pflanzenextrakte und -essenzen durch Gärung und Kohobation größtenteils unversehrt in die betr. Essenzen mit übergeführt, so daß deren Gebrauch dem Körper des Menschen jene planvoll ordnenden, dirigierenden und organisierenden Kräfte zuführt, die zur Aufrechterhaltung und Wiedergewinnung der Gesundheit dringend benötigt werden. Die Art, Zusammensetzung und Kombination der verschiedenen Biokatalysatoren ist bei verschiedenen Pflanzen verschieden, wodurch die unterschiedlichen, oft recht spezifischen Wirkungen der verschiedenen Heilpflanzen, soweit sie nicht auf giftigen Bestandteilen beruhen, verständlich werden.

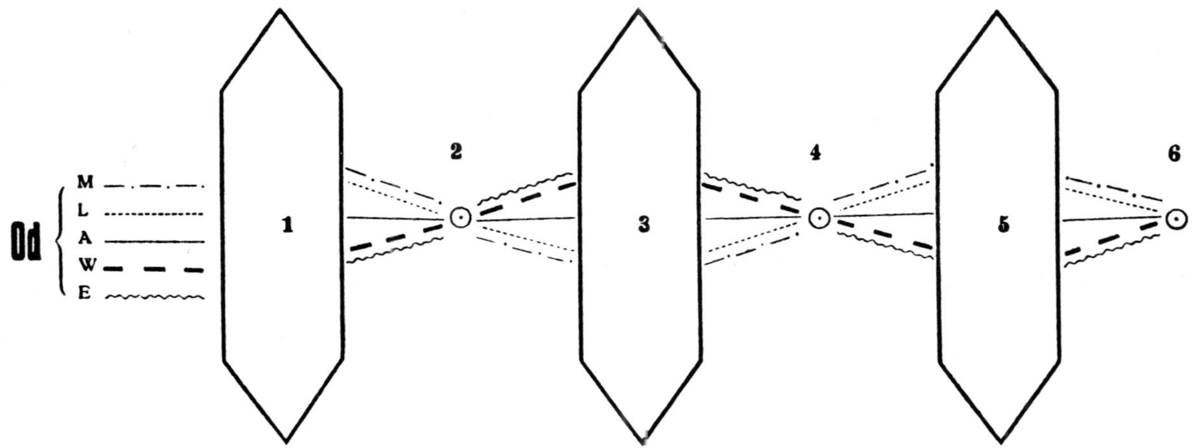

M	=	Magnetismus-Kraftlinien und Wirkungen	Vereinigt zu den Kraft-Wirkungen und Schwingungen des Od
L	=	Licht-Strahlen und Wirkungen	
A	=	Radioaktive Strahlungen	
W	=	WärmeStrahlen und Wirkungen	
E	=	Elektrische Schwingungen	

1. Der Pflanzenkörper (erstes Brechungs-Prisma)
2. Die Pflanzen-Zelle (erste Kräfte-Aufspeicherung)
3. Spagyrisches Verfahren (zweites Brechungs-Prisma)
4. Spagyrisch zubereitete Essenz (zweite Kräfte-Aufspeicherg.)
5. Menschl. (od. tierischer) Körper (drittes Brechungsprisma)
6. Menschliche (od. tierische Gewebezelle (dritte Aufspeicherg.)

fen, die den Körper stofflich aufbauen und diesem selbst, indem die Pflanze sie für den Körper verdaut, organisiert und assimilierbar macht, so ist sie auch der Mittler zwischen gewissen kosmischen und tellurischen (Welt- und Erd-) Kräften, die sie bindet und umformt, um auch sie den besonderen Zwecken des Organismus und seiner einzelnen Gewebe näher zu bringen und anzupassen (assimilieren).

Wir sind hiermit bei einer Mittelreihe der Jso-Komplex-Heilweise angekommen, welche diesem Heilverfahren eigentlich erst so recht seinen Charakter und Siegel aufprägt und es von jedem anderen wesentlich unterscheidet: den sog. Fluiden (Flüssigkeiten).

Die Fluida

Schon früher habe ich darauf hingewiesen, daß mit dem sog. „Stoffwechsel" das Rätsel unseres körperlichen (rein vegetativen) Lebens noch keineswegs gelöst ist, daß vielmehr neben ihm ein beständiger Kraftwechsel oder Kraftaustausch zwischen ihm und der Natur stattfindet, der in keinem Falle geringer bewertet werden darf als der Stoffwechsel.

Bei diesem Kraftwechsel müssen wir nun etwas verweilen, um uns über die Bedeutung der Fluida genügend klar zu werden.

Wir haben zwei Quellen der für die Lebenstätigkeiten des Organismus notwendigen Kräfte zu unterscheiden. Die eine Kraftquelle sind, wie wir bereits gehört haben, die Nahrungsmittel selbst, besonders die pflanzlichen, insoferne sie Aufspeicherungen von Welt- (kosmischen) oder Erd- (tellurischen) Kräften ihrerseits darstellen, die sie dann durch die umformende Tätigkeit des roten Knochenmarkes, der Milz und Lunge an die Blutkörperchen weitergeben und durch Vermittlung der Ganglien und Nervenbahnen des Sympathikus dem Sammelpunkte der Nervenkraft, dem kleinen Gehirn, zuführen.

Der andere Weg ist die Kraftaufnahme durch die unmittelbare Strahlung, und die verschiedenen Schwingungsformen.

Während der Nachtstunden vorwiegend nimmt der Körper, besonders die Hautoberfläche, die odischen Kraftschwingungen des Erdkörpers, der Gestirne und zum Teil auch der umgebenden Natur bzw.

ihrer Geschöpfe auf, schlürft sie gewissermaßen wie einen Wirbel in sich ein und speichert sie auf, gibt sie alsdann durch die Fäden des Sympathikus, in welchem jeder Knoten (Ganglion) ebenfalls wie ein Akkumulator wirkt, auf das kleine Gehirn weiter, welches in Wahrheit die große Kraftschatzkammer unseres Körpers darstellt, und dieses verteilt alsdann die notwendigen Kraftmengen durch Vermittlung der zentrifugalen vegetativen Nervenfäden auf die einzelnen Organe, um sie in Tätigkeit zu erhalten.

Anderseits nehmen die oberflächlichen (peripherischen), in der Haut gelegenen, zentripetalen Nervenfasern während der Tagesstunden vornehmlich die in den Kraftschwingungen des Sonnenlichtes und der Wärme enthaltenen Kräftearten (Qualitäten) auf, die mehr dem elektrischen Prinzip entsprechen, leiten sie ebenfalls, zum Teil durch Vermittlung des Sympathikus, zum kleinen Gehirn, wo sich dieser Kraftstrom mit dem ersteren vereinigt und alsbald mit diesem, durch Vermittlung der zentrifugalen Nervenfasern, den Weg nach den verschiedenen Organen und Geweben antritt, um diesen die notwendige Lebenskraft zuzuführen und alsdann durch die zentrifugalen, in der Haut liegenden Nervenenden wieder in veränderter Form zur Ausstrahlung zu kommen.

Dieses ist in kurzen Zügen der Weg des Kraftkreislaufes. Wie nun dem Lymphkreislauf der Magen als Zentralorgan, die Lymphgefäße und Drüsen als aufsteigende, die Sauggefäße als absteigende Organe und endlich die Stoffmittel — einschließlich Lymphmittel — als Heilmittel entsprechen, wie dann ferner dem Blutkreislauf das Herz als Zentralorgan, die Arterien als die aufsteigenden, die Venen als die absteigenden Vermittler dieses Kreislaufes und die Adermittel als die hierauf wirkenden Heilmittel entsprechen, so finden wir hier den Kraftkreislauf mit einem Zentralorgan —, dem kleinen Gehirn, und Verteilungswerkzeugen, den Nervenfäden, und zwar dem aufsteigenden Kraftstrom entsprechend die zentripetalen, dem absteigenden Kraftstrom entsprechend aber die zentrifugalen Nerven.

Die Nerven sind also als die Kreislauforgane der Nerven- oder Kraftströme des Körpers zu betrachten, die sie aufnehmen, aufspeichern und verteilen, wie das Gefäßsystem den Blutstrom.

Den Bahnen dieser Kraftkreislauforgane folgend, wird die Kraft, wie wir schon früher gehört haben, im Körper nach bestimmten Gesetzen der Polarität wirksam und tätig, indem nicht nur jede Zelle ihr bestimmtes Kraftmaß nach Stärke (Quantität) und Besonderheit (Qualität, + und —) empfängt, sondern auch mit polaren Spannungsgegensätzen ausgestattet wird, welche sich für die einzelnen Organe und endlich den ganzen Körper zu gemeinsamen oder Sammelpolen summieren.

Auf diese Kräftesonderheiten nun wirken die Fluida durch Vermittlung des Nervensystems ausgleichend, und zwar nach den Gesetzen der Kraftgegensätzlichkeit (Polarität), nämlich die + (positiven) Fluida auf die — (negativen) Teile, die — Fluida auf die + Teile und Kräftespannungen im Körper.

Wie wir gehört haben, tritt ein bestimmter Teil des Kraftstromes durch die zentripetalen Nervenfasern (peripherischen Nervenenden), die in der Haut liegen, in den Körper ein, wird dann durch die zentripetalen Fasern der Rückenmarksnerven schließlich zum kleinen Gehirn geleitet und daselbst aufgespeichert, umgeformt, um schließlich durch die zentrifugalen Nervenenden wieder ausgestrahlt zu werden, nachdem er seine Arbeit im Körper vollendet hat.

Diese zur Ausstrahlung kommenden Kraftwellen und die von der Körperoberfläche in Form der unmerklichen Hautausdünstung (insensible Perspiration) abgegebenen, großenteils elektrisch geladenen feinsten Gas- und Flüssigkeitsteilchen sind es, die als Aura sichtbar werden können (wenigstens für das Auge des Sensitiven) und die auch in der Dunkelkammer sowie auf der Photographie als solche (Aura oder magnetischer Dunstkreis) wahrzunehmen ist und außerdem als sog. Äther- und Astralkörper oder Kraftleib in den stofflichen (physischen) Körper gewissermaßen eingeschachtelt ist, ihn jedoch etwas überragt.

Alle Kraftschwankungen und Störungen übertragen sich zunächst als Störungen auf diesen Kraftleib, der das feinstoffliche, fluidische, radioaktive Abbild des physischen Körpers mit allen seinen Teilen, Organen und Zellen darstellt. Und vom Kraftleib aus beeinflussen sie dann die stofflichen Zellen des Organismus, auf dem sich diese Störung des Kräftegleichgewichts oder Ausgleiches in letzter Linie als „Krankheit“ äußert.

Ich habe versucht, in den folgenden Zeichnungen diesen Vorgang einigermaßen deutlich zu machen. Wir sehen hier zunächst wie an

Figur 1

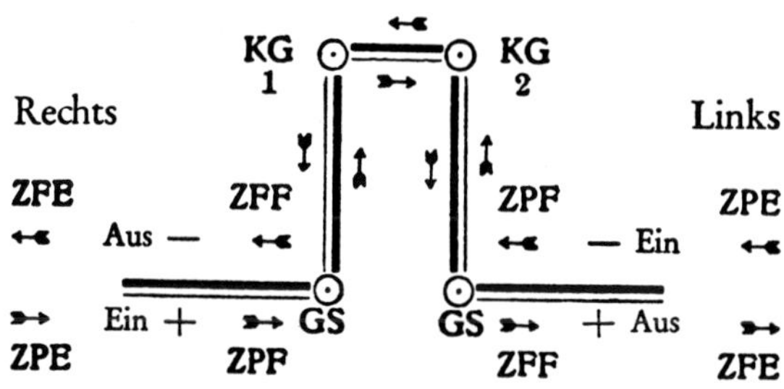

— Negativer Kraftstrom ZPF = Zentripetale Faser
+ ▬ Positiver Kraftstrom ZFF = Zentrifugale Faser
KG = Kleines Gehirn 1. und 2. Hälfte
GS = Ganglienknoten des Sympathikus

Figur 2

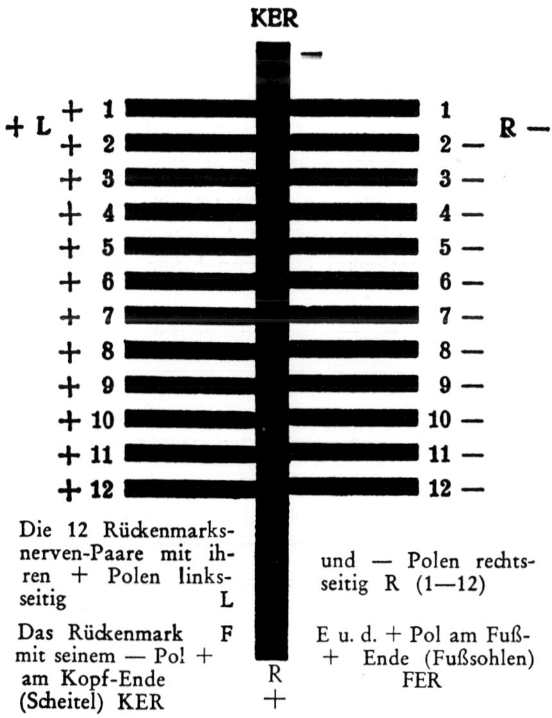

dem zentripetalen Nervenende *ZPE* der Kraftstrom eintritt, durch die zentripetale Nervenfaser *ZPF* über das Ganglion des Sympathikus *GS* weiter zum kleinen Gehirn *KG* geleitet und von da über die zentrifugale Faser *ZFF* und das Ganglion *GS* des Sympathikus zum zentrifugalen Nervenende *ZFF* wieder austritt und hier die Ausstrahlung (Aura) bildet. Auf der einen Seite +, auf der andern —, also zwei sich im kleinen Gehirn kreuzende Ströme, entgegengesetzten Vorzeichens.

Die andere Zeichnung (Siehe Figur 2 auf S. 191)
versinnbildet etwas summarisch die zwölf Gehirnnervenpaare und deren Ausstrahlungspolarität nebst dem Rückenmark und wird in dieser Weise vielleicht die schon früher erwähnte Tatsache deutlicher machen, daß die Spannungsgegensätze (Polarität) in der Breitenachse des Körpers stärker und deutlicher hervortreten als in der Längenachse, weil die Mehrzahl der aufnehmend wie ausstrahlend tätigen Nervenfäden eben des Rückenmarks-Nervensystems in der Richtung nach rechts und links verläuft und gewissermaßen mit allen seinen Verzweigungen ein ungeheures Polbündel darstellt.

Wir dürfen indessen nicht aus den Augen verlieren, daß die Angaben über die Polarität des Körpers, wie sie auf der von Reichenbach stammenden schematischen Zeichnung dargestellt sind, sich vor allem auf dessen Normalzustand beziehen und daß somit im erkrankten Zustande sich nicht allein das Spannungsverhältnis einzelner Körperteile, sondern sogar dessen Gesamtpolarität verändern, verschieben, ja sogar in das Gegenteil verkehren kann. (Siehe Seite 193).

So z. B. sind Krämpfe das Ergebnis des Vorwaltens des + Od-Prinzipes, das sich am ausgeprägtesten beim Starrkrampf zeigt, so auch bei Fallsucht, wogegen die Starrsucht (Katalepsie) das Gegenteil bedeutet.

Zu beachten ist, daß im Augenblick des Todes, wo sich der Kraftleib (Astralkörper) vom stofflichen Körper loslöst, auch die Polarität des Körpers, wie seiner Teile, mit der Kraftspannung aufhört.

Eine gewisse Zeit nach dem mit dem Tode verbundenen Zerfalle des stofflichen Leibes geht auch der fluidische (feinstoffliche) Kraftkörper, der von dem ersteren sich getrennt hat, seiner Auflösung entgegen, indem seine Kraftwellen zum All zurückkehren. In diesem Zustande kann der Kraftleib (Astralkörper) auch sichtbar werden

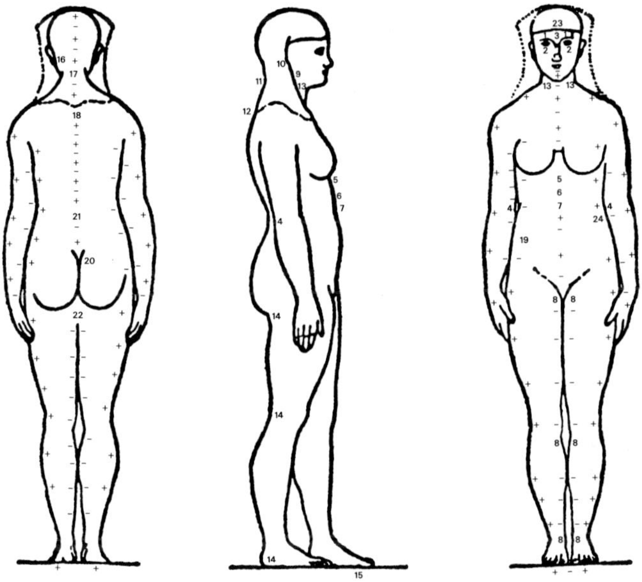

1. Oberer Augenhöhlenrand.
2. Unterer Augenhöhlenrand.
3. Nasenwurzel.
4. Ellenbogenbeuge.
5. Sonnengeflecht.
6. Magengrube.
7. Sympathisches Nervengeflecht in der Magengegend.
8. Schenkelbeuge.
9. Kleine Unterzungennerven.
10. Drei kleine Muskeln hinter dem Ohr.
11. Hinterhaupt.
12. Gr. sympathisches Nervengeflecht.
13. große Zungennerven.
14. Hüftnerven.
15. Fußsohle.
16. Kleine Unterzungennerven.
17. Hinterhaupt.
18. Großer Sympathicus zu beiden Seiten des 7. Halswirbels.
19. Blindsack des Magens.
20. Heiligenbein.
21. Nieren.
22. Damm.
23. Stirngegend.
24. Untere Rippengegend.

NB. Die mit + bezeichneten Körperteile sind normalerweise positiv odisch und müssen mit negativem Fluidum (gelb und grün) behandelt werden; die mit — bezeichneten sind negativ und erfordern positives (rotes oder blaues) Fluidum; die neutralen Scheidungslinien, mit ± bezeichnet, erfordern positives und negatives Fluidum (rotes und gelbes) usw. abwechselnd oder das neutrale weiße.

(für Sensitive) oder in der Photographie sichtbar gemacht werden, was Unkundige verleiten mag, zu glauben, sie hätten einen „Geist“ (Gespenst) erblickt, während diese Erscheinung nichts weiteres ist als der losgelöste Kraftleib mit seinen „strahlenden“ Schwingungen, also, vergleichsweise gesprochen, eine Art Phosphoreszenz, rein physikalisch und durchaus nichts „Geisterhaftes“.

Es wird ohne weiteres klar sein, daß gegenüber einem wesentlich veränderten oder gar in das Gegenteil verkehrten polaren Verhältnis der Kraftspannungen im Körper und vor allem im Nervensystem, sich natürlich auch das gegenseitige Wirkungsverhältnis zwischen dem polarisierten Gewebe- oder Körperteil einerseits und dem polarisierten vegetabilischen Fluidum ändern, unter Umständen sogar in das Gegenteil verkehren kann; dieser Umstand wird die manchmal abweichende, manchmal gegenteilige Wirkung eines Fluidum erklären.

Nehmen wir an, es würde ein Körperteil, der natürlicherweise — polarisieren soll, in krankhafter Weise verändert + polarisieren. Werden wir nun, immer in der Voraussetzung der — Negativität dieses Körperteiles, nach den Gesetzen der polaren Anziehung das + Fluidum, z. B. rot in Anwendung bringen, so wird, weil in der Tat hier + zu + tritt, nicht ein Ausgleich, sondern eine Vermehrung des + Kräftewesens (Prinzipes) eintreten, also eine Verschlimmerung des Zustandes. In ähnlicher Weise kann dann z. B. unter der gleichen Voraussetzung das — gelbe Fluidum erregend statt beruhigend wirken. Anderseits finden wir hier eine Erklärung für gewisse Wirkungsbeobachtungen bei bestimmten Krankheitsformen. So z. B., daß rotes Fluidum am häufigsten bei Neuralgien (z. B. Ischias) hilft, weil diese aus einer Anhäufung des — Kraftprinzipes hervorgehen. Anderseits die Wirkung des — gelben Fluidum bei Krämpfen, Starrkrampf, Epilepsie u. dgl., weil diese hinwiederum auf einer Anhäufung der + Kraft, besonders im kleinen Gehirn, beruhen.

Um die äußere Anwendung der Fluida bei den hauptsächlichsten Erkrankungen innerer Organe zu erleichtern, sind auf den folgenden zwei Tafeln diejenigen Bereiche der Hautoberfläche angegeben, an denen in den betr. Fällen die Fluida vorzugsweise eingerieben werden sollen. Bei der Mehrzahl sind sowohl auf der Vorder- wie auf der Rückseite des Körpers derartige Stellen vorhanden und es empfieht sich, sie zusammen zu behandeln. Nicht selten sind die betr. Stellen im Falle der Erkrankung der zugehörigen inneren Organe gegen feines Reiben und Streichen (mit dem Fingernagel oder einem Federkiel) oder auch Kneifen überempfindlich, während die angrenzenden Hautpartien normale Empfindlichkeit aufweisen. Dieser Umstand läßt sich umgekehrt auch zur Diagnose der Erkrankung innerer Organe ausnützen, da nach Head und Mackenzie die betr. Hautpartien nur ganz bestimmten inneren Organen zugeordnet sind und nur im

Falle von deren Erkrankung die erwähnte gesteigerte Empfindlichkeit gegen leise Berührungen aufweisen.

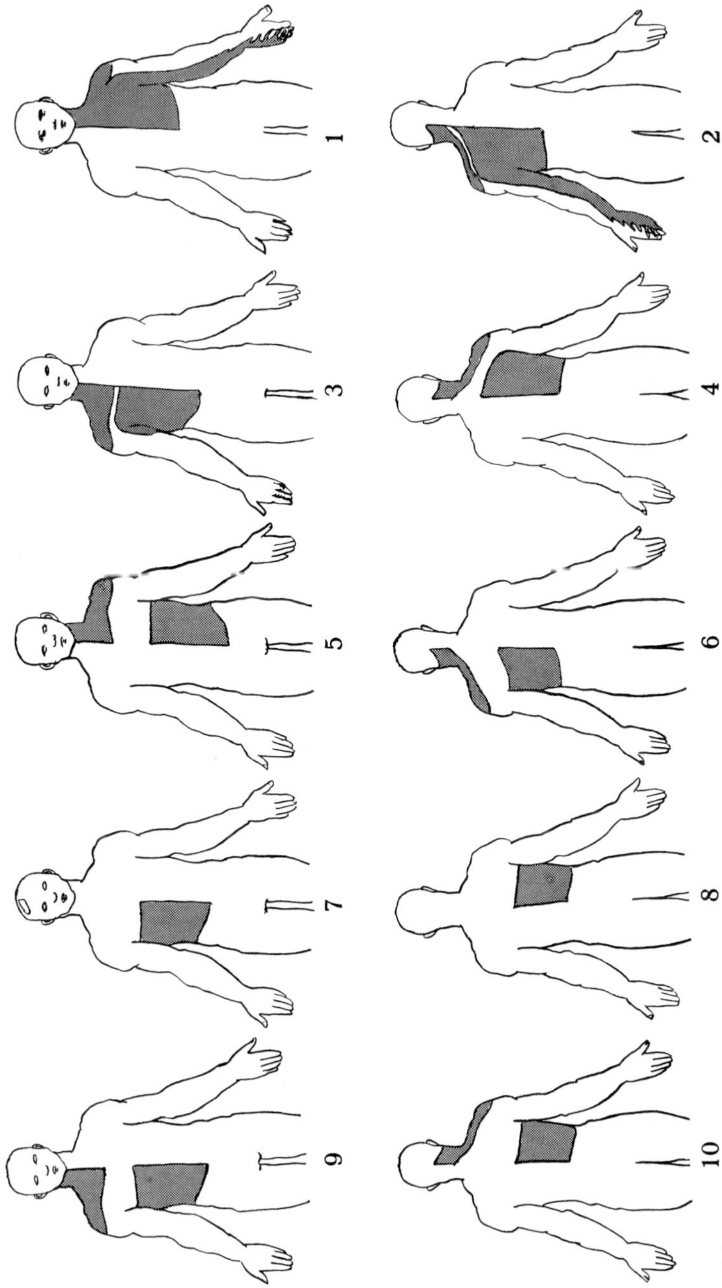

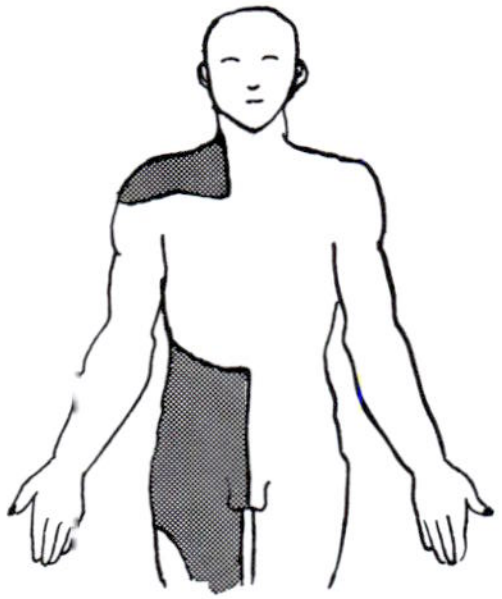

18

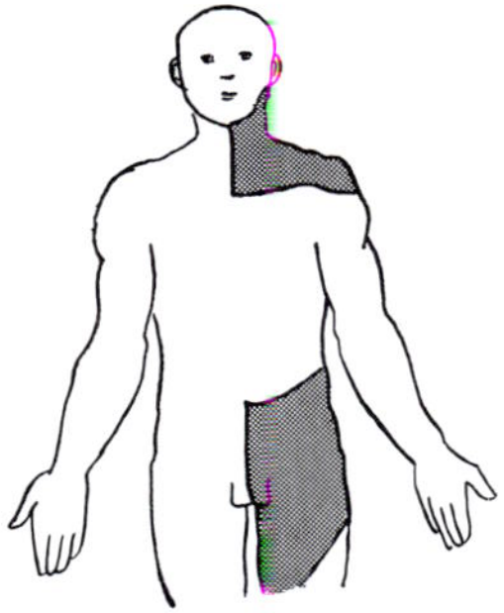

16

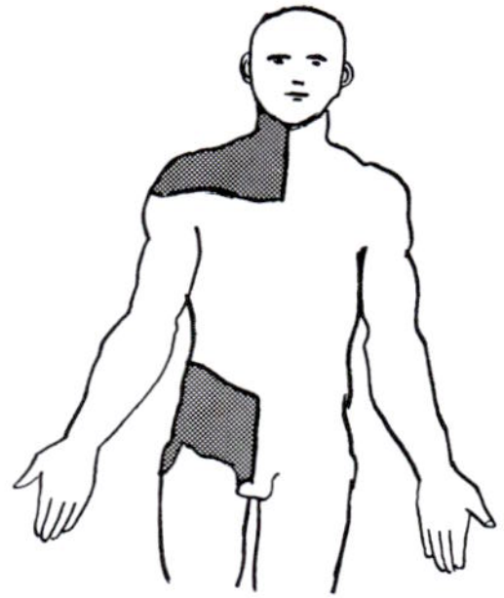

15

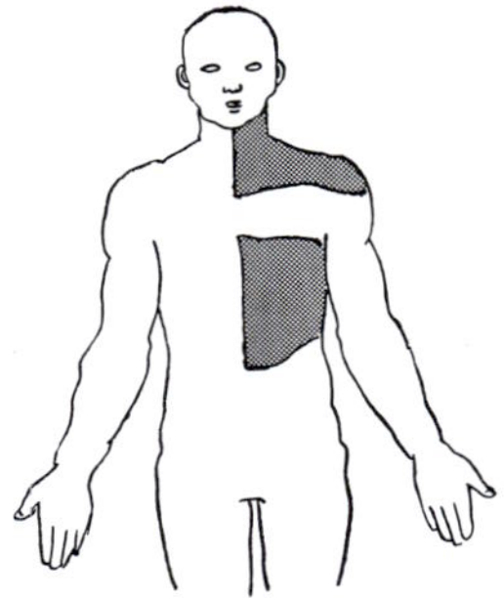

13

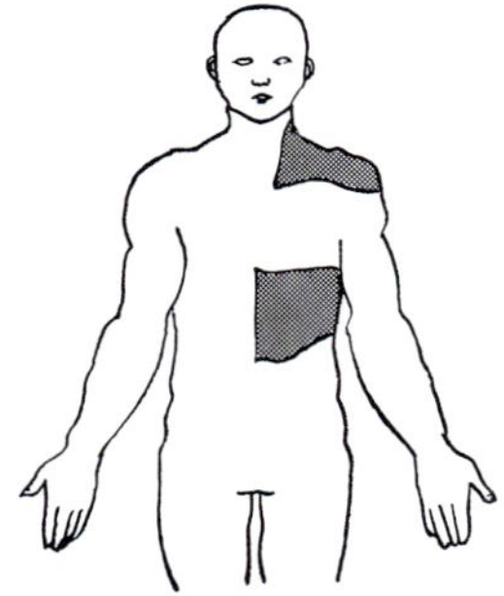

11

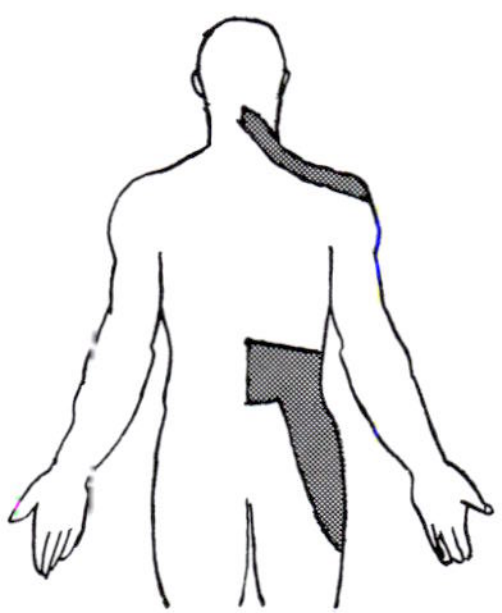

19

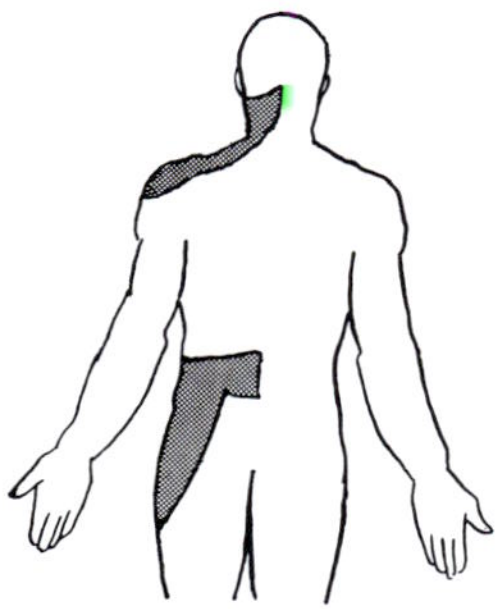

17

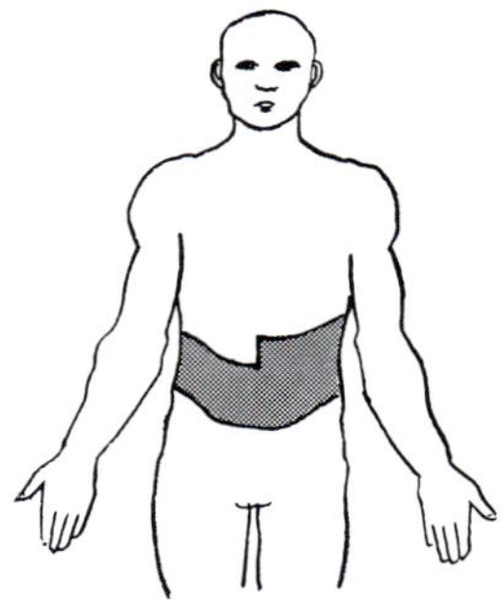

14

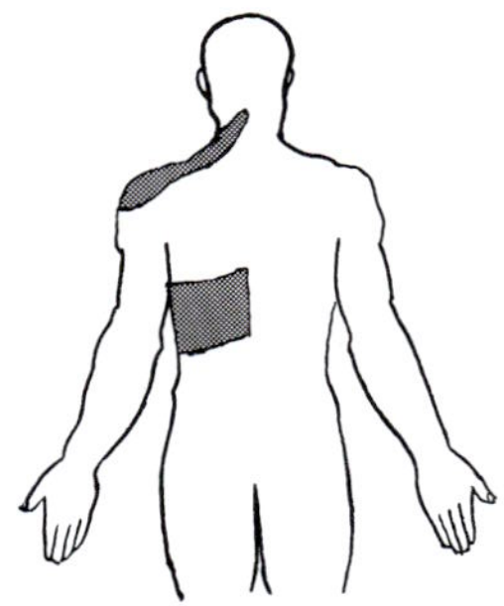

12

1. Krankheiten des Herzens — vorn
2. Krankheiten des Herzens — hinten
3. Krankheiten der rechten Lunge und des Brustfells — vorn
4. Krankheiten der rechten Lunge und des Brustfells — hinten
5. Krankheiten des Magens — vorn
6. Krankheiten des Magens — hinten
7. Krankheiten des Zwölffingerdarms — vorn
8. Krankheiten des Zwölffingerdarms — hinten
9. Krankheiten der Leber und der Gallenblase — vorn
10. Krankheiten der Leber und der Gallenblase — hinten
11. Krankheiten der Bauchspeicheldrüse — vorn
12. Krankheiten der Bauchspeicheldrüse — hinten
13. Krankheiten der Milz
14. Krankheiten des Leerdarms und des Dünndarms
15. Krankheiten des Blinddarms, aufsteigenden Dickdarms und des Wurmfortsatzes — vorn
16. Krankheiten des absteigenden Dickdarms und der S-förmigen Krümmung — vorn
17. Krankheiten des absteigenden Dickdarms und der S-förmigen Krümmung — hinten
18. Krankheiten der Niere und des rechten Harnleiters - vorn
19. Krankheiten der Niere und des rechten Harnleiters - hinten

Das Weiße Fluidum. (Fl. w.) Viscum album cp.-Fluid

Bestandteile:

Achillea millefolium	Schafgarbe
Anthemis nobilis	Röm. Kamille
Petroselinum sativum	Petersilie
Arnica montana	Arnika
Genista scoparia	Ginster
Guajacum officinale	Pockholz
Taraxacum officinale	Löwenzahn
Ruta graveolens	Raute
Sanguisorba officinalis	Wiesenknopf
Sanguinaria canadensis	Blutwurz
Taxus baccata	Eibe
Avena sativa	Hafer
Viscum album	Mistel
Agaricus muscarius	Fliegenschwamm
Cimicifuga racemosa	Wanzenkraut
Menyanthes trifoliata	Bitterklee

Das weiße Fluidum enthält die verschiedenen Kraftsonderheiten (Qualitäten) des Odes gleichmäßig und wirkt daher gewissermaßen neutral ⊖, d. h. es tritt keine der verschiedenpolaren Schwingungskräfte (Energien) gegenüber den anderen wesentlich hervor.

Der Wirkungsbereich des weißen Fluid ist vor allem der große Sympathikus mit seinen Verzweigungen und Nervenknoten (Ganglien), das Sonnengeflecht, das kleine Gehirn und die Fasern des vegetativen Nervensystems.

Dementsprechend ist es das Hauptmittel bei nervösen Erschöpfungszuständen, wie sie besonders bei Neurasthenikern zu beobachten sind. Die Ursache dieser reizbaren Schwäche ist der ausgesprochene Mangel an Nervenkraft, welcher entweder die Folge aufreibender, rastloser Tätigkeit, des Mangels an Schlaf, z. B. durch nächtliche Arbeiten, Krankenpflege, Studium, aber auch aufreibender und erschöpfender Leidenschaften und Begierden sein kann, welche die Nacht zum Tage machen, die Nervenkraft vergeuden und die Nerven zerreiben.

Deshalb ist das weiße Fluid das Hauptmittel der Neurastheniker für deren verschiedene Leiden, Schmerzen und Erschöpfungszustände.

Vermöge seiner Wirkung auf das Sonnengeflecht und kleine Gehirn führt es diesem unmittelbar die odischen Kräfte zu, wenn deren notwendiger Vorrat aus einem der obigen Gründe erschöpft ist.

Fluid weiß wirkt auch bei nervösen, d. h. auf neurasthenischer Grundlage beruhenden Störungen (Neurosen) des Herzens, nervösem Herzklopfen oder Herzschwäche, nervösen Reiz- oder Schwächeerscheinungen in den verschiedensten, aber besonders den rein vegetativen Organen, z. B. Blase, Darm, Bronchien. So bei Blasenschwäche, Bettnässen, Blasenkatarrhen, mangelhafter Peristaltik — in Verbindung mit *St 1, St 2, St 5, Lf, G 10* und *Fb 1* — , es wirkt — in Verbindung mit *Br* und *St 10* fördernd auf die Entleerung von Schleim bei Lungen- und Bronchialerkrankungen u. dgl. Endlich ist es noch ein unübertreffliches schmerzstillendes Mittel bei Neuralgien (Nervenschmerzen) neurasthenischer Grundlage, so ganz besonders der bekannten Migräne, Nervenzahnweh, Verbrennungen, Brandwunden.

Ich erinnere mich verschiedentlicher Fälle, wo durch eine einzige Berührung mit Fl. weiß jahrelang anhaltende Neuralgien mit einem Male verschwanden und — verschwunden blieben.

Die Anwendung für diese Zwecke kann innerlich oder äußerlich erfolgen. Die Wirkung ist ähnlich, nur vielleicht innerlich stärker und allgemeiner. Innerlich kann 1—10—40 Tropfen auf 1 Löffel bis 1 Liter Wasser gegeben werden, je nach dem Zweck, den man erreichen will. Auch hier kommt das homöopathische Gesetz der Dosen-Anpassung zur Geltung, das ich früher schon erläutert habe. Das heißt die schwachen Dosen, z. B. 1 Tropfen auf ¼ bis 1 Liter Wasser und davon schluck- oder löffelweise genommen, beruhigen. Die starken Gaben, wie zum Beispiel 10—40 Tropfen auf 1 Löffel Wasser oder $^1/_8$ Liter Wasser und löffelweise genommen, stärken und führen in dem vorher angedeuteten Sinne den sympathischen und vegetativen Zentren direkt Nervenkraft zu.

In besonders hartnäckigen Fällen, z. B. Neuralgien, auch solchen, welche durch Reiz oder Druck eines auf einen bestimmten Nervenast wirkenden Fremdkörpers (Splitter von Waffen, Knochen u. dgl. oder Geschwülste, Wucherungen) hervorgerufen werden, können auch Einspritzungen mit 4—6 Tropfen unter die Haut (subkutane Injektion) von Nutzen sein und noch schneller wirken als Einreibungen oder innerliche Gaben. In der Form von dauernden Kompressen an den Fußsohlen wirkt es beruhigend und schlafbringend, z. B. bei nervöser Schlaflosigkeit.

Das Rote Fluidum. (Fl. r.) Rhododendron cp.-Fluid

Bestandteile:

Rhododendron ferrugineum . .	Alpenrose
Rosa canina	Heckenrose
Rosmarinum officinale	Rosmarin
Vitis vinifera	Weinrebe
Aconitum napellus	Sturmhut

Dasselbe ist + (positiver) Kraftart (Qualität). Sein Wirkungsbereich sind die motorischen (bewegenden) wie auch sensitiven (empfindenden) Fasern des Rückenmarks- und Gehirnnervensystems. Bei Mangel der — (negativen) Kraftart (Qualität) im Körper hebt es dieselbe ausgleichend und wird auf diese Art anregend und stärkend empfunden, kann aber z. B. unverdünnt, bei schwächlichen und hochsensiblen (empfindlichen) Personen, „aufregend" wirken.

In diesem Falle wird sein Gegenstück, das (negative) gelbe, das Gleichgewicht herstellen.

Es wirkt fördernd auf das Wachstum, z. B. bei Kindern, wenn es an Scheitel, Hinterhaupt und Magengrube (Sonnengeflecht) angewendet oder auch innerlich verabreicht wird.

Ganz besonders wohltätig wirkt es gegen die verschiedenartigen, im — Gebiete, oder in — Spannung des Nervensystems auftretenden Schmerzen, besonders Neuralgien, darunter vornehmlich rechtsseitige. Dann bei Ischias, gichtischen oder rheumatischen Schmerzen, bei Lähmungen der Gliedmaßen und Muskeln, Atrophie (Schwund) derselben, Schwäche, mangelhafter Ernährung einzelner Körperteile, Appetitmangel, träger Magentätigkeit, Magenkrampf, Katalepsie (Starrsucht), beginnendem schwarzen Star usw.

Eine ähnliche belebende Wirkung konnte ich oft bei Kindern wahrnehmen, die an der sog. Kinderlähmung *(Paralysis infantum)* erkrankt waren und meines Wissens fast alle geheilt, natürlich auch dabei innerlich behandelt wurden (meist *Ad 3, St 1* oder *St 5* und *Fb 1* in 2.—1. Verdünnung und Salbe oder Bädern mit *St 1* oder *St 5* + *Fluidum rot*).

Bei Geschwülsten oder Geschwüren, Verhärtungen, auch Krebs, rund um den Geschwulst- oder Wundrand angesetzt (meist abwechselnd mit Fluidum gelb), bewirkt das rote Fluid durch Anregung der Drüsentätigkeit eine schnellere Aufsaugung und Zerteilung. In derselben Weise beschleunigt es auch die Genesung (Rekonvaleszenz).

Die Anwendung kann äußerlich und innerlich in derselben Form erfolgen, wie ich bei dem weißen erwähnt habe, und unter den gleichen Bedingungen der Stärkeabstufungen, d. h. bei reizbaren Kranken in schwachen, bei erschöpften Kranken (torpiden Naturen) und Lähmungszuständen in starken und unverdünnten Gaben.

Das Gelbe Fluidum. (Fl. gb.) Sambucus cp.-Fluid

Bestandteile:

Allium cepa . . . . Zwiebel
Chelidonium majus . . . . . . Schöllkraut
Podophyllum peltatum . . . . Entenfuß
Ruta graveolens . . . . Raute
Sambucus nigra . . . . Holunder

Es wirkt hemmend und krampflösend, also gegenteilig wie das rote. Wenn z. B. die Wirkung des letzteren zu stark hervortritt und sich in Aufregung äußert, so stellt das gelbe das Gleichgewicht des Kraftausmaßes wieder her. Bei Aufregungszuständen wirkt es überhaupt beruhigend, es kann in solchen Fällen den Schlaf fördern, sänftigt, wie Öl auf die Wogen gegossen, die Aufregungs- oder Wutausbrüche von Nerven- oder Geisteskranken, denen es unauffällig (1—3 Tropfen) im Trinkwasser oder flüssiger Speise beigebracht werden kann.

Einen besonders ausgesprochenen Einfluß hat es auf die Gedärme und deren Schleimhäute. Es treibt die Eingeweidewürmer ab (meist tot) und fördert auch den Stuhlgang, innerlich oder als starke Salbe (mit *W 2* oder *Fb 2, G 10, St 5*) verwendet.

Auf die peripheren Nervenenden übt es einen ungemein beruhigenden Einfluß, so z. B. bei Juckreiz, sei es bei Leber- oder Gallenkranken, Gelbsüchtigen (Ikterus), sei es bei Ausschlägen, Flechten, die einen starken Juckreiz verursachen, oder bei Überempfindlichkeit (Hyperästhesie der Haut). Hier sind besonders Salben oder warme Abwaschungen angebracht (meist in Verbindung mit *St 5* oder *St 3* + *Fb 2*). Endlich wirkt das gelbe Fluid hervorragend bei Starrkrampf (Trismus und Tetanus, auch Wundstarrkrampf), Epilepsie, Fraisen und Krämpfen aller Art.

Außer seiner Darmwirkung hat es noch insoferne eine gewisse Verwandtschaft mit dem Wurmmittel, als es auch nicht nur wurm-, sondern auch bakterienwidrig ist. In dieser Richtung hat es sich wiederholt bei bösartigen, eiternden, jauchigen Wunden bewährt, wo man sonst eher an Fluid „grün“ gedacht hätte.

Das Blaue Fluidum. (Fl. bl.) Capsella cp.-Fluid

Bestandteile:

Capsella bursa pastoris	Hirtentäschelkraut
Cinchona calisaya	Königs-Chinarinde
Ervum Lens	Linse
Pinus maritima	Seekiefer
Pinus nigra	Schwarzföhre
Salvia sclarea	Muskateller-Salbei
Salvia officinalis	Salbei

Sein Wirkungsbereich sind die vasomotorischen Nerven des Arterien-(Schlagader-) Systems, der arteriellen Herzgefäße (Kranzgefäße) und der linken (arteriellen) Herzseite (Vor- und Herzkammer). In unverdünnter Form als Einreibung am Herzen angewandt, beschleunigt und kräftigt es den Herzschlag; verdünnt als Umschlag oder Salbe beruhigt es die erregte Herztätigkeit und verlangsamt den Puls.

Auf frische, blutende Wunden pur gegossen oder als Tampon oder Umschlag angewendet, stillt es durch Zusammenziehung der Gefäßmuskeln selbst starke Blutungen. Innerlich genommen tut es dasselbe bei inneren Blutungen, z. B. Lungenblutungen, Blutspucken, Blutbrechen, Magen-, Nieren-, Blasen- oder Darmblutungen, Gebärmutterblutungen u. dgl. Wegen seiner zusammenziehenden Wirkung auf die Ringmuskeln der Arterien und arteriellen Kapillaren ist es von ausgezeichnetem Einfluß bei akuten und chronischen Katarrhen, z. B. bei Rachenkatarrh, in der Form von Gurgelungen (mit *G 1* oder *G 13—14* zusammen angewendet), bei Ohrenkatarrhen, besonders den sich immer wieder einstellenden Rückfällen, bei (aktiven) Kongestionen zum Kopf und Gehirn, bei verschiedenen selbständigen oder zeitweilig begleitenden akuten Entzündungen, wie z. B. im Verlaufe der Gicht oder des Rheumatismus.

Die Wirkung des blauen Fluids ist in seinem Rahmen eine so großartige, daß man darauf mit einer fast absoluten Sicherheit rechnen kann. Man erlebt da immer wieder die wunderbarsten Augenblickserfolge, oft von blitzartiger Schnelligkeit, ganz besonders bei Blutungen. Gleichzeitig hat es eine beruhigende Wirkung.

Das Grüne Fluidum. (Fl. gr.) Populus cp.-Fluid

Bestandteile:

Althaea officinalis e fol., -e rad. . .	Eibisch
Ervum Lens	Linse
Populus alba	Silberpappel
Populus tremula	Zitterpappel
Conium maculatum	Schierling
Sambucus nigra	Holunder
Hamamelis virginica	Zaubernuß
Phytolacca decandra	Kermesbeere

Es ist — (negativer) Natur, sein Wirkungsbereich sind die Nerven der Blutadern (Venen), venösen Kapillaren und die rechte (venöse) Herzhälfte.

Das grüne Fluid wird demgemäß angewandt bei kapillaren Stauungen, Krampfadern, Krampfaderknoten, Hämorrhoiden, bei Blutungen aus Venenstämmen, offenen, eiternden Wunden aller Art, insbesondere auch Krebs. Gegen die Stauungen und die hieraus hervorgehenden Schmerzen infolge des Reizes von Geschwülsten, Verhärtungen oder Wucherungen, so bei Gicht, Gelenk- oder Muskel-Rheumatismus, bei eiternden oder brandigen Gewebszerstörungen, besonders auch der Knochen (Karies, natürlich auch der Zähne); es verbindet sich in dieser Art besonders mit der Wirkung der Gewebemittel, die es zum Teil ersetzen kann, wie sich ihr Gegenstück, das blaue Fluid, hinwieder an die Wirkung der Adermittel anlehnt und sie ebenfalls zum Teil ersetzt. Deswegen wird auch das grüne Fluid vielfach den Salben, Umschlägen usw., besonders von Gewebemitteln Nr. 5 beigemischt.

Betupfungen mit grünem Fluid läßt Warzen und ähnliche Haut- oder Schleimhaut-Wucherungen, wie z. B. die Kondylome, bald abfallen oder verschwinden.

Auf offene, eiternde Wunden oder Geschwüre wirkt es auch desinfizierend, faulniswidrig. Krankhafter Polaritätswechsel im Organismus bringt es mit sich, daß das grüne manchmal auch, z. B. bei Herzleiden oder Blutungen, an Stelle des blauen angewendet werden muß. Besonders bei organischen Herzleiden kann dies der Fall sein, wenn das blaue Fluid auch wegen seiner + Eigenschaften in den schwächsten Dosen erregt, so daß das — (negative) grüne da besser angezeigt ist.

Ähnliche Beobachtungen kann man ja auch bei dem Adermittel machen. Es gibt unbedingt Personen, die dieses Mittel auch in den schwächsten Dosen nicht ertragen, d. h. wo es eben erregend wirkt. Das sind die Fälle, wo man mit der äußerlichen Anwendung des entsprechenden Fluid (blau oder grün) dann bessere Erfolge erzielt.

* * *

Ihrem Wesen nach also wesentlich Nervenmittel, wie die Körnermittel als Stoffwechselmittel zu betrachten sind, werden die Fluida besonders wegen ihrer schmerzlindernden Kraft geschätzt. Indem sie die Kraftschwankungen in dem ihnen zugewiesenen anatomischen und physiologischen Bezirke des Nervensystems zum Ausgleich bringen, beseitigen sie das Schmerzgefühl, führen entweder Kraft zu (+) oder nehmen ausgleichend das „zu viel“ hinweg (—).

Dieser Ausgleich kann praktisch auf verschiedenem Wege erreicht werden.

Ich kann bei einem Mangel an + Kraftspannung im Körper entweder + zuführen, ich kann aber auch durch Verminderung der — Spannung den Ausgleich des Gegenseitigkeitsverhältnisses bezwecken bzw. das Gleichgewicht wiederherstellen.

Und darauf beruht es, daß die vegetabilischen Fluida vielfach trotz anscheinend gesetzwidriger, d. h. dem Polaritätsgesetze nicht entsprechender Anwendung, dennoch Erfolge erzielen.

In der Tat geschieht die Wirkung, wenn auch auf einem Umweg, doch gesetzmäßig.

Ohne Zweifel können sie viele, besonders aber nervöse oder einen nervösen Einschlag tragende Krankheiten, die doch wesentlich auf Kraftschwankungen beruhen, beseitigen, solange diese gewissermaßen erst (latent) schlummernd in dem Kraftleib (Astralkörper) des Menschen ruhen, aber den physischen Körper (reflektorisch) noch wenig beeinflußt haben.

Jede aber einmal körperlich in Erscheinung getretene Krankheit erfordert zu ihrer Heilung in erster Linie die früher besprochenen Stoffwechsel- (Körner-) Mittel. Zusätzlich aber werden die Fluida durch die Regelung des Kraftstromes, und zwar sowohl der Kraftaufnahme, wie der Verarbeitung und endlich der Wiederausstrahlung der verbrauchten und durch die geleistete Lebensarbeit verwandelten (transformierten) Kräfte die Heilung und Genesung wesentlich fördern, unterstützen und beschleunigen.

Es ist sicher, daß der Wert, der Nutzen und die heilungsfördernde Kraft der Fluida viel größer und ausgedehnter ist, als auch in überzeugten Kreisen der Jso-Komplex-Heilweise im allgemeinen angenommen wird, und daß demgemäß diese wunderbaren Kräfte viel fleißiger und häufiger herangezogen werden sollten, als dies in der Tat der Fall ist.

Wir haben nun aus der Reihe der flüssigen Heilmittel noch eines zu betrachten:

Das Hautwasser. (Hw.) Arnica cp.

Bestandteile:

Arnica montana	Arnika
Evonymus europaeus	Pfaffenhütchen
Taraxacum officinale	Löwenzahn
Pinus nigra	Schwarzföhre
Scrophularia nodosa	Braunwurz
Sarsaparilla	Sarsaparille
Vinca minor	Immergrün
Vitis vinifera	Weinrebe

Diese, den Fluida verwandte Essenz ist neutral. Ihre Wirkung erstreckt sich in erster Linie auf die Hautnerven und durch diese auf Hautdrüsen und Hautzellengewebe. Diese Wirkung äußert sich erfrischend und belebend. Der Stoff- und Kraftwechsel (Ausstrahlung und Einsaugung der Kraftwellen) wird gesteigert, die Haut wird dadurch frischer, kräftiger, geschmeidiger, besser durchblutet. Sie wird glatt und samtartig, weich, und gewinnt auch eine gesunde Farbe.

Im allgemeinen wird daher das Hautwasser hauptsächlich als „Schönheitsmittel" *(Cosmeticum)* zur Hautpflege gebraucht. Es wird aber damit unterschätzt. In der Tat its es auch ein wertvolles Heilmittel: bei den verschiedensten Hautkrankheiten, z. B. dem Hautwolf, Wundwerden oder „Aufgehen" bei Kindern und fetten Leuten, Hautausschlägen, Flechten, Unreinigkeiten der Haut, Rauhheit, Rissigkeit, Schuppen. Außerdem wirkt diese Flüssigkeit, am oberen und unteren Augenhöhlenrande eingerieben, stärkend auf Augen und Sehkraft.

Die Anwendung von Hautwasser erfolgt entweder als Einreibung an den zu behandelnden Hautstellen unverdünnt, indem man z. B. einige Tropfen in die hohle Hand schüttet und daselbst oder am Gesichte usw. verreibt oder indem man 20—40 Tropfen in eine Kanne Waschwasser gießt und sich damit wäscht.

Für die einfache Hautpflege ziehe ich die erstere Anwendungsart vor. Der Erfolg ist jedenfalls ganz überraschend. Wer seine Haut mit dieser Essenz pflegt, braucht wahrlich keine „Schälkur" zu machen. Das Hautgewebe belebt und erneuert sich unter deren Einfluß ganz wunderbar.

bleibt ein Geschöpf Gottes, ihre Gesetze sind darum auch Gottesgesetze. Wer gegen die Natur sündigt, sündigt auch gegen Gott und fordert „Strafe“ heraus. Die Strafe aber für die „Sünden an der Natur“, d. h. für das Leben und Verhalten gegen die Naturgesetze, sind Schmerz und Krankheit.

Und was wird gesündigt gegen die Natur! Teils aus Leichtsinn, teils aus Dummheit, Unwissenheit, Gleichgültigkeit, Genußsucht, Leidenschaft. Jede unserer Kräfte, jeder unserer Sinne wird mißbraucht, jedes unserer Organe. Obenan steht wohl der Bauch, der Magen, das Gefühl und der Geschlechtstrieb! Und leider scheint es: Je mehr der Mensch an Kultur und Dressur und Intelligenz gewonnen, desto mehr hat er an Natur, Erkenntnis und Weisheit verloren.

Wer tat, muß leiden! Eine bittere, aber gerechte Wahrheit! Und darum muß auch die Menschheit desto mehr leiden, je mehr sie sich von der Natur und ihren ewigen Gesetzen entfernt und diese mißachtet. Wie wenigen Krankheiten ist demgegenüber das Tier in seiner Freiheit unterworfen, wo es genau nach den ihm von Gott eingepflanzten Richtlinien lebt, die wir mit dem ziemlich nichtssagenden Namen „Instinkt“ abzutun pflegen. Derart, daß sein Tod, insoferne er nicht gewaltsam, sei es durch Elemente, Unfälle oder feindliche Wesen, z. B. Raubtiere oder den Menschen bewirkt wird, durch das natürliche Erlöschen der Lebenskraft aus Altersschwäche erfolgt, nach einer Lebenszeit, die durchschnittlich zehn bis zwölf Mal so lang ist als die „Jugend“, d. h. die Zeit von der Geburt bis zum Eintritt der völligen Reife und Entwicklung.

Und beim Menschen!!?

Wie Mythen scheinen uns heute die biblischen Altersangaben der Erzväter, die offenbar durchaus nicht übertrieben sind, wenn wir in obigem Sinne den Altersvergleich mit den verhältnismäßigen Lebensaltern einiger bekannter Tiere nachrechnen wollen.

Von diesem Standpunkte aus ist es leicht einzusehen, daß und warum das wahre, d. h. innerliche Gebet und die Fürbitte für den Kranken ein so ausgezeichnetes Trost- und Heilmittel bedeutet.*)

*) Das Gebet soll aus einem gläubigen, die Fürbitte außerdem aus einem mitleidigen, hilfsbereiten Herzen kommen: *Gratis accepistis — gratis date!* (Unverdient habt ihr empfangen — unentgeltlich sollt ihr spenden!) lautet die apostolische Mahnung an die Diener Christi, die sich zunächst allerdings auf die Spen-

Und wir werden ebenso leicht einzusehen vermögen, wie nahe verwandt in ihrem innersten Wesen der Arzt- und Priesterstand miteinander sein *sollen.*

In der Tat waren ja die ältesten Ärzte zugleich auch die Priester. Und von den Tempeln, später im Mittelalter von den Klöstern, sind auch die ersten Schulen der Heilkunde errichtet und geleitet worden.

Die „göttliche Hand" der Vorsehung, welche das Geschick auch des Kranken bestimmt und sich des Arztes als Werkzeug bedient, ist wohl unschwer in vielen Fällen deutlich zu erkennen.

Welchem Arzte, welchem Heilkundigen wären nicht schon Fälle untergekommen, welche alle ärztliche Vorausberechnung (Prognose) des Verlaufes und Ausgangs vollständig auf den Kopf stellten? Und wenn jemand das noch nicht erlebt haben sollte, so kommt für jeden sicher der Tag, wo solches eintritt!

Für unheilbar gehaltene Leiden heilen überraschend, wunderbar; aufgegebene Kranke, denen man jede Lebensmöglichkeit und Lebensfähigkeit abgesprochen hatte, erholen sich und genesen. Und anderseits, unscheinbare und kaum der Rede wert erachtete Krankheiten nehmen schlimme Wendungen und führen, aller weiteren Aufmerksamkeit und Sorgfalt ungeachtet, unerwartet zum Tode. *Suprema lex Dei voluntas!* (Das höchste Gesetz ist der Wille Gottes!)

Vergessen wir auch *das* nicht, wenn wir trotz aller Sorgfalt und Gewissenhaftigkeit menschliche Berechnung in Stücke gehen sehen! Das ist es, was wir von Paracelsus lernen sollen!

Nach diesen geschichtlichen und philosophischen Abschweifungen, die mir gleichwohl nicht unwichtig scheinen zur gründlichen Erfassung des Krankheitsbegriffes und der Konstitutionslehre, wollen wir wieder zu unserer Heilmethode zurückkehren.

Wir haben gesehen, daß Krankheit, mit Ausnahme der durch Gewalt (Trauma), wie Verletzungen oder Vergiftungen u. dgl. entstandenen Störungen, nicht als etwas rein Örtliches und darum auch durch örtliche Behandlung, z. B. Operation, zu Beseitigendes anzusehen ist, sondern als das Endergebnis von Stoffwechselstörungen

---

dung der „Sakramente" bezieht, aber auch auf die „Fürbitte" anzuwenden ist. Deshalb ist das gewerbsmäßig geübte und bezahlte „Heilgebet", wie es uns Amerika mit der sog. *„Christian science"* (Christliche Wissenschaft) und ihren „Gesundbetern" beschert hat, ein Mißbrauch der Heiligkeit des Gebetes.

oder Entmischungen der aufbauenden Säfte, zusammenfassend der Lymphe und des Blutes.

Unsere derzeitigen Kultur- und Lebensverhältnisse bringen es wohl mit sich, daß der Begriff der „Gesundheit" für uns mehr oder weniger etwas Relatives (Bedingtes) geworden ist. Vererbung und Lebensweise haben es vielmehr dahin gebracht, daß sich der Begriff der absoluten (bedingungslos vollständigen) Gesundheit, d. h. des völligen Gleichgewichtes unserer Lebenskräfte, wohl als etwas Ideales vorstellen läßt, tatsächlich aber in unserer Kulturmenschheit praktisch nicht zu finden sein dürfte. Dies will keineswegs besagen, daß jeder in der Tat „krank" und von gewissen Leiden oder Beschwerden heimgesucht sein müßte. Es bedeutet vielmehr lediglich, daß sich einzelne Gewebe- und Organbezirke innerhalb des Organismus entweder in einem Zustande erhöhter Reizungs- oder Erschlaffungsneigung befinden. Treten dann äußere Umstände dazu, welche diese Reizung oder Erschlaffung auslösen, so müssen folgerichtig sich dann die den Erscheinungen entsprechenden Störungen bemerklich machen, die wir als die „Krankheit" im engeren Sinne betrachten.

Wir haben also hier zu unterscheiden:

1. die im Körper schon ruhende verborgene oder latente Anlage oder Neigung, die erworben oder ererbt sein kann;
2. die unmittelbare, äußere, auslösende Ursache;
3. die durch dieselbe auf dem Boden der „Anlage" hervorgerufenen Störungen oder Erscheinungen (Symptome) der Krankheit.

Diese drei Bedingungen ergeben den Krankheitsbegriff.

Nun wissen wir aus dem Vorhergehenden, daß der wichtigste Vorgang im Leben des Organismus der sog. Stoffwechsel ist, welcher den Körper aufbaut, erhält, ernährt und stetig verjüngt durch die Vermittlung und Tätigkeit zweier großer Organ- und Arbeitsgruppen:

1. der Lymphkreislaufsorgane,
2. der Blutkreislaufsorgane.

Wir haben also zusammenfassend auch zwei Hauptquellen der Stoffwechselstörungen zu unterscheiden, solche der Lymphe und solche des Blutes.

Aus dem gegenseitigen Entwicklungs- (Evolutions-) Verhältnis dieser beiden Lebensquellen, wovon das Blut eigentlich nur einen höheren, vollkommeneren Entwicklungsgrad darstellt, ergibt sich aber folgerichtig, daß Störungen im Lymphsystem mit der Zeit auch zu Störungen im Blutsystem führen müssen.

Auf dieser naturgemäßen (physiologischen) Erkenntnis fußt unsere Krankheitseinteilung, welche demgemäß ebenfalls drei verschiedene Krankheitsanlagen oder Konstitutionen unterscheidet:

1. die lymphatische,
2. die sanguinische,
3. die gemischte Konstitution.

Die lymphatische Konstitution

begreift in sich die besondere Neigung zu Erkrankungen der Lymphe und Lymphekreislaufsorgane im weitesten Sinne.

Also die Neigung zu Erkrankungen der Schleimhäute, der Drüsen, der Lymphdrüsen, Saugdrüsen, der Verdauungs- und Ausscheidungsdrüsen im allgemeinen;

dann des Magens, Dünn- und Dickdarms, der Haut, der Hautdrüsen.

Die lymphatische Konstitution entspricht der sykotischen Konstitution Hahnemanns und der hydrogenoiden von Grauvogls.

Sie äußert sich durch die Neigung zu Katarrhen aller Art, wie Nasen-, Augen-, Ohren-, Rachen-, Magen- und Darmkatarrhen, Neigung zu Hautausschlägen, insonderheit chronischen, Verdauungsstörungen, Drüsenanschwellungen und Eiterungen, besonders solchen chronischer Art; ferner zu Oedemen und wassersüchtigen Ausschwitzungen und Ansammlungen in und unter der Haut oder in Körperhöhlen, an den Beinen, am Rippenfell, in der Brust- oder Bauchhöhle (sog. skrofulöse Krankheiten).

Lymphatisch veranlagte Menschen besitzen in der Regel eine blässere Farbe der Haut, des Gesichtes, sowie der sichtbaren Schleimhäute, neigen leicht zu schwammiger Fettbildung, schlafferer Muskelbeschaffenheit. Sie haben meist weiches, nicht besonders üppiges Haar. Sie zeigen, was die Gemütsart (Temperament) betrifft, mehr den Einschlag ins Gelassene, auch Lässige (phlegmatische). Dementsprechend sind auch ihre Bewegungen.

Eine besondere Eigentümlichkeit dieser Konstitution ist der Mangel an festen Blutbestandteilen überhaupt und den roten Blutscheiben insbesondere. Sie zeigt also die Neigung zu einem Überwiegen des Blutwassers, bzw. der weißen (Lymphe-) Scheiben.

Das ist auch die Ursache für den Mangel an Eigenwärme. Solche Personen frösteln und frieren leicht, besonders an Händen und Füßen. Wasseranwendungen, wie Bäder, Güsse, Wickel, vertragen sie schlecht. Unter keinen Umständen aber Kaltwasser. Auch wässerige Speisen, besonders wasserreiche Früchte, wie Melonen, Gurken u. dgl., sowie dem Wasser entstammende Nahrungsmittel (Fische, Krebse, Muscheln) bekommen ihnen nicht gut. Da ihre Gewebe an und für sich mit Wasser überlastet sind, haben auch Arzneien in trockener Form, z. B. als Körner, Tabletten, Pulver, oft besseren Erfolg als Lösungen, und Salben besseren als Umschläge, was wichtig zu wissen und in der Praxis zu beachten ist. Ebenso ist feuchtes, nebeliges Klima in der Nähe großer Wasserflächen ihnen unzuträglich.

Auch der Verlauf etwa auftretender Krankheiten zeigt die Neigung, einen zwar weniger stürmischen und heftigen, dafür aber sich gern in die Länge ziehenden, also chronischen und schleppenden Charakter anzunehmen. Dies tritt auch bei akuten, sogar bei fieberhaften Krankheiten in Erscheinung; denn auch Fieber tritt meist nur gemäßigt auf.

Dergestalt kommt es bei dieser Körper- und Krankheitsanlage auch selten zu heftigen Krisen und Reaktionen.

Wird eine auf dem Boden der lymphatischen Konstitution auftretende akute oder subakute Krankheit nicht beizeiten geheilt und geht sie ins Chronische über, so verwandelt sich die lymphatische leicht in die gemischte Konstitution, weil folgerichtig mit der Zeit auch das Blut bzw. die Blutbeschaffenheit sowie die Blutumlaufsorgane mit in die krankhafte Umbildung einbezogen werden.

Der lymphatischen Konstitution entsprechen die Lymphmittel, also die Reihe der Stoffmittel nebst dem Lymphmittel als Konstitutionsmittel.

Die sanguinische Konstitution

Sie ist durch Neigung zu Entzündungen gekennzeichnet und begreift in sich die Anlage zu Erkrankungen des Blutes bzw. der roten Blutscheiben, sowie der Blutumlaufsorgane im allgemeinen. So des Herzens, der Schlagadern (oder Arterien), der Blutadern (oder Venen), sowie der arteriellen und venösen Haargefäße oder Kapillaren und deren Verrichtungen.

Hierher gehören sonach die akuten Katarrhe und Entzündungen, die Blutstauungen (Hyperämien), Blutüberfüllungen irgend eines Organes (Kongestion), die ihrerseits auch wieder Entzündungen und Neigung zu Blutungen bewirken können. So z. B. die Blutüberfüllung des Gehirns (Kongestion) mit Hitze, Wallungen, Kopfschmerz, Schwindel, Neigung zu Nasenbluten oder Ohrensausen. Ungleichmäßige Blutverteilung im Körper, z. B. Blutandrang und Wallungen zum Kopfe, mit Hitze und Blutleere in den Gliedmaßen (Händen und Füßen), mit Kältegefühl daselbst, Stauungen in den Venen, Venen- oder Aderknoten (Krampfadern, Hämorrhoiden), akute Entzündungen und Katarrhe verschiedener Drüsenbezirke, z. B. der Leber, der Lunge, der Nieren, der Milz als Blutreinigungsorganen. Der Sauerstoffreichtum des Blutes bei dieser Konstitution bewirkt den rascheren Umlauf und erhöhte Lebensenergie.

Die sanguinische Konstitution entspricht der syphilitischen Konstitution Hahnemanns und der oxygenoiden Konstitution nach Grauvogl.

Menschen dieser Grundbeschaffenheit zeigen meist gute Färbung, Röte der sichtbaren Schleimhäute, so der Lippen-, Zungen-, Rachenschleimhäute und der Bindehaut des Auges. Rede, Charakter, Gesten sind lebhaft, feurig, oft zur Heftigkeit geneigt oder heiter. Muskelbau fest, Puls kräftig.

Vorkommende Krankheiten verlaufen auf dem Boden dieser Konstitution stürmischer und heftiger, auch neigen sie zu akuten Krisen und bedrohlichen Reaktionen, dagegen weniger dazu, ins Chronische überzugehen, insoferne der meist lebhafte und energische Blutumlauf eine vollkommene Durchblutung der Gewebe, eine gute Ernährung der Organe und einen lebhaften Stoffwechsel mit sich zu bringen pflegt, was zur Folge hat, daß auch vorhandene Erkrankungen leichter zur Heilung kommen.

Ist dies aber nicht der Fall, so geht mit der Zeit auch diese Konstitution in die gemischte über.

Die gemischte Konstitution

Sie vereinigt in sich die Eigentümlichkeiten der beiden vorgenannten, aber in erhöhtem, gesteigertem und vertieftem Maße. Wie wir schon gehört haben, entwickelt sie sich aus der lymphatischen oder der sanguinischen Konstitution, aber meist ursprünglich aus der ersteren.

Sie begreift in sich die Fähigkeit und Neigung namentlich zu Erkrankungen der Drüsen, des Drüsengewebes, auch der drüsigen Organe mit innerer Absonderung ihrer Sekrete direkt ins Blut. Dann überhaupt des Zellengewebes, und zwar infolge der Entmischung der aufbauenden Lebenssäfte: des Blutes und der Lymphe, sei es entweder durch die stockende Ausscheidung von Fremd- und Zerfallstoffen des Stoffwechsels (schlechter Stuhlgang, chronische Verstopfung, Zurückhaltung des Urins oder von Schleim und Auswurf) oder infolge Mangels an aufbauenden (physiologischen) Grundstoffen des Organismus. Dies führt zu örtlichen Zerstörungen von Gewebemasse, sei es durch Eiterung, Verhärtung, Erweichung, Verjauchung, Brand, Fraß (Karies) oder durch ungeordnete Wucherung der Gewebe, welche zu Geschwülsten (Tumoren) gut- oder bösartiger Natur führt. Solchergestalt ist die gemischte Konstitution vornehmlich der Boden, auf welchem sich die schwersten und zerstörendsten Allgemeinerkrankungen, die sog. Krasen oder Dyskrasien, entwickeln. So Skrofulose, Rachitis, Tuberkulose, Krebs, sekundäre, tertiäre Syphilis, Aussatz (Lepra) und ähnliche mit Entartung, Zerfall oder Wucherung der Gewebe verbundene Krankheiten schwersten Grades.

Die gemischte Konstitution ist sehr vielgestaltig, insoferne in ihr bei verschiedenen Menschen und unter verschiedenen Lebensbedingungen und Gelegenheiten manchmal die lymphatischen, manchmal die sanguinischen Charaktermerkmale in den Vordergrund treten können, und zwar in der verschiedensten Abwechslung und Mischung des gegenseitigen Verhältnisses.

Frauen sind, von der eingetretenen Reife an gerechnet, stets als „gemischt“ zu betrachten. Denn selbst bei sonst lymphatischem Charakter bringt es die Eigenart des weiblichen Organismus und seiner physiologischen Einrichtung (Menstruation!) mit sich, daß das Blutsystem und der Blutwechsel eine weit bedeutsamere Rolle spielt als beim Manne und somit der Frau allein schon den sanguinischen Einschlag aufprägt und daher im Zusammenhange mit etwaiger lymphatischer Grundlage dann den gemischten Charakter. Somit werden unter erwachsenen Frauen wohl sanguinische, niemals aber rein lymphatische Naturen zu finden sein.

Alle chronischen Krankheiten fußen wesentlich auf dem Boden der gemischten Konstitution, selbst dann, wenn etwa die ursprüngliche Anlage des Kranken einer der vorbeschriebenen beiden Konstitutionen angehört hätte.

Die gemischte Konstitution entspricht der psorischen Konstitution Hahnemanns und der karbonitrogenen von Grauvogls.

In ihren leichteren Graden und Formen entsprechen ihr folgerichtig die *beiden* Hauptreihen der Jso-Komplex-Mittel, nämlich die *St-* und *Ad-*Reihe abwechselnd angewendet. Für die schwereren Grade derselben dagegen ist die *G-*Reihe als das Konstitutionsmittel zu betrachten, sowie die ganze Reihe der neuen erweiterten Komplexmittel.

Wer meinen Ausführungen bisher gefolgt ist, dem wird es unschwer klar sein, daß die auf der gemischten Konstitution fußenden Erkrankungen einer ganz besonders sorgfältigen und ausdauernden Behandlung bedürfen, um geheilt werden zu können. Und gerade auf die Fälle dieser Art bezieht sich sonach die Mahnung, die Kur mit Jso-Komplex-Mitteln nicht vorzeitig, d. h. vor der völligen Austilgung der krankhaften Anlage aus dem Organismus abzubrechen oder zu unterbrechen, weil sonst Rückfälle, oft der schwersten und verhängnisvollsten Art, die unausweichliche Folge zu sein pflegen, durch welche das Leiden oft wirklich unheilbar werden kann. Diese Warnung ist ganz besonders bei der Behandlung von Krebs, Tuberkulose und ähnlichen allgemeinen Säfteentmischungen zu beherzigen, die mit örtlichen Gewebezerstörungen verbunden sind.

Denn die Krankheitserscheinungen (Symptome) sind nicht die Krankheit selbst, sondern nur deren Begleiter und ihre Beseitigung allein bedeutet noch keineswegs die grundsätzliche Austilgung der Krankheit an sich. Durch diesen Standpunkt unterscheidet sich die Jso-Komplex-Heilweise wesentlich von jenem der alten Schulmedizin, die sich praktisch lediglich an die Äußerlichkeiten hielt.

Wenn wir nun aus dem über die Konstitutionslehre bisher Gesagten die notwendigen Folgerungen im Hinblick auf die früher entwickelten Stoffwechselgrundsätze ziehen, so werden wir zu der Anschauung kommen, daß dieselbe nicht nur vom Standpunkte des „Stoffwechsels“ im engeren Sinne betrachtet werden darf, sondern daß hierbei mit der gleichen Berechtigung auch die Lehre vom Kraft- oder Energie-Wechsel im menschlichen Organismus in Rechnung gezogen werden muß.

In der Tat, wie wir entsprechend dem Lymphkreislauf eine lymphatische, dem Blutkreislauf eine sanguinische Konstitution gegenüberzustellen haben, als deren beider Zusammenfassung oder Synthese die „gemischte“ zu gelten hat, so werden wir auch, dem Kraftkreislauf und dessen Organen, den Nerven, entsprechend, noch eine

„nervöse Konstitution“

zu unterscheiden haben.

Ihrem Wesen nach ist dieselbe gewissermaßen als eine Abart der „gemischten“ anzusehen, insoferne sich ihre Folgen mittelbar, sowohl auf das lymphatische wie auch auf das sanguinische Gebiet und deren Werkzeugsgruppen erstrecken.

Deswegen entwickelt sich ja auch die nervöse Konstitution vielfach in der Form der sog. „Neurasthenie“ ihrerseits auf dem Boden der Stoffwechselstörung, der Unterernährung der Nerven als solcher.

Die nervöse Konstitution äußert sich durch die Neigung, entweder zu erhöhter oder verminderter Reizbarkeit und Reizempfänglichkeit (Exaltation und Depression) des Nervensystems, welche sich alsdann in verschiedenster Art sowohl auf dem Gebiete der unbewußten rein vegetativen Nerventätigkeit, als auch auf dem Gebiete der motorischen (bewegenden) wie der sensitiven (empfindenden) körperlichen (animalischen) und geistigen (psychischen) Verrichtungen, endlich sowohl in den zentripetalen (zum Nervenzentralorgan hinleitenden) als auch den zentrifugalen (vom Nervenzentrum nach den äußeren Körperteilen und Organen leitenden) Nervenfäden äußern können.

Auf dieser Konstitution fußen die sog. „nervösen“ Magen-, Darm-, Herz- usw. Erkrankungen, welche ihrem Wesen nach also lediglich in einer Störung der Reizgebung (Innervation) für das betreffende Organ, nicht in einer Erkrankung des letzteren selbst beruhen.

Die Konstitutionsmittel für diese Anlage sind außer dem *Fb 1* und *Fb 2* das *St 10, G 10, Br 4,* von den neuen Komplexmitteln *G 8, G 14, Br 8, Br 9, St 9, St 10* und die Fluida.

Der Genius epidemicus

Man hat schon seit Jahrzehnten, besonders durch die Beobachtung der *Wirkung* homöopathisch gegebener Arzneien, die Wahrnehmung gemacht, daß sich diese Wirkung innerhalb gewisser Zeitabschnitte allmählich vollständig verändert. Hieraus hat man den Schluß gezogen, daß, nachdem die Qualität der Arznei an sich die gleiche geblieben ist, die Krankheiten selbst in ihrem Charakter, Verlauf und Erscheinungsbild einem Wechsel unterworfen sein müßten.

Wenn wir auf die schon von Paracelsus aufgestellte Behauptung zurückgreifen, daß nicht allein das örtliche Klima, sondern auch die Jahreszeit und die Einwirkungen des Erdkörpers als solchen und der Gestirne, vor allem Sonnen-, Mondes- und Planetenstand, einen bedeutenden Einfluß auf alle Geschöpfe dieser Erde und folglich auch ihr Befinden, Wohl und Wehe, also auch deren Erkrankungen äußern, so ist es leicht einzusehen, daß unter dem veränderten Stande der Erde im Weltraume und ihrer damit veränderten Stellung zu den übrigen Gestirnen auch deren Kraftausstrahlungen und Einflüsse der Erde gegenüber sich allmählich verschieben müssen.

Wir wissen, welch großen Einfluß die Sonnenflecken periodisch auf die von der Sonne ausgehende Strahlung nach Art und Stärke und damit auf die Witterung ausüben, wir wissen, wie die Mondphasen gewaltig auf die Gezeiten des Meeres einwirken, wir wissen, wie im Leben der Erde feuchte und trockene, heiße und kalte Jahre, gewitterreiche mit elektrizitätsarmen wechseln, wie sich die wechselnde elektrische Ein- und Ausstrahlung durch häufiges oder seltenes Nordlicht (Polarlicht) äußert usw. Alles Beweise dafür, daß die ganzen Lebensbedingungen der Erde und ihrer Geschöpfe einem steten, aber gesetzmäßigen Wechsel unterworfen sind. Und wie die Lebensbedingungen, so wechseln auch die Lebensäußerungen ihrer Geschöpfe.

Man hat also die Wahrnehmung gemacht, daß unter diesen wechselnden Einflüssen sich auch der Charakter, die Erscheinungen und der Verlauf nicht allein der akuten, sondern auch der chronischen Krankheiten allmählich verschiebt und verändert und daß sie infolgedessen auch nicht zu allen Zeiten denselben Mitteln weichen, bzw. auf deren Wirkung nicht in derselben Weise antworten (reagieren).

Diesen wechselnden und den Charakter der Krankheit selbst verändernden und verschiebenden *zeitlichen* Einfluß, der seinem Ursprung nach auf die Veränderungen im Äther und im Gestirnstande zurückgeht, nennt man den *Genius epidemicus,* der also gewissermaßen das gesetzmäßig Schwankende an dem Wesen der „Konstitution“ darstellt.

Nachdem nun der *Genius epidemicus* (Zeiteinfluß) die ganze Grundlage, den ganzen Boden der Krankheitsanlage verändert und verschiebt, so ist es klar, daß sich damit auch das Verhältnis derselben zu der Arznei verändern muß, d. h. also, *die* Arznei, welche in einem früheren Abschnitt dem *Genius epidemicus* entsprochen hatte, entspricht ihm nicht mehr in einem späteren Zeitabschnitt und umgekehrt. Es muß also eine andere Arznei an ihre Stelle gesetzt werden, welche dem laufenden Zeiteinfluß *(Genius epidemicus)* verwandter und entsprechender ist.

Wir sehen also, wie weit sich das homöopathische Ähnlichkeitsgesetz in seinen letzten Ausschwingungen nach Art, Zeit und Raum erstreckt.

Sehr deutlich und ausgesprochen konnte man den Einfluß des *Genius epidemicus* an der Influenza in deren wechselvollem Bilde und Auftreten seit dem Jahre 1890 beobachten. Mit einer Umflußzeit von etwa sieben bis zehn Jahren konnte man die Wahrnehmung machen, daß sich diese Krankheit der Reihe nach die verschiedenen Organe und Gewebe des Körpers zum Hauptsitz und Herde erkoren hat und damit natürlich auch ihr äußeres Erscheinungs- (Symptomen-) Bild veränderte.

Das erste Auftreten der Influenza im Winter 1890 geschah unter dem Bilde eines akuten, fieberhaften Bronchialkatarrhs mit außerordentlicher Schwäche. Darnach kamen nacheinander Herz, Darm (besonders Blinddarm), Nervensystem, Gehirn an die Reihe. — 1925 befand sich die Influenza in dem Stadium, daß sie sich jeweils auf das schwächste Organ warf.

In demselben Sinne wechselten die Hauptmittel, die gegen diese Seuche in Anwendung gebracht werden mußten. Es waren nacheinander das *St 10,* das *Ad,* das *G 10,* das *Fb 1,* zuletzt *Fb 2.*

An nervösen Krankheiten kann man weiterhin den Einfluß der Zeitwirkung *(Genius epidemicus)* nicht minder deutlich beobachten. Ich möchte sagen, sie nehmen in erster Linie den „Influenza“- (wörtlich = „Einfluß“-) Charakter an. So z. B. die verschiedenen Krämpfe, in erster Reihe die Epilepsie.

Ähnliches Verhalten zeigen aber auch andere chronische Krankheiten und es wird dadurch lediglich bestätigt, was schon alte Homöopathen über das Verhalten der Krankheiten in gewissen Zeitabschnitten gegenüber der Arzneiwirkung beobachtet und gelehrt hatten. Besonders auffallend in dieser Richtung ist ja gerade das Verhalten der Seuchen. Hier hat man die Beobachtung gemacht, daß fast jede Epidemie andere Heilmittel verlangt und das Mittel bei der einen Epidemie versagte, welches beispielsweise einige Jahre vorher bei einem Auftreten derselben Seuche glänzende Dienste geleistet hatte.

Die Ursache für diese merkwürdige Erscheinung liegt aber, wie wir gesehen haben, nicht an dem Heilmittel, ebensowenig an der Krankheit selbst, wie vielmehr an dem veränderten konstitutionellen Boden, auf dem sie sich entwickelt.

Es mag dies ein neuer Beweis und eine neue Lehre sein, wie wenig es angebracht ist, die Ausübung der Heilkunde in Schablonen und feste Rezepte zwängen zu wollen, wie es vielmehr Aufgabe des Arztes ist, seine Augen und seine Sinne stets offen zu halten und alle Vorgänge der Natur und Umwelt vorurteilslos und verständig zu verfolgen, daraus seine folgerichtigen (logischen) Schlüsse zu ziehen und zur Richtschnur des Handelns zu nehmen.

Aus dem Vorausgehenden haben wir entnommen, von welch einschneidender Bedeutung die richtige Erkenntnis der Konstitution für

die Mittelwahl

sein muß.

In der Tat ist die Konstitution insonderheit bei den chronischen Krankheiten ausschlaggebend für die richtige Auswahl des zur Heilung notwendigen Haupt- und Grundmittels. Zunächst allerdings der betreffenden Mittelreihe.

Ich habe diese bereits bei der Besprechung der einzelnen Konstitutionen angedeutet.

Nun ist es die weitere Aufgabe der Krankheitserkenntnis (Diagnose), das vorwiegend erkrankte Organ oder Gewebe, bzw. die Organ- oder Gewebegruppe festzustellen, um hiernach diejenige Nummer des betreffenden Konstitutionsmittels zu erfassen, welche mit jenem erkrankten Organ oder Gewebe bzw. jener Gruppe die nächste homöopathische Wahlverwandtschaft (Affinität) besitzt.

Und endlich wird die Art und Weise des Krankheitsvorganges aus dessen zutagetretenden (objektiven und subjektiven) Erscheinungen festgestellt, um auch die etwa notwendigen Nebenmittel bestimmen zu können.

Ich will versuchen, dies an einem Beispiel aus der Praxis anschaulich zu machen.

Nehmen wir einen gewöhnlichen chronischen Gelenkrheumatismus zur Vorlage.

Als chronische Säfteentmischung beruht derselbe jedenfalls auf einer gemischten Konstitution. Somit ist es kein Zweifel, daß der Schwerpunkt der Behandlung auf ein *G*-Mittel fallen muß. Zu Anfang möchte wohl *Ad* × *St* genügt haben, so lange nicht dauernde Gewebeverbildungen, wie Geschwülste und Anschwellungen der Gelenke vorhanden waren.

Gut, also die Reihe „*G*" steht fest. Sitz der Erkrankung sind Gelenke und zum Teil auch Muskel. Somit kommt hauptsächlich *G 5* als Gelenk- und Muskelmittel dieser Reihe in Betracht.

Nachdem aber der rheumatische Krankheitsverlauf nicht allein mit der harnsauren Blutentmischung, sondern auch mit Neigung zu Entzündungen, meist passiver Art (Stauungen) verbunden ist, muß auch *Ad* und zwar das Venenmittel *Ad 2* beigezogen werden. Endlich zur Ausscheidung der Harnsäure durch den Stoffwechsel und Ersatz des Ausgeschiedenen durch gesundes Gewebe das Drüsen-, Muskel- und Gelenkmittel *St 5* innerlich und äußerlich; wobei natürlich von Fall zu Fall Abweichungen eintreten können, je nach der Notwendigkeit, etwa durch *G 6* oder *St 6* auf die Nierenausscheidung, durch *Fb* auf die Schweißbildung und Ausscheidung einzuwirken u. dgl.

Die gemischte Konstitution kann, wie wir gehört haben, selbst auch verschiedenartige Mischformen annehmen, indem z. B. in ihr entweder das lymphatische oder das sanguinische Element oder der nervöse Einschlag vorwiegen kann. So kann z. B. bei vorwiegend lymphatischem Charakter und vererbter Sykosis das *K* als Nebenmittel zur Bekämpfung der (hereditären) Erbanlage einzuschalten nötig sein.

Oder bei vorwiegendem sanguinischen Einschlag das *Ad 1* statt *Ad* 2 wegen Neigung zu akuten Krisen und heftigen Entzündungen.

Nehmen wir als ein Beispiel einer akuten Krankheit einen Scharlach, bekanntlich eine seuchenartige (epidemische) Hautkrankheit.

Nehmen wir zunächst an, das erkrankte Kind wäre lymphatischer Natur, so ergibt sich *St* als Konstitutionsmittel und zwar *St 5*, weil es aus der *St*-Reihe vornehmlich Hautmittel ist.

Nun ist aber der Scharlach eine akute, fieberhafte Krankheit, folglich muß dem *St 5* als Haut- und Konstitutionsmittel noch das *Fb* als Fieber- und Nervenmittel beigegeben werden, das allerdings außerdem noch den Vorteil hat, ausscheidend auf die Hautdrüsen durch die Hautnerven einzuwirken.

Wäre das Kind aber sanguinischer Konstitution, so würde nicht *St* sondern *Ad* als Konstitutionsmittel zu geben sein; denn der Verlauf des Scharlachs wäre unter dem Einflusse dieser Konstitution hitziger und stürmischer, natürlich auch bedrohlicher als in dem ersteren Falle.

Dann allerdings würde aber auch das *St 5* — hier aber nicht als Konstitutions-, sondern lediglich Organmittel — für die Haut und das *Fb* in demselben Sinne, wie vordem erläutert, als Nebenmittel zu geben sein.

Oder nehmen wir z. B. Epilepsie an bei einem Kinde, das erblich belastet ist und den Charakter der lymphatisch-nervösen Mischkonstitution trägt, also schwächlich, bleich, blutarm, zur Kälte neigend, wasserscheu, leicht frierend ist.

Ohne Zweifel haben wir hier das lymphatische Konstitutionsmittel *St* mit dem nervös-konstitutionellen *Fb* anzuwenden.

Letzteres zudem auch als Organmittel, wegen seines Einflusses auf das kleine Gehirn, den Sympathikus als Sitz und Erreger der Krämpfe.

Daneben, wenn sich die Krämpfe hartnäckig zeigen, vielleicht auch das gelbe Fluid als — Nervenmittel.

Dabei wäre dies ein Fall, wo mit Rücksicht auf den herrschenden Zeiteinfluß *(Genius epidemicus)* vielleicht das *St 2* und *Fb 2* besser als *St 1* und *Fb 1* innerlich wirken dürften.

Im Falle der Hartnäckigkeit könnte die innerliche Anwendung obiger Mittel dann noch vorteilhaft durch Einreibung mit Fluid gelb oder Abwaschungen mit dem Rückenmarksnervenmittel *St 3* unter Beimischung von Fluid gelb unterstützt werden.

St 3 statt *St 1* bzw. *St 5* wäre auch dann vorzuziehen, wenn das Kind an Schwäche oder Reizbarkeit der Geschlechtsteile, z. B. Pollutionen litte oder der Verdacht besteht, daß es etwa onaniert.

In ähnlicher Weise also müssen wir uns zunächst jeden vorkommenden Krankheitsfall zergliedern

1. in seine allgemeine (konstitutionelle Anlage) oder Grundlage;
2. in den örtlichen oder organischen Krankheitssitz;
3. in die Art der örtlichen Erkrankung durch sorgfältige Prüfung der Krankheitserscheinungen.

Auf dieser Grundlage wird die richtige Mittelwahl dann wesentlich leicht werden.

Im allgemeinen können wir uns in unserer geographischen Lage an die 6. Verdünnung als die am häufigsten passende oder gewissermaßen „Durchschnitts-" oder Normaldosis *für chronische Krankheiten* halten. Nur für besonders sensitive Kranke, ferner für gewisse *organische Erkrankungen* sind dann höhere Verdünnungen nötig. So vor allem bei den meisten Herzleidenden, wenigstens den mit organischen oder Klappenfehlern behafteten, dann bei erregtem und wesentlich beschleunigtem Pulsschlag, Neigung zu Kongestionen und akuten Entzündungen die 6., bei Neigung zu Blutungen auch noch höhere 10. Verdünnung.

Die Erfahrung zeigt ferner, daß fleischlos (vegetarisch) lebende und „Abstinenzler", d. h. Alkohol meidende Menschen, für die Wirkung der Jso-Komplex-Mittel viel empfänglicher und empfindlicher sind, daß sie daher geringere Arzneigaben beanspruchen und schneller darauf antworten (reagieren). Ebenso vollzieht sich der Heilungsvorgang leichter und schneller, offenbar weil ihre Säfte und Gewebe nicht mit gewissen „Fleischgiften", d. h. den Zerfallsstoffen des tierischen Organismus, dem das Fleisch entnommen ist, und sonstigen Genußgiften, Reizstoffen u. dgl. (Alkohol, Nikotin, Salz, starke Gewürze u. dgl.) belastet und vergiftet sind.

Das ist wohl auch der Grund, weshalb die Hochpotenzen gerade bei den großenteils fleischlos lebenden Indern (soweit sie Buddhisten sind) so verbreitete Aufnahme fanden und die glänzendsten Erfolge erzielten. Scheinbar, aber nur scheinbar, gegen den Einfluß des Klimagesetzes.

Ebenso auch bei *nervösen Erregungszuständen* und Krämpfen, wie z. B. Fallsucht, Veitstanz u. dgl.

Dagegen können bei *Schwäche, Darniederliegen der organischen Tätigkeit,* verlangsamtem und schwachem Pulsschlag, Untertemperatur, *Absterben* oder *Schwund* einzelner Teile, z. B. der Muskeln, kräftigere Dosen, also Grundstärke gegeben werden. *Je größer die Schwäche und Hinfälligkeit, je größer die Hemmung* der (physiologischen) Lebensverrichtungen, desto stärker die Arzneigabe. *Je größer die Beschleunigung* oder *Erregung* derselben dagegen, desto schwächer ist die Dosis zu berechnen, etwa von der 6. Verdünnung als „Mittel" an gerechnet.

Bei *akuten und subakuten Krankheiten* kann wohl die Grundstärke gegeben werden. Ist aber Fieber vorhanden, so ist die Gabe *je nach der Fieberhöhe* und der damit verbundenen Erregung abzustufen. Im allgemeinen: Je höher das Fieber, desto höher die Verdünnung, wogegen bei Untertemperatur (Kollaps) kräftigere Dosen in Grundstärke zu geben sind.

Wir dürfen jedoch dabei nicht denken, daß in jedem Falle beim Gebrauche mehrerer Mittel alle in derselben Dosis gegeben werden müßten. Dies ist durchaus nicht der Fall. Namentlich *Ad, Fb* und *K* müssen oft weit schwächer gegeben werden als die andern.

Nehmen wir z. B. an: Eine Frau würde neben einem chronischen Weißfluß, der etwa *G 1* oder *G 4* 4. Dil. erfordert, noch an sehr heftigen und anhaltenden Blutungen leiden; da werden wir natürlich *Ad 1* geben müssen, jedoch mindestens in der 6. Verdünnung; möglicherweise sogar während der Tage der Periode in der 10. Verdünnung. Ebenso, wenn ein chronisch Herzkranker nebenbei gelegentlich von einem anderen Leiden ergriffen wird, z. B. einem Gelenkrheumatismus. Da wird neben *St 5* und *G 5* in 6. Verdünnung natürlich auch das *Ad 1* oder *Ad 2* gegeben werden müssen, aber in 6. oder 10. Verdünnung.

So ist es auch, wenn bei einem chronischen Allgemeinleiden, nehmen wir z. B. an Tuberkulose, eine *erbliche Anlage* besteht, die *K* verlangt.

Da werden wir wiederum neben den *Br 2* und *G 5*, event. auch *Fb 1* in 6. Verdünnung, das *K* geben müssen, um gegen die erbliche Anlage (Heredität) anzukämpfen. Aber vielleicht nur täglich 1mal ein Korn 6. oder 10. Verdünnung oder gar nur 1mal in der Woche ein Korn. Wenn ein Kranker z. B. über *Unruhe, Schlaflosigkeit,* große Erregung klagt, so werden wir ihm dieserhalb als Nervenmittel *Fb 1* oder *Fb 2* geben, neben den sonst seinem Hauptleiden entsprechenden Arzneien, aber das *Fb* dann in ganz schwacher, 10. Verdünnung für die Abendstunden.

Das sind Fälle, wo z. B. die neuen, erweiterten Komplexmittel *nicht* an Stelle des abwechselnden Gebrauchs ihrer einzelnen Bestandteile (Komponenten) verwendet werden können, da damit eine verschiedene Dosierung der Einzelteile nicht möglich ist.

Überhaupt ist es gut, beim Gebrauche mehrerer Mittel bei chronischen Krankheiten jedes Mittel für eine Anzahl von Stunden hintereinander zu geben. Bei zwei Mitteln z. B. das eine Vor-, das andere Nachmittag. Bei drei Mitteln jedes etwa vier Stunden lang, z. B. das erste von 9—11 Uhr, das zweite von 2—5 Uhr, das dritte von 6—9 Uhr, stündlich eine Gabe, also 1 Kaffeelöffel voll der Lösung, 1 Korn der Tablette der betreffenden Verdünnung.

Dabei gibt man das *Ad* besonders gern in den Morgenstunden, das *Fb 1* in den Abendstunden. Das erstere wegen seiner starken, abends und nachts leicht erregenden Herzwirkung. Das andere im Gegenteil, weil es die Nerven beruhigt und daher einen guten, ruhigen Schlaf bewirkt.

Wenn sich in den Verlauf einer chronischen, mit den mittleren und schwächeren Lösungen behandelten *Erkrankung eine (interkurrierende) akute Erkrankung einschiebt,* so müßten vorübergehend, der letzteren entsprechend, auch die Mittel gewechselt und im Sinne des akuten Krankheitscharakters meist auch die Dosen verstärkt werden — für so lange, bis die akute Krankheit beseitigt ist — dann kann man zu dem früheren Kurplan zurückkehren; es sei denn, daß sich die chronische Krankheit infolge der zwischengetretenen (interkurrierenden) akuten wesentlich verändert hat, was natürlich auch eine entsprechende Änderung des Kurplanes erfordern würde.

Nebenmittel, die man etwa für Erreichung eines besonderen Zweckes, z. B. Anregung des Appetites, der Verdauung, des Stuhlgangs oder Auswurfes usw., *für nötig hält,* gibt man in der Regel entweder zwischendurch, z. B. bei den Mahlzeiten, oder früh als erste und abends als letzte Arznei oder 2—3mal untertags, zwischen die Verdünnungen und Lösungen.

Bei chronischen Krankheiten genügt es im allgemeinen, die letzteren stündlich zu geben. Bei akuten ist ein öfteres Geben zu empfehlen. Ja, bei heftigen drohenden Zuständen, Krisen und Schwächezuständen ist es ratsam, die Verdünnungen sogar alle 5—10—15 Minuten nehmen zu lassen. Doch selbst dann darf ein Kranker, wenn er schläft, nie zum Zwecke des Einnehmens geweckt werden.

Wenn nach einem bestimmten Mittel oder einer bestimmten Mittelgruppe in einer gewissen Gabenstärke Besserung eintritt, so darf, *solange die Besserung anhält und fortschreitet,* weder an den Mitteln noch an der Dosis etwas geändert werden. Man würde im Gegenteil durch unzeitige Änderungen den Heilungsgang unnützerweise stören und gefährden.

Tritt, nachdem eine gewisse Verordnung eine Zeitlang gut gewirkt hatte, ein *Stillstand der Besserung,* eine Stockung der letzteren — aber wohlgemerkt, kein Rückfall oder keine Verschlimmerung — ein, so läßt man eine leichte Verstärkung der Dosis eintreten, wie ich früher bereits angedeutet habe, beispielsweise eine Verdoppelung. Auf diese Weise wird man durch stufenweises Verstärken der Gabe immer wieder einen Fortschritt in der Besserung erzielen und kann dann, wenn nötig, auch auf einen stärkeren Verdünnungsgrad übergehen.

Schon daraus ist zu ersehen, daß es durchaus nicht angängig ist, für längere Zeit, Wochen oder Monate im voraus einen Verordnungsplan aufzustellen, da man sich jedem Wandel des Krankheitsverlaufes genau anpassen muß.

Umgekehrt, tritt nach einem gewissen Zeitraum der Besserung eine *plötzliche oder allmähliche Verschlimmerung* des Zustandes ein, so ist zunächst stets ein entsprechendes Abschwächen der Dosis notwendig. Die Mittel selbst ändere man aber erst dann, wenn der Rückgang mit der Dosis keinen Erfolg bringt.

Heftige Krisen in einem Krankheitsverlaufe erfordern zunächst immer eine einschneidende Änderung der Gabenstärke: Verstärkung, nötigenfalls sehr starke Dosen bei drohendem Kräfteverfall, Kollaps (Fallen der Körperwärme und des Pulses), Agonie (Todesschwäche) oder Lähmung. Dagegen sehr schwache Lösungen, selbst Hochpotenzen, bei wilden Aufregungszuständen, Delirien, Reizungserscheinungen, Unruhe u. dgl.

Vor erlangter völliger Heilung soll eine Behandlung aus den früher schon erläuterten Gründen, wegen der Gefahr schwerer, oft unheilbarer Rückfälle, bei chronischen konstitutionellen Krankheiten nicht unterbrochen oder abgebrochen werden, besonders aber nicht bei den schweren, allgemeinen Entmischungen, wie Krebs, Tuberkulose u. dgl.

Bei Frauen ist die Periode oder Schwangerschaft kein Grund, eine Kur auszusetzen. Im Gegenteil ist diese Zeit besonders fleißig zu benützen. Während der Periode kann es nur, je nach deren Neigung und Verlauf, manchmal nötig sein, entweder das *Ad* auszusetzen oder in seiner Stärke dem Verlaufe der Regel und dem hiebei zu erreichenden Zwecke anzupassen.

Die Schwangerschaft wird im Gegenteil durch den Kurgebrauch — besonders von *St 1 und G 1* — gefördert und die Entbindung selbst auffallend leicht gemacht. Man gibt zu Anfang der Schwangerschaft *G 1* meist in 6. Verdünnung, vom sechsten Monat an in der Grundstärke. Desgleichen in den letzten Wochen vor der Entbindung. Während des Geburtsaktes alle 10—15—30 Minuten.

Unzulässig bei einer Jso-Komplex-Kur ist der gleichzeitige Gebrauch giftiger, heftig wirkender, stark dosierter allopathischer Mittel, die Anwendung von Serum und „Lymphen" zu Einspritzungen. Nicht nur weil allopathische und Jso-Komplex-Mittel nach ganz entgegengesetzten Gesetzen und Grundsätzen angewendet werden und sonach einander entgegenwirken, sondern auch weil aus dem letzteren Grunde die Beobachtung und Beurteilung der Wirkung wo nicht ganz unmöglich, so doch außerordentlich erschwert und irreführend wird.

Dagegen läßt sich die Jso-Komplex-Heilweise ohne weiteres mit jeder sachgemäß und richtig verordneten physikalischen oder Naturheil-Anwendung vereinigen und kann durch solche sogar wesentlich unterstützt und gefördert werden.

Hierher gehören unter anderem z. B. die Milch- und Obstkuren (mit Ausnahme der Zitronenkur), Traubenkuren, Höhen- und Klimakuren, z. B. Hochgebirge, südliches Klima, Seeluft, Seebäder, Sand- und Lehmkuren, Wasserkuren verschiedener Art, sofern sie mit Vorsicht und Auswahl geschehen; dann die Anwendung von Elektrizität (Schwachströme, nach neuesten Erfahrungen auch Hochfrequenzströme), Magnetismus, Licht-, Luft-, Sonnenbäder, Bestrahlungen mit elektrischem Farblicht, Höhensonne.

Zulässig ist auch die Einschaltung Schüßlerscher „Funktionsmittel", weil dieselben eigentlich lediglich eine homöopathisch dosierte Zufuhr dem Organismus fehlender Aufbaustoffe bedeuten und somit die Wirkung der Jso-Komplex-Arznei nicht stören.

Ebenso, mit Maß angewendet, die sog. physiologischen Nährsalze, z. B. Jsosal u. a.

Endlich auch Diät- und Fastenkuren mannigfacher Art, vor allem vernünftiger und gemäßigter Vegetarismus. Besonders empfehlenswert ist Rohkost, weil sie dem Körper lebendige Aufbaustoffe zuführt. Doch muß sie sorgfältig gekaut oder künstlich zerkleinert und gut eingespeichelt werden. All das, ich wiederhole es, unter entsprechender fachmännischer Leitung. Warnen möchte ich vor den maßlosen Kaltwasseranwendungen, welche für schwächliche, blutarme, reizbare Kranke, ferner Herz- und Gefäßleidende und solche, die das vierzigste Lebensjahr überschritten haben, meist völlig ungeeignet, ja so gefährlich für die Dauer wirken können, wie das schärfste Gift. Wohlgemerkt, bei fortgesetzter Anwendung!

Gelegentliche, vorübergehende Anwendungen können zur Anregung der Naturheilkraft recht nützlich und brauchbar sein.

Weiter auf diese Fragen hier einzugehen muß ich mir versagen, da dieselben in das Gebiet der Naturheilkunde (oder physikalischen Therapie) gehören, das uns hier nur insoweit berühren kann, als es mit der Jso-Komplex-Heilweise in Zusammenhang steht.

Bezüglich der *Operationen* habe ich meinen Standpunkt bereits an mehreren Stellen früher angedeutet. Ich stehe darin ganz auf dem Standpunkt des Professors der pathologischen Anatomie, Hyrtl, der als solcher gewiß nicht als maßgebender Fachmann abgelehnt werden kann, und sage, soweit es sich um allgemeine, chronische, innere und nicht lediglich traumatische (durch äußere Gewalt hervorgebrachte) Erkrankungen handelt, mit diesem: „Operation ist keine Heilung!" Doch ist die heutige Operationstechnik so weit fortgeschritten, daß auch bei Krebs und Tuberkulose erstaunliche Heilerfolge beobachtet werden können. In Spätstadien dieser schweren Krankheiten ist freilich operativ nichts mehr auszurichten. Gerade hier können aber oft homöopathische Mittel noch Erleichterungen bringen.

Nun taucht noch eine Frage *auf: Wie steht es mit den Mischungen mehrerer Jso-Komplex-Mittel?*

Aus den vorausgehenden Ausführungen haben wir schon entnommen, daß, nachdem die Jso-Komplex-Mittel energetischer und nicht stofflicher Art sind, die Mischungen solcher Kräftesonderheiten grundsätzlich möglich sind, weil sie sich zu parallel wirkenden Kräftebündeln vereinigen. Praktisch jedoch empfiehlt sich das Mischen mehrerer Jso-Komplex-Heilweise-Mittel indessen nur mit großen Einschränkungen.

Auf keinen Fall sollte es ein Anfänger in dieser Heilweise unternehmen, mit Mischungen zu arbeiten, weil er sich dadurch die klare Übersicht der Wirkung, deren Verfolgung und Kontrolle außerordentlich erschwert, verwirrt, wo nicht überhaupt unmöglich macht. Bedenken wir z. B. nur den einen möglichen Fall, daß von mehreren Mitteln nicht alle in der gleichen Stärke zuträglich wären! Dann kann der Beobachter wohl bei getrennter und z. B. nach Tageszeiten geschiedener Anwendung unschwer die Wirkung des einen und des anderen feststellen, aber schwerlich der Anfänger aus einer Mischung.

Das ist wohl auch der Grund, weshalb bisher vor Mischungen stets so nachdrücklich gewarnt worden ist, und mit Recht!

Eher mag es angehen, zur Vereinfachung einer Kur Mischungen gelöster Mittel zu geben, nachdem man dieselben zuvor durch getrennte Anwendung erprobt, geprüft und für wirksam befunden hatte.

Auch dann soll aber die Mischung nicht wahllos geschehen. Zulässig ist nur die Mischung von Mitteln aus verschiedenen Reihen, nicht aus der gleichen, weil ja alle Mittel derselben Reihe zum größten Teil aus denselben Bestandteilen bestehen, so daß durch die Mischung zweier oder mehrerer aus derselben Reihe ein ganz neues Gegenseitigkeitsverhältnis der Kräfte entsteht.

Das „Mischen" ist vielfach gerade bei den Neulingen in der Jso-Komplex-Heilweise in Schwung oder bei Praktikern, die von der Naturheilkunde, Homöopathie u. dgl. zu unserer Heilweise gekommen sind.

Was man da an Rezepturen erleben kann, ist grauenhaft. Die Haare könnten einem zu Berge steigen — wenn man noch welche hat — über solchen Mischmasch.

20—30 Rezeptbestandteile in den entgegengesetzten Dosen.

Es ist ein Jammer!

Von der entferntesten Möglichkeit einer Wirkungskontrolle kann da natürlich keine Rede sein. Diese vielseitigen Künstler wollen ihr Tun damit begründen, daß sie sich „vorurteilslos" nennen und jeder

Heilmethode das Beste entnehmen. Sie werden aber meist nur dahin kommen, daß sie den Wald vor lauter Bäumen nicht sehen, die einzelnen Arzneiwirkungen nie richtig abschätzen und beurteilen lernen und niemals zur Meisterschaft auch nur in *einer* der Heilmethoden gelangen werden, sondern in allen, einschließlich der Jso-Komplex-Heilweise, Stümper bleiben:

Zulässig wäre also zum Beispiel:

Ad 2, G 5, Fb 1 oder
Ad 2, G 5, St 5 oder
Br 1, G 5 oder
Ad 3, St 5, G 4, Fl. gr. usw., *aber nicht*
St 2, St 5, St 6 oder
Br 1, Br 3, Br 2, G 5, G 1 oder
Ad 1, Ad 2, G 5, G 1 usw.

Mischungen haben im Laufe der letzten Jahre besonders viel für den äußerlichen Gebrauch, für Salben, Umschläge, Waschungen, dann bei den Mahlzeiten *(St 2, G 10, Fb 1* z. B.) Übung und Aufnahme gefunden.

Der Erste, der die Mischungen zunächst als Salbe in ausgedehntem Maße angewendet hat, war mein unvergeßlicher † Freund und Lehrer Dr. Franz Pesendorfer in Gmunden, dessen Heilsalbe heute noch im Traunviertel unvergeßlich ist und sich auch in der Jso-Komplex-Heilweise allgemein eingebürgert hat.

Auf diesen Erfahrungen langer Jahre und Jahrzehnte weiterbauend, sind auch die erweiterten Komplex-Mittel zusammengestellt worden, die wir an anderem Orte besprochen haben.

Gleichwohl, wer die Wirkung der Mittel kennen lernen und ihre Anwendung beherrschen will, lasse die Hände von den Mischungen, wenn er sich sein Studium nicht selbst unnötig erschweren und so manchen sonst möglichen Erfolg gefährden will.

Vergessen wir nicht, daß die Jso-Komplex-Mittel gegenüber den alten homöopathischen an und für sich schon Mischungen mit einem, wie wir früher gesehen haben, ungeheuer erweiterten Wirkungskreise sind. Deshalb ist es vielfach ganz unnütz, so viele Mittel gleichzeitig zu geben. Das mag bei Anfängern angehen, die immer ein bißchen in Verlegenheit sind, wohin sie zuerst schlagen sollen, und daher am liebsten die ganze Apotheke auf einmal verschlucken lassen möchten. Nehmen wir zum Beispiel die alten Schriften Matteis und Hahnemanns her und wir werden finden, daß die glänzendsten Heilungen mit nur wenigen, aber eben schlagend gewählten Mitteln vollbracht wurden. Selten wurden mehr als drei Mittel gegeben.

Darin besteht eben die Meisterschaft, mit möglichst geringen Mitteln möglichst viel zu erreichen. Nicht aber darin, an eine Geringfügigkeit ein ganzes Arsenal zu verschwenden.

Trachten wir darin immer dem leuchtenden Beispiel der Altmeister nachzukommen und gehen wir mit uns bei jedem Mittel, das gegeben werden soll, streng ins Gericht, ob es auch wirklich nötig ist. So — und nur so — werden wir in die genaueste Kenntnis der entferntesten Wirkungen der Arzneien wirklich und vollständig eindringen und die letzteren beherrschen lernen.

Sehr wirksam und vielfach erprobt ist die Mischung eines oder mehrerer Körnermittel mit einem Fluid, besonders für äußerliche Zwecke. Aber auch innerlich kann das entsprechende Fluid ohne weiteres beigefügt werden.

Nehmen wir z. B. an, ein Lungenleidender, der auch an Fieber und Nachtschweißen leidet, bekäme *Br 2* × *G 5* × *Fb 1* 6. oder 10. Verdünnung in Lösung. Da der Auswurf hin und wieder Blutspuren zeigt, ist dieserhalb entweder *Ad 1* in hoher Verdünnung, z. B. 6. nötig oder blaues Fluidum gut! Man gibt da von dem letzteren 1 Tropfen entweder morgens in 1 Löffel Wasser oder auf 1 Stück Zucker, oder man mischt kurzerhand den Tropfen in das Glas mit der obigen Lösung.

Oder es ist viel eiteriger, übelriechender Auswurf vorhanden; da könnte man Fl. grün, 1 Tropfen, entweder *Br 3* oder der *G 5*-Lösung beigeben.

Früher haben wir schon gehört, wie z. B. die Mischung von *St 5, Fb 2, Fl. gelb* (je 5 Korn und Tropfen in 1 Liter Wasser) bei nervösen Aufregungszuständen, Hautjucken, bei Hautausschlägen von guter Wirkung ist usw.

Wir haben jetzt, was die Dosen betrifft, noch eine wichtige Frage offen, die sog.

Hochpotenzen*

In der Homöopathie ist die Anwendung dieser hochverdünnten oder potenzierten Arzneien schon sehr alt, wie wir gleich zu Anfang gehört haben. Schon Hahnemann und seine ersten Jünger, voran der berühmte Sanitätsrat Dr. Arthur Lutze in Cöthen, wandten sie an und verteidigten sie in ihren Schriften.

Die neuere Homöopathie allerdings, die in mehr als einer Richtung wieder in den materialistischen Bannkreis der Allopathie gekommen ist, arbeitet jetzt mehr mit den tieferen Potenzen. Da ich mit den tieferen Potenzen noch immer gut ausgekommen war, unterließ ich es auch, an meinen Patienten Versuche mit Hochpotenzen anzustellen, solange deren Notwendigkeit nicht gegeben war.

Indessen, als im dritten Kriegsjahre (1917) die Rohstoffe immer knapper wurden und eine völlige Erschöpfung der Vorräte an Mitteln eintrat, da entschloß ich mich doch, Versuche mit den Hochpotenzen zu machen, indem ich mich an die großen und unzweifelhaften Erfolge erinnerte, welche die alten Homöopathen schon mit solchen erzielt hatten.

Die Verdünnungen wurden mit unseren neu eingeführten Mitteln in dem früher angedeuteten Gegenseitigkeitsverhältnis fortgesetzt apothekerisch zubereitet, wobei ich bei Herrn Apotheker Johannes Sonntag (†) in Regensburg das größte Verständnis und Entgegenkommen fand.

Dabei konnte und mußte ich mich allerdings überzeugen, daß den Hochpotenzen eine gewaltige Wirkungskraft innewohnt, die zu übersehen ganz unmöglich ist.

Ich habe in dieser Zeit natürlich die laufenden Kranken von

*) Die Versuche und Erfahrungen von Th. Krauß mit den JKH-Mitteln in Hochpotenzen besitzen nur mehr historischen Wert, da Hochpotenzen nicht mehr hergestellt werden.

früher her in der alten Weise weiter und nur neue chronische Fälle mit Hochpotenzen, meist 30. Dil. behandelt.

Aber — ich sage es freimütig — ich habe im vorhinein nicht viel davon gehalten und erhofft — und habe wohl aus diesem Grunde ganz außer Augen gelassen, daß die alten Homöopathen diese sog. „Hochpotenzen“ nur in ganz seltenen Gaben, d. h. in längeren Pausen gaben.

Ich habe deswegen bei meinen ersten Versuchen die Hochpotenzen kühn und gelassen geradeso stündlich nehmen lassen, wie vorher die 6. Verdünnung. Aber das dauerte gar nicht lange; denn meist sah ich schon in kurzer Zeit die schönsten „Erstverschlimmerungen“ eintreten, wie sie die alten Homöopathen beschreiben, und nun bremste ich natürlich schleunigst, da ich daraus den von mir begangenen Fehler erkannte.

Gab ich dann von denselben Hochpotenzen nur 1—3mal täglich 1 Gabe, statt stündlich, so wendete sich die Verschlimmerung sofort zur Besserung und ich erkannte die Lehre der alten Homöopathen als gerechtfertigt.

Auf diese Weise konnte ich manchen sehr schönen Erfolg erzielen; doch möchte ich nach meinen bisherigen Beobachtungen sagen, daß sich die Hochpotenzen in erster Linie für die hartnäckigen, chronischen Leiden eignen, die auf einer sehr empfindlichen (sensiblen) Konstitution wurzeln, so auch für organische und besonders Nervenkrankheiten.

Das Eigentümliche an den Hochpotenzen ist also, daß mit der steigenden Verdünnung auch die Dauer der Nachwirkung wächst, daher die Notwendigkeit, diese hohen Verdünnungen so selten zu geben.

Ich habe, soweit es die Kürze der Zeit erlaubt, auch damit Versuche gemacht und muß bekennen, verschiedentlich mit dem besten Erfolge, gerade bei sehr hartnäckigen, chronischen Fällen.

Und es gibt für den Arzt durch entsprechende Änderungen in der Mittelwahl, in der Mittelzusammenstellung und Gruppierung, sowie der Dosen, immer wieder neue, unerschöpfliche Quellen und Möglichkeiten, die Mittel wirksam zu machen und den Besonderheiten der Krankheitserscheinungen, der Beschwerden, der Konstitution und sonstigen Nebenumständen anzupassen.

Deshalb niemals verzweifeln, solange noch Lebenskraft und Lebenswille in einem Kranken vorhanden ist!

Es ist nun klar, daß weder die Wirksamkeit der Arznei noch deren Befristung in Ewigkeit weiterwächst. Es besteht ohne Zweifel eine Grenze für beide. Wo — allerdings, das ist mir zu sagen noch nicht möglich.

Indessen, überall in der Natur finden wir gegenteilige Entsprechungen (Analogien), und wie schon so oft im Verlaufe unserer Betrachtungen, finden wir eine Frage, eines Rätsels Lösung so nah, so nah und greifbar.

Werfen wir einen Stein in tiefes, stilles, spiegelglattes Wasser. Sofort werden sich um die Einfallstelle Ringe zeigen, die sich von da an konzentrisch entfernen, und je weiter vom Mittelpunkte, desto weiter voneinander und desto flacher werden, bis sie kaum oder gar nicht mehr merklich am fernen Ufer ausschwingen.

Ein Schraubendampfer zieht durch die Flut. Von der Schraube aufgepeitscht, steigt rechts und links ein Wellenberg in die Höhe,

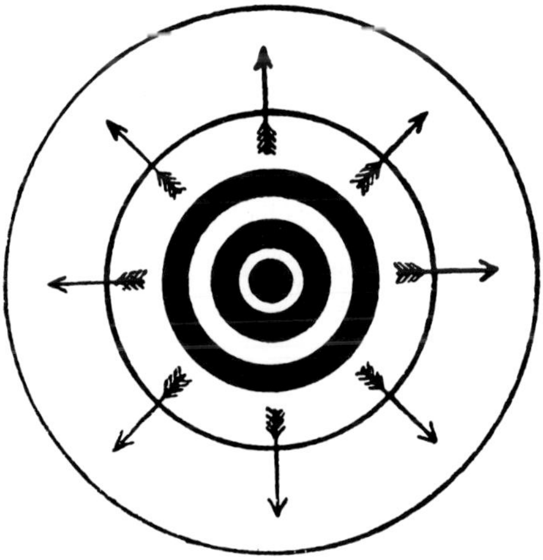

Die Fortpflanzungsringe der Wellen-Kraftlinien vom Zentrum aus, Verbreiterung und Verflachung der Linien bis zum Stillstand.

der, immer weiterausholend, dem Dampfer wie ein silberner Schweif folgt. Bis auch hier die Wellen in der Ferne ausschwingen und die Wasserfläche sich glättet, indem die eigene Trägheit und der Gegendruck der umgebenden Wassermasse den Druck des in Drehung versetzten Wassers zum Stillstand bringt.

So schwingt auch die in den homöopathischen Mitteln durch die Verdünnung in Bewegung gesetzte und auf den Körper übertragene Kraftströmung allmählich aus, und zwar desto langsamer, je weiter sie sich — durch Verdünnung und Potenzierung — von ihrem ursprünglichen Konzentrationspunkt entfernt hat, bis auch sie wieder spurlos vom All aufgenommen wird, das ihr entgegensteht wie die ruhige See dem Wellenschlag.

Diese Kraftausstrahlungen erfolgen in konzentrischen und mit der Verdünnung immer weiter ausladenden Kraftspiralen oder Wirbeln.

Dies macht uns eine andere Erscheinung erklärlich.

Bei flüchtiger Beobachtung würden wir geneigt sein anzunehmen, daß wohl die Kraft der Verdünnungen von Grad zu Grad stufenweise zu- oder abnimmt. Dies ist tatsächlich nicht der Fall. Es tritt vielmehr ein allmähliches Anschwellen der Wirkung bis zu einem (Maximum) Höhepunkt, dann Stillstand und ein ebensolcher Rückgang ein, ein Vorgang, der sich unbestimmte Male wiederholt in immer abgeflachterer Weise, bis die völlige Unwirksamkeit eingetreten ist.

Das heißt, die erste — Wirkung steigt zu ⊖ der Latenz oder Neutralität, überschreitet diese und wird +, kehrt dann wieder zur Latenz ⊖ und darüber zur — Negativität zurück usw., aber in immer zeitlich weiteren und verflachenden Schwingungen.

Ich habe versucht, dies in vorstehender Kraftlinie zu veranschaulichen. ⊖ ⊖ ist die Neutrale, einerseits als das Gleichgewicht im Organismus, anderseits der Arznei als solcher, im latenten Zustand gedacht.

Nach oben + KR das Gebiet der + Krankheitsreize, nach unten — KR das Gebiet der — Krankheitsreize (Hemmungen) gedacht.

A die noch latente Arznei, die durch fortschreitende Verdünnung „entbunden“, aktiv oder frei wird, und zwar im — (negativen) Sinne, schwächer und schwächer, bis sie wieder die Neutrale ⊖ ⊖ schneidet. Dies ist der Punkt, wo die Arznei neuerdings ⊖ neutral, also praktisch unwirksam geworden ist, bis sie in weiterer Verdünnung die Neutrale überschritten hat; da beginnt sie allmählich wieder + zu wirken, bis sie neuerdings die Neutrale erreicht und schneidet.

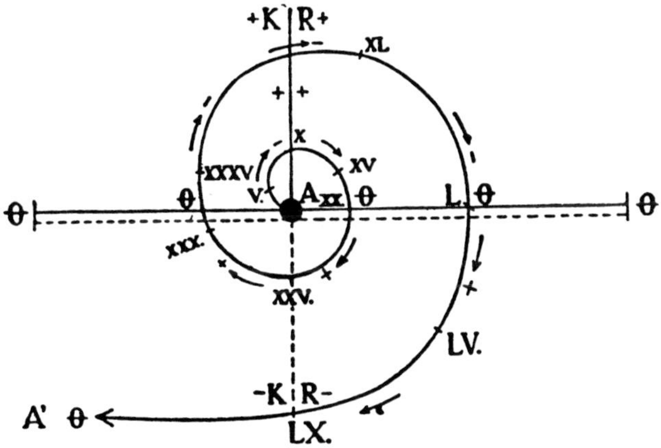

Die Kraftspirale geht von A aus, erhebt sich dem + Reiz entgegengesetzt ins Negative, erreicht bei X. den Höhepunkt der — Entfaltung, erreicht bei XX. den neutralen Punkt und wendet sich dann, die + positive Polarität zur Entfaltung bringend und dem — (negativen, Hemmungs-) Reiz entgegengesetzt, der fortschreitenden + Entfaltung zu, deren Höhepunkt sie bei XXV. überschreitet, um zwischen XXX. und XXXV. neuerdings die Neutrale zu überschreiten. Usw. bis die Ausschwingung parallel der Neutralen bei A[1] eintritt.

Gleichzeitig sehen wir, wie die Windungen der Spirale immer weiter werden, was uns die länger ausholenden Kraftwellen, die längere Nachwirkung versinnbildet. Endlich, nachdem die Kraftkurve bei *L* zum vierten Male die Neutrale überschritten hat, ist die Ausdehnungskraft oder Schwungkraft (Expansion) durch die Trägheit, Beharrung und Reibung überwunden und zum Stillstand gebracht und die freigewordenen Kräfte lösen sich im All des Äthers auf und kehren dahin zurück,*) woher sie gekommen waren, ehevor sie sich im Molekül des Arzneiträgers akkumuliert und suspendiert hatten. Damit ist auch das Ende und die physikalische Unmöglichkeit einer weiteren Arzneiwirkung gegeben.**)

*) Parallel mit der „Neutralen" bleibend, d. h. + und — wird nicht mehr aktiv.

**) Wer erinnert sich dabei nicht an die Form der großen „Sternnebel"?

Noch augenfälliger wird aber der Unterschied zwischen den kurzen, harten Kraftschwingungen der sogenannten tiefen oder starken und der hohen oder schwachen Arzneigaben zum Bewußtsein kommen, wenn wir uns die vorstehende Kraftspirale der Wellenschwingungen etwa im Querschnitte der Wellen denken.

Diese gehen zunächst in kurzen, harten Schlägen in der Richtung der Pfeile von *A* aus. Sie werden dann immer breiter und dabei flacher. Der Zwischenraum ihres (+) Anstieges und (—) Abstieges über und unter den „Nullpunkt" der Wirkungslosigkeit des ⊖ „Neutralen" wird immer weiter, bis auch dieser vollständig verflacht.

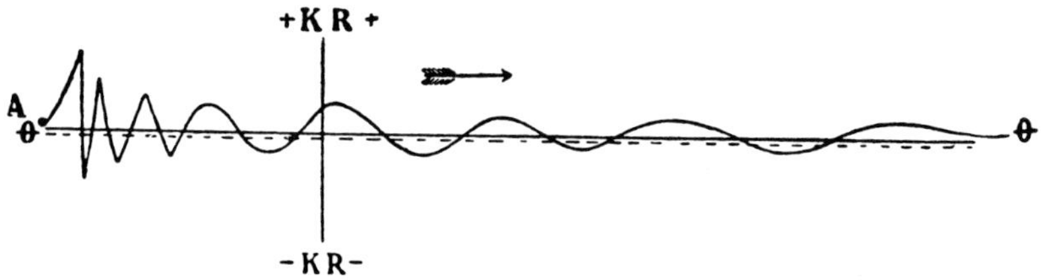

Die Kraftwelle geht von A aus, erhebt sich heftig und steil über die Neutrale als + Reiz und äußert kurze, aber heftige Reaktionen. Je weiter und flacher diese Reizwellen werden, desto länger wird ihre Schwingungsdauer sowohl im + als im —, bis sie endlich völlig verflachen, d. h. ins Wirkungslose ⊖ sich auflösen.

Gehen wir hinaus auf das weite freie Meer, beobachten wir die steigenden Wellenkämme und die gähnenden Wellentäler beim Sturm und vergleichen wir dieselben mit dem sanften, atemartigen Heben und Senken der flachen, weiten Dünungen.

Handelte es sich nicht um ein so erhabenes, ehrfurchtgebietendes Naturgesetz, das im Großen des Ozeans wie im Wassertropfen wirkt, so möchte man sich wohl versucht fühlen, einen Vergleich zu ziehen. Denn auch die starken Dosen der Arznei erregen im Organismus Reaktionsstürme mit den heftigen, harten Schwingungswellen ihrer „steilen" Kraftwellen, wenn auch von kurzer Dauer, wogegen die sanften, aber weiten Schwingungen der angemessen abgeschwächten Dosen lange anhaltende Nachwirkungen erzielen.

Wann und bei welchem Verdünnungsgrad dieser endgültige Punkt der Wirkungslosigkeit eintritt, vermag ich nicht zu sagen. Er mag wohl auch, je nach der Art und ursprünglichen Kraft der Arznei, verschieden sein, ebenso verschieden, wie von Fall zu Fall die „Neutrale", da, wie wir ja früher gehört haben, hier die Gegenseitigkeitsverhältnisse zwischen Arznei und Organismus mit ausschlaggebend sind.

Nach meinen bisherigen Beobachtungen dürfte etwa um die 20. Dil. der erste Wendepunkt der Wirkung liegen, d. h. die relativ neutrale Zone. Während also bis hierher die Wirkung der Arznei eine anfangs rasche, dann immer langsamer zunehmende — Negativität zeigte, verkehrt sich dieselbe nach der neutralen Zone, die praktisch vollständig wirkungslos ist, in eine erst langsam, dann immer mehr zunehmende + Positivität, bis auch diese Schnelligkeit abflaut und die Zunahme sich mäßigt, bis neuerdings das zweitemal die Neutrale (wirkungslose Zone) erreicht ist und die Wirkung sich neuerdings ins Negative verkehrt, bis endlich das „Ausschwingen" eintritt, wenn die Schwungkraft der emanierten (schwingenden) Strahlwellen durch sich selbst und den Widerstand der Umwelt erschöpft ist.

Ein Beispiel hiefür bietet einerseits die bekannte Feder unserer Taschenuhren. Wenn sie „aufgezogen" wird, ist sie zusammengerollt das Abbild aufgespeicherter Kraft, die sich, von der „Unruhe" des Werkes gehemmt, nur allmählich entwickeln kann, wobei die Feder die Ringe der Spirale immer weiter ausdehnt — bis zu der Grenze, wenn die aufgespeicherte Kraft erschöpft ist durch den überwundenen Widerstand.

Anderseits ein an einer Schnur befestigter, in kreisförmige Schwingung versetzter Stein, der schließlich auch ohne neuen Antrieb, durch die eigene Fortwirkung der übernommenen Schwungkraft, noch einige Kreise vollführen wird, bis diese Kraft von der Schwerkraft überwunden, erlahmt und erstirbt. Und trotzdem hatte er je $\frac{1}{2}$ Kreisbogen, abwärts mit und aufwärts entgegen der Schwerkraft — vollzogen, die beide einander entgegenwirkenden Pole. So sind auch in der Arzneikraft, wie wir schon früher gehört, stets beide Polaritäten enthalten und je nach der Dosis kommt (Paracelsi „Gift und Balsam") der + oder — zur Äußerung, zwischen denen die ⊖ Dosis liegt. Wir haben also hier lediglich mit einem rhythmischen Polwechsel der Arznei zu tun.

Ähnliche Beobachtung einer Auf- und Abbewegung, eines Ansteigens (+), eines Abfallens (—) der Wirkungen und eines dazwischen liegenden „toten" oder neutralen Punktes kennt man aus der Mechanik bei der Hebelbewegung, aus der Schall- und Tonlehre, aus der Elektrizitätslehre und der physiologischen Wirkung schwächster, schwacher, starker und stärkster Ströme auf den menschlichen Körper.

Wir erkennen also auch hier wiederum das große Naturgesetz, das in verschiedener Form alles beherrscht.

Wie bei so vielen physikalischen Rätseldingen ist dieses natürlich lediglich als ein Versuch zu betrachten, Erscheinungen zu erklären und unserem Verständnis näherzubringen, die als solche feststehen und sich nicht ableugnen lassen.

Die Wirksamkeit der Hochpotenzen als solche steht ohne allen Zweifel fest und ist durch die Erfahrungen der Praxis durch viele Jahrzehnte, ja, von Hahnemann an gerechnet, fast ein Jahrhundert bewiesen.

Daran würde also auch nicht zu rütteln sein, wenn mein Versuch einer Erklärung dieser Erscheinungen unzutreffend wäre.*)

---

*) Daß die Erklärungen von Th. Krauß im allgemeinen richtig sind, beweisen die Forschungen über die Wirkung hoher Potenzen auf Organismen, welche in den letzten Jahren in der Kolloidbiologischen Station eines der größten deutschen Krankenhäuser bis ungefähr zur 30. Dez. Potenz durchgeführt worden sind. Das Ergebnis sehr zahlreicher Versuche war der Nachweis, daß ungefähr alle 6 Potenzen ein Minimum der Wirkung mit einem Maximum wechselt und daß besonders zwischen 13. und 17. Potenz das größte Minimum eintrat. Th. Krauß gibt ungefähr die 20. Potenz an, also sind seine auf Erfahrung gegründeten Beobachtungen durchaus richtig gewesen. Wieder ein Beweis von der überaus feinen Einfühlung dieses seltenen Mannes.

Ebenso lehrreich sind auch die neuesten Arbeiten von G. Ahlgren, B. Romeis und J. Wüst, die sich auch auf Wirkungen kleinster Mengen erstreckten. Sie konnten bei ihren sehr zahlreichen, peinlichst genau durchgeführten Versuchen bis jetzt Wirkungen bis zur 18. Dez. Potenz einwandfrei feststellen.

Schluß

Es konnte weder meine Aufgabe noch der Zweck meiner (Krauß) Darstellungen oder mein Ehrgeiz sein, glänzende Theorien auszudenken und zu beweisen, was ich berufeneren Gelehrten überlassen muß.

Ich habe mir lediglich die Aufgabe gestellt, das, was an der Jso-Komplex-Heilweise etwa fremd und unfaßbar schien, näher zu bringen und dem Begreifen und Verständnis zu erschließen.

Deshalb war ich bemüht, zu vermeiden, daß ich die Rätsel, welche die Jso-Komplex-Heilweise als etwas Neues und den herrschenden Ansichten und Meinungen ohne allen Zweifel direkt Widersprechendes bietet, etwa durch weitere noch größere Rätsel, das Unbekannte vielleicht durch noch Unbekannteres erkläre und beweise. Ich habe vielmehr die Vergleiche und Hinweise aus dem täglichen Leben zu nehmen gesucht.

Die Natur spricht immer und überall zu uns, wo wir nur auf ihre Worte hören wollen, und ihre Bücher sind für jeden offen aufgeschlagen, der in ihnen lesen will.

Doch ist sie nicht jedem gleich verständlich. Wie eine Braut will sie umworben sein und verdient errungen zu werden. Wie eine verschämte Braut spricht sie gern in Gleichnissen, die unser Herz und unsere Gedanken anregen und anspornen sollen, ihre Geheimnisse verstehen zu lernen, die sie hinter den Gleichnissen verbirgt.*)

Deshalb habe auch ich mich bemüht, das Unbekannte, das noch in der Jso-Komplex-Heilweise ruhte, an dem zu erläutern, was ich als bekannt voraussetzen durfte, und dabei gleichzeitig zu zeigen, wie die Natur im Großen und Kleinen nach denselben ewigen Gesetzen wirkt, werkt und schafft, was schon die alten Philosophen unter dem Zeichen des Triangels ✡ mystisch ausdrückten: „Was oben ist — ist auch unten".

Darum ist es auch keineswegs Zweck dieser Vorträge, die alten Lehrbücher zu entwerten oder überflüssig zu machen. Im Gegenteil,

*) „Alles Irdische ist nur ein Gleichnis". Goethe: „Faust".

die Werke Matteis werden mit den Werken von Paracelsus und Hahnemann immer der klassische Grundstein bleiben, auf dem das Gebäude der Jso-Komplex-Heilweise errichtet ist.

Mögen alle, welche mit JKH-Mitteln behandeln, wenn sie einst lange Jahre des Wirkens hinter sich haben, mit denselben Gefühlen des Dankes gegen die Vorsehung, gegen Gott und mit derselben Begeisterung für dieselbe zurückblicken, wie ich es heute tue, nachdem ich in meiner langjährigen Tätigkeit doch fast täglich neue Schätze, neue Schönheiten und Wahrheiten in dem unerschöpflichen, reinen Quell dieser Heillehre finden und entdecken konnte. Je länger ich sie kenne, desto lieber ist sie mir geworden, desto höher lernte ich sie einschätzen und bewundern, sie, die meinem Leben den schönsten Inhalt, die reinsten Freuden und die vollkommenste Befriedigung gegeben hat.

Gebrauchsanweisung

Die Aufstellung eines Heilplanes erfolgt nach folgenden Gesichtspunkten:

a) *Mittelwahl:* welche Mittel kommen in einem betreffenden Fall in Betracht?

b) *Potenzfrage:* in welcher homöopatischen Verdünnung muß das Mittel gereicht werden?

c) *Form der Anwendung:* sollen die Körnermittel trocken oder in Wasser gelöst, innerlich oder in irgend einer Form äußerlich angewandt werden?

d) *Zeitliche Anwendung:* in welcher zeitlichen Aufeinanderfolge sollen die Mittel eingenommen werden?

e) *Kurdauer:* Anhaltspunkte über die zeitliche Dauer der Kur.

Selbstverständlich kann eine derart kurze Darstellung keinen Anspruch auf Vollständigkeit machen; diese Heilweise kann überhaupt nicht erschöpfend abgehandelt werden; ist es ja nicht eine Angelegenheit reinen Wissens, sondern einer immer größeren persönlichen Erfahrung, der immer größeren künstlerischen Ausgestaltung der ärztlichen

Fähigkeiten. — Es kann dieses Thema also nur allgemein prinzipiell erörtert werden, etwa so, wie ein Maler die Prinzipien seiner Maltechnik bespricht. Die *Mittelwahl* richtet sich nach der in der Arzneimittellehre gegebenen Wirkungsweise der Mittel. — Es sei hier nochmals das Grundprinzip der Jso-Komplex-Heilweise hervorgehoben. Ein Leiden kann nicht rein lokal angegangen werden, noch weniger kann sich die Behandlung gegen Bakterien usw. richten, es muß vielmehr eine umfassende Belebung der Abwehrvorrichtungen des Organismus und die Reinigung der Stäfte und Zellen erfolgen. Für diesen Geist der Heilweise sprechen auch die zusammengesetzten Komplexe, die zugleich einen Wink geben für besonders günstige Mittelkombination. — Bei allen schweren Störungen sind die einfachen Komplexe vorzuziehen, weil gerade die kurz aufeinanderfolgenden Reize auf die verschiedenen Organe usw. besonders wirksam sind. Die zusammengesetzten Komplexe haben ihren Vorzug in der Billigkeit und in der größeren Einfachheit im Einnehmen.

Der Satz: *Similia Similibus curantur* ist in der Komplex-Heilmethode erweitert in: *Komplexa Komplexis curantur!*

Die *Potenzenfrage* ist wohl am meisten das Ergebnis gefühlsmäßigen Abwägens und Sache großer Erfahrung. Im allgemeinen lehrt die Erfahrung, daß die geographische Annäherung zum Äquator tiefe Potenzen verlangt, die Pol-Annäherung dagegen hohe und höchste Potenzen. In mitteleuropäischen Breitengraden wird durchschnittlich die Grundstärke bis 6. Verdünnung gebraucht, sensible Naturen jedoch auch hier 6.—10. Verdünnung, robuste Naturen die Grundstärke. Raucher und Trinker und Leute, die gewohnheitsmäßig andere Gifte (auch Arzneigifte, vor allem Alkaloide) zu sich nehmen, sind wie robuste Naturen zu bewerten, wenn ihr vegetatives Nervensystem durch derartige Stoffe stark abgestumpft ist. Personen, welche noch wenig belastet sind, vor allem Kinder, brauchen immer höhere Verdünnung, im allgemeinen 6.—10. Verdünnung. — Stoff-, Lymph- und Blutmittel (Adermittel 3) gibt man erfahrungsgemäß immer um einige Stufen tiefer als die Gewebemittel, und zwar kann man sich den Grund ungefähr so vorstellen: Der Abbau an den Geweben darf die Ausscheidung aus den Säften nicht übersteigen, da es sonst zu Stauungen von Stoffwechselschlacken in den Säften kommt, was starke Reaktionen und subjektive Störungen verursacht. Die Polarität der

Potenzen wirkt sich vor allem bei den Adermitteln aus. Ferner bei den Fiebermitteln, z. B. wirkt Fiebermittel in tiefer Potenz schweißtreibend, in hoher schweißlindernd. Reizerscheinungen verlangen im allgemeinen hohe Potenzen, Lähmungszustände tiefe Potenzen.

Anwendungsform: Die Mittel werden, namentlich wenn der Patient nicht bettlägerig ist und seiner Tätigkeit nachgehen kann, in trockener Form als Körner (Globuli) gegeben. Liegt der Patient im Bett und handelt es sich um schwerere Krankheiten, so ist die flüssige Verabreichung (Lösung der Körner oder Tabletten in Wasser und schlückchenweises Trinken derselben) oft wirksamer. Besonders bewährt bei Ad 1 Avena cp D 10, 10 Globuli in ein Glas Wasser, tagsüber schluckweise, zur Bekämpfung einer Entzündung, oder bei Fb 1 Aconitum cp D 10, 10 Globuli in ein Glas Wasser, tagsüber schluckweise, gegen Fieber und zur Beruhigung des Vegetativums und allgemeiner Reizzustände.

Häufig läßt man zusammen mit den Globuli der verschiedenen benötigten Körnermittel auch passende Fluida einnehmen.

Die *äußere* Anwendung unterstützt lokal die innere Mittelkur.

Salben: Am besten hält man sich an Originalpackungen! Diese enthalten die JKH-Mittel in geeigneten Kombinationen.

Die Stuhlzäpfchen zur lokalen Behandlung von After und Mastdarm enthalten die JKH-Mittel in einem geeigneten neutralen Arzneiträger.

Zur *Inhalation* im Sprayapparat eignet sich vor allem Fluid weiß zur Beruhigung und Kräftigung, Fluid grün gegen Eiterungen der Stirn- und Nasenhöhlen sowie der Lunge, Fluid gelb gegen Krampfzustände (Asthma, Keuchhusten).

Für *Umschläge, Wickel und Bäder, Gurgelungen, Darm- und Scheidenspülungen* sind ca. 10—20 Korn bzw. 10—20 Tropfen mit 1 Liter abgekochtem Wasser verdünnt unter denselben Gesichtspunkten anwendbar.

Hier sei noch besonders auf die *Augenbäder* aufmerksam gemacht: diese kommen mittels Augenbadegläser zur Anwendung und haben ihre wohltuende und heilende Wirkung bei allen Arten von Augenleiden erwiesen; speziell kommen folgende Mittel in Frage: *St 12, G 3, Ad 2, Fb 2* in Kombination mit den Fluida, vor allem Fluid weiß, grün und Hautwasser.

Ein weiteres äußerst dankbares Gebiet ist das sog. *Bestreichen von*

Nervenstellen mit den Fluida (s. Fig. S. 193). Das oft geübte Verfahren des „Ansetzens", wobei das geöffnete Fluidfläschchen auf irgend einen Nervenpunkt angesetzt wird, ist deshalb nicht ratsam, weil dabei leicht ein Verderben der Fluida stattfinden kann. Man bediene sich zum Bestreichen der Haut oder zum Auflegen auf einen Nervenpunkt eines mit abgekochtem Wasser angefeuchteten Wattebausches, auf den man etwa 10—30 Tropfen Fluid träufelt.

Zeitliche Aufeinanderfolge der Mittel: Es hat sich erfahrungsgemäß folgende Regel als nützlich erwiesen: Je akuter die Krankheit, desto häufiger das Einnehmen, event. alle 5—10 Minuten flüssig kindereßlöffelweise oder schluckweise; je chronischer das Leiden, desto seltener die einzelne Gabe, jedoch desto verschiedener die Reizmittel. Bei einer akuten fieberhaften Erkrankung gibt man z. B. in eine Tasse abgekochtes Wasser 10—30 Korn *St 10* alle 10—15 Minuten 1 Löffel voll. Diese Anwendung genügt meist, der Körper reagiert ja genügend, es kann sich also nur um eine günstige Wirkung des Fiebermittels auf die sympathische Regulierung und auf die Anregung kräftiger Ausscheidungen handeln! Dagegen gibt man bei chronischen Störungen, wo bereits alle möglichen Systeme einen Reiz zu intensiverer Tätigkeit brauchen, die verschiedenen Mittel im Wechsel. Man kann zweckmäßig Ader- und Lymphmittel im Laufe des Vormittags, Gewebemittel, Brustmittel, Konstitutionsmittel, was gerade in Betracht kommt, nachmittags im Wechsel, die Stoffmittel vor den Mahlzeiten geben; die Fluida 1—10 Tropfen am besten flüssig untertags öfters löffel- oder schluckweise. Oder man gibt die Mittel der Reihenfolge nach hintereinander: Als Beispiel diene folgende Verordnung: *G 1*, 6. Verdünnung, *Ad 1* und *Fb 1* in 6.—10. Verdünnung, alle 1—2 Stunden 1—3 Korn trocken im Wechsel (untertags). Vor jeder Mahlzeit 5—10 Korn *St 1*.

Kurdauer. Die Kur soll mindestens ½mal solang fortgesetzt werden, als die Zeit bis zum Schwinden der Symptome dauert. Bei chronischen Leiden ist das Gefühl der Besserung, die Beobachtung von Reaktionen und Ausscheidungen ein Zeichen, daß die Kur noch im Gange ist. Oft muß bei Stockungen im Heilverlauf zu anderen Mitteln und Potenzen gegriffen werden.

Verschiedenes

Achtung Diabetiker: Der Zuckergehalt von 2000 JKH-Kügelchen entspricht 1 BE. Bei einem durchschnittlichen Bedarf von täglich 50 Kügelchen würde das eine Zuckerbelastung von $1/40$ BE bedeuten, die man mit gutem Gewissen unbeachtet lassen kann.

Aufbewahrung. Die Mittel sollen bei mäßiger Temperatur aufbewahrt, nicht in unmittelbare Nähe des Ofens gelegt oder dem Frost ausgesetzt werden. Der Arzneikasten soll also möglichst an einer trockenen, geschützten Innenwand angebracht sein. Die Mittel bleiben dann sehr lange unverändert in ihrer Wirksamkeit.

Lösungen zum inneren und äußeren Gebrauch erneuere man täglich und benütze hiezu am besten abgekochtes, abgekühltes Wasser, niemals unabgekochtes gechlortes Wasser.

Diätetisches Verhalten während der Kur: Man meide hauptsächlich stark sauere Speisen (Essig), scharfe Gewürze (z. B. Pfeffer) und stark gesalzene Speisen und befleißige sich im allgemeinen einer naturgemäßen, vernünftigen Lebensweise. Man meide Schweine- und Gänsefleisch (Fleisch von stark gemästeten Tieren) und halte sich vornehmlich an Vegetabilien (Gemüse, Salate, Kartoffeln, Obst usw.).

Rezeptierbuch der Jso-Komplex-Heilweise, geb. DM 15,—

Medizinische, pharmazeutische oder sonstige wissenschaftliche Fragen werden durch die wissenschaftlichen Abteilungen ISO-Arzneimittel GmbH & Co KG, Regensburg, beantwortet.

Tierheilkunde. Zum Schlusse sei noch darauf hingewiesen, daß auch bei allen Erkrankungen der Tiere, wie Maul- und Klauenseuche, Rotz, Rotlauf, Krankheiten der Hunde, Geflügel und Bienen ausgezeichnete Erfolge erzielt werden. Prospekte und Auskunft durch ISO-Arzneimittel GmbH & Co KG, Regensburg.

KRANKHEITS-VERZEICHNIS

Anhang: Die JSO-Komplex-Heilweise auf einen Blick

Die geschichtliche Entwicklung der JSO-Komplex-Heilweise

Mitte des vorigen Jahrhunderts wurde die sogenannte Elektro-Homöopathie von dem italienischen Gelehrten Graf CESARE MATTEI entwickelt. Die Basis waren die Besonderheiten der spagirischen Zubereitung der Pflanzenauszüge nach PARACELSUS und Grundprinzipien der Homöopathie nach HAHNEMANN.

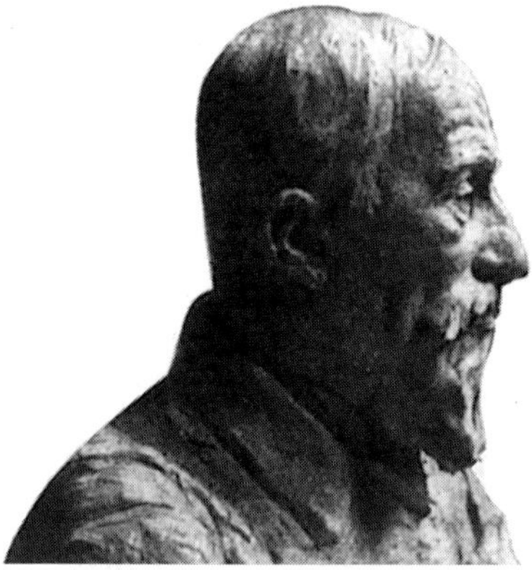

THEODOR KRAUSS (1864–1924), der führende Kenner der Elektro-Homöopathie in Deutschland, übernahm die Erkenntnisse MATTEIS und vertiefte sie.
In Zusammenarbeit mit JOHANNES SONNTAG, dem Inhaber der Regensburger Engel Apotheke, aus der 1923 das ISO-Werk hervorging, wurde die Elektro-Homöopathie zur heutigen JSO-Komplex-Heilweise (JKH) weiterentwickelt.

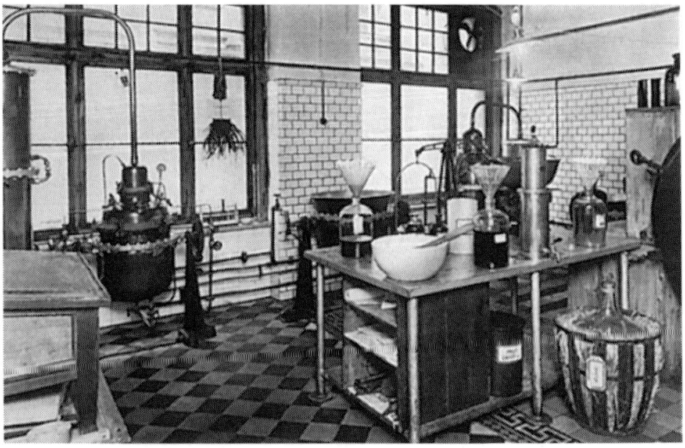

Das spagirische Herstellungsverfahren nach KRAUSS

Die Spagirik nach KRAUSS beruht auf den beiden Grundoperationen des „Trennens“ und wieder „Zusammenführens“.

Es zeichnet sich durch folgende Charakteristika aus:

Als Ausgangsstoff wird ausschließlich pflanzliches Material verwendet.

Die Vergärung im wäßrigen Milieu ist eine sehr schonende und natürliche Art, den Zellinhalt freizusetzen und damit wichtige Inhaltsstoffe zu gewinnen.

Durch die anschließende alkoholische Extraktion des Pflanzenrückstandes sind neben den wasserlöslichen Inhaltsstoffen auch die alkohol-

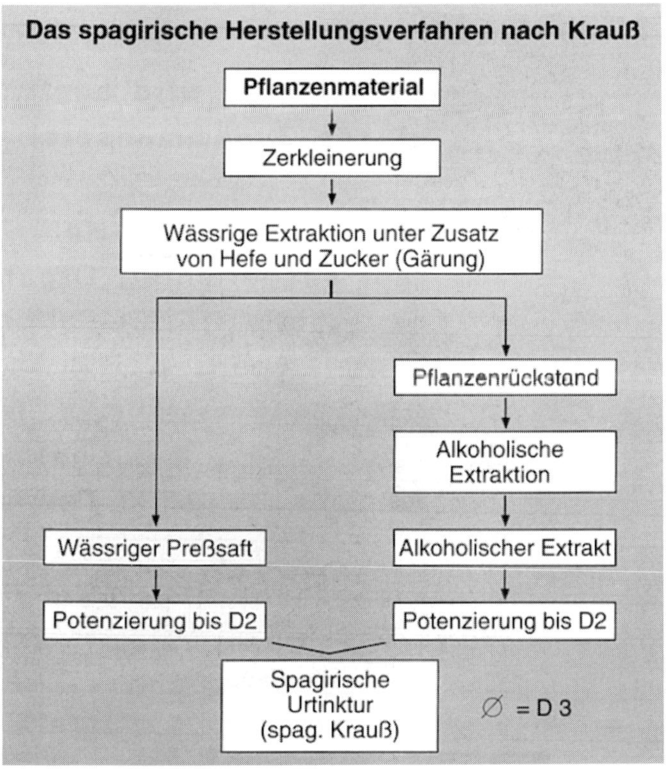

löslichen Inhaltsstoffe der Pflanzen im Arzneimittel enthalten, wodurch das spezifische Wirkungsspektrum gewährleistet wird.
Durch die Extraktion bei physiologischen Temperaturen wird eine Denaturierung der Inhaltsstoffe vermieden. Weitere Schritte wie Destillation oder Veraschung sind nicht dazwischengeschaltet.
Aufgrund der im Herstellungsverfahren enthaltenen Potenzierungsschritte ist gewährleistet, daß stark wirkende Inhaltsstoffe nie in einer Konzentration auftreten, in der toxikologische Nebenwirkungen zu befürchten sind.

Die Grundzüge der JSO-Komplex-Heilweise (JKH)

Die JSO-Komplex-Heilweise ist ein systematisch aufgebautes Heilsystem zur Behandlung vieler Erkrankungen.

Ganzheitsmedizinischer Therapieansatz

Der Organismus wird als vernetztes und selbstregulierendes System verstanden.
Demzufolge wird auch das Krankheitsgeschehen als komplexes Zusammenspiel mehrerer Organsysteme betrachtet.
Die JSO-Komplex-Heilweise ist darauf ausgerichtet, Organe bzw. Organsysteme in regulativer Weise zu beeinflussen.
Die wechselseitigen Beziehungen aller körperlichen Funktionen untereinander werden berücksichtigt.
Insbesondere die Förderung der Ausscheidungsfunktionen aller Organe spielen in der Therapie eine wichtige Rolle.

Ganzheitsmedizinisches Therapiesystem

Mit den Mitteln der JSO-Komplex-Heilweise ist eine medikamentöse Unterstützung auf mehreren körperlichen Regulationsebenen möglich.
Für die Behandlung stehen mehrere Arzneimittel aus verschiedenen Mittelreihen zur Verfügung, die je nach individuellem Beschwerdebild miteinander kombiniert werden.

Das System der JSO-Komplex-Heilweise

Systematischer Aufbau der Mittelreihen

Nach dem Therapiekonzept der JSO-Komplex-Heilweise steht ein reibungsloser Ablauf des Stoffwechsels im Vordergrund.

Stoffwechselmittel
Regulation der Stoffwechselvorgänge, wie z. B. Funktion des Magen-Darm-Traktes, der Leber, der Ausscheidungsorgane.

Lymphmittel
Unterstützung des Lymphsystems, wie z. B. Aktivierung der Drainagefunktion und Stimulation der körpereigenen Abwehr.

Adermittel
Beeinflussung des Herz- und Kreislaufsystems.

Brustmittel
Angezeigt bei Störungen des Respirationstraktes.

Fieber- und Nervenmittel
Beeinflussung aller nervösen Störungen der Organe einschließlich der Temperaturregulation.

Darmmittel
Förderung der Ausscheidungsfunktion des Darmes, Schaffung eines physiologischen Darmmilieus, Förderung der Widerstandskraft des Körpers.

Gewebemittel
Regenerierende Wirkung auf den Gewebeaufbau der Organe.

Konstitutionsmittel
Allgemein umstimmende und kräftigende Wirkung.

Fluide
Angezeigt bei nervösen Regulationsstörungen.

Systematische Zusammensetzung der einzelnen Arzneimittel

Alle Arzneimittel einer Mittelreihe bauen auf einem **identischen Grundkomplex** auf.

Beispiel Stoffwechselmittelreihe

Stoffwechselmittel-Grundkomplex
(in allen Stoffwechselmitteln enthalten)

Cochlearia officinalis spag. Krauß (Löffelkraut) Verdauungsstörungen, Gicht, Hautausschläge.	**Hydrastis canadensis spag. Krauß** (Gelbwurz) Erkrankungen des Verdauungstraktes mit besonderer Beziehung zu den Schleimhäuten, Lebererkrankungen, Drüsenverhärtungen, Hauterkrankungen.
Matricaria chamomilla spag. Krauß (Kamille) Magen- und Darmerkrankungen, Lebererkrankungen, Krämpfe und Koliken, Reizbarkeit und Überempfindlichkeit, krampfartige Schmerzen.	**Nasturtium officinale spag. Krauß** (Brunnenkresse) Ausscheidungsfördernd, chronische Leber-, Nieren-, Blasen- und Hauterkrankungen.
Sarsaparilla spag. Krauß (von versch. Smilax-Arten stammend, bes. Smilax utilis) Harn- und stuhltreibend, blutreinigend, Gicht, Steinleiden, juckende Hautausschläge, Marasmus.	**Scrophularia nodosa spag. Krauß** (Braunwurz) Drüsenschwellungen, chronische Hautausschläge, Wundheilmittel.

Tussilago farfara spag. Krauß (Huflattich)	**Veronica officinalis spag. Krauß** (Echter Ehrenpreis)
Tonikum, schleimlösend.	Leber-, Gallen- und Darmerkrankungen, Stomachikum.

Durch diese Bestandteile ergibt sich für alle Stoffwechselmittel eine **vergleichbare Grundwirkung:**

Regulative und ausgleichende Beeinflussung des Stoffwechsels.

Durch jeweils spezielle zum Grundkomplex hinzukommende Bestandteile wird jedem einzelnen Arzneimittel einer Mittelreihe eine **spezifische Wirkungsrichtung** verliehen.

Stoffwechselmittel 1
Cochlearia cp

Strychnos nux-vomica
spag. Krauß
(Brechnuß)

Magenerkrankungen, z. B. akute und chronische Reizzustände des Magens, u. a. als Folge von fetten oder schwer verdaulichen Speisen oder übermäßigem Alkohol- und Nikotingenuß.

Stoffwechselmittel 2
Lycopodium cp

Lycopodium clavatum
spag. Krauß
(Kolben-Bärlapp)

Leber- und Gallenerkrankungen, z. B. als Folge von Gallensekretionsstörungen, und Erkrankungen der ableitenden Harnwege wie z. B. Blasenkatarrh.

Die weiteren Stoffwechselmittel:

- **Stoffwechselmittel 3**
  Scrophularia cp
- **Stoffwechselmittel 4***
  Sarsaparilla cp
- **Stoffwechselmittel 5**
  Berberis cp
- **Stoffwechselmittel 6**
  Solidago cp
- **Stoffwechselmittel 7***
  Malva cp
- **Stoffwechselmittel 8***
  Veronica cp
- **Stoffwechselmittel 9***
  Nasturtium cp
- **Stoffwechselmittel 10**
  Centaurium cp
- **Stoffwechselmittel 11**
  Lobelia cp S
- **Stoffwechselmittel 12**
  Euphrasia cp

* Die Stoffwechselmittel 4, 7, 8, 9 sind Stoffwechselmittel-Komplexe, die durch einen Komplex aus einer anderen Mittelreihe ergänzt wurden.

Die JSO-Komplex-Heilweise im Überblick

Stoffwechselmittel

Stoffwechselmittel 1 Cochlearia cp
Magenerkrankungen, z. B. akute und chronische Reizzustände des Magens, u. a. als Folge von fetten oder schwer verdaulichen Speisen sowie übermäßigem Alkohol- und Nikotingenuß.

Stoffwechselmittel 2 Lycopodium cp
Leber- und Gallenerkrankungen, z. B. als Folge von Gallensekretionsstörungen, und Erkrankungen der ableitenden Harnwege wie z. B. Blasenkatarrh.

Stoffwechselmittel 3 Scrophularia cp
Chronische Dermatosen, z. B. Ekzeme, u. a. auch bei entzündlichen Darmerkrankungen, z. B. Enteritis, Kolitis.

Stoffwechselmittel 4 Sarsaparilla cp
(St 2, K 1). Harnröhren- und Blasenkatarrh.

Stoffwechselmittel 5 Berberis cp
Funktionsstörungen des Leber- und Gallensystems, u. a. als Spezifikum zur Leberschutztherapie, und bei Störungen der Harnsäureausscheidung.

Stoffwechselmittel 6 Solidago cp
Anregung des Nierenstoffwechsels, z. B. bei Entzündungen der Nieren, u. a. als Folge von arteriosklerotischen Veränderungen, und zur Prophylaxe von Nieren- und Blasensteinen.

Stoffwechselmittel 7 Malva cp
(St 1, Ad 1). Akute Entzündungen des Magen-Darm-Trakts, der Drüsen und der Schleimhäute.

Stoffwechselmittel 8 Veronica cp
(St 1, Ad 3). Magenleiden, u. a. mit Anämie und Schwächezuständen.

Stoffwechselmittel 9 Nasturtium cp
(St 5, Fb 1). Nervöse Störungen des Magen-Darm-Traktes, Magen-Darm-Koliken, u. a. auch bei ungenügender Gallensäuresekretion.

Stoffwechselmittel 10 Centaurium cp
Infektions- und Erkältungskrankheiten.

Stoffwechselmittel 11 Lobelia cp S
Erbrechen und Nausea, insbesondere bei Reisekrankheit, Hyperemesis gravidarum und Migräne.

Stoffwechselmittel 12 Euphrasia cp
Bindehautentzündungen verschiedener Genese.

Lymphmittel

Lymphmittel 1 Echinacea cp
Steigerung der körpereigenen Abwehr (Immunstimulation), z. B. bei Entzündungen der Haut und Schleimhäute sowie der Lymphdrüsen.

Lymphmittel 2 Abrotanum cp
(Lf 1, Ad 3, St 1). Anregung des Stoffwechsels, Blut- und Lymphsystem, z. B. bei Schwächezuständen verschiedener Genese.

Adermittel

Adermittel 1 Avena cp
Anregung von Herz und Kreislauf, z. B. bei Herzschwäche und Hypotonie.

Adermittel 1 Avena cp D10
Entzündungen sowie Beruhigung von Herz und Kreislauf, z. B. bei Hypertonie, und Blutstillung.

Adermittel 2 Hamamelis cp
Venöse Stauungszustände, z. B. Varikosis oder postthrombotisches Syndrom.

Adermittel 3 Hydrastis cp
Anämie sowie andere Erkrankungen des Blutes und der blutbildenden Organe.

Brustmittel

Brustmittel 1 Adiantum cp
Katarrhe der Atemwege.

Brustmittel 2 Phellandrium cp
Chronische Katarrhe der Atemwege mit zähem Sekret.

Brustmittel 3 Drosera cp
Erkrankungen der Atemwege, z. B. Keuchhusten, spastische Bronchitis, Asthme bronchiale, insbesondere bei Kindern.

Brustmittel 4 Ipecacuanha cp
Chronische Erkrankungen der Atemwege, z. B. Asthma bronchiale und Emphysembronchitis, insbesondere im höheren Lebensalter.

Brustmittel 5 Teucrium cp
(Br 2, G 5, K 1). Konstitutionelle Schwäche, insbesondere der Atemorgane.

Brustmittel 6 Eucalyptus cp
(Br 1, G 5). Chronischer Bronchialkatarrh.

Brustmittel 7 Galeopsis cp
(Br 2, Ad 1, G 5). Akute Entzündungen der Bronchien und der Lunge, wie z. B. Husten mit eitrigem Auswurf.

Brustmittel 8 Glechoma cp
(Br 2, Fb 1, G 5). Chronische Bronchialerkrankungen mit subfebrilen Temperaturen und Nachtschweiß.

Brustmittel 9 Polygala cp
(Br 1, Fb 1, G 5). Akute, fieberhafte Bronchialerkrankungen mit krampfartigem Husten.

Fieber- oder Nervenmittel

Fiebermittel 1 Aconitum cp
Störungen des vegetativen Nervensystems, z. B. vegetative Dystonie, u. a. auch bei Neurasthenie und nervösen Erschöpfungszuständen.

Fiebermittel 1 Aconitum cp D10
Erhöhter Puls, Herzklopfen, Unruhezustände, Krämpfe und Fieber.

Fiebermittel 2 Cinchona cp
Neuralgien.

Darmmittel

Darmmittel 1 Allium cp
Akute Darmerkrankungen, z. B. Infektionen, Nahrungsmittelintoxikationen u. a. mit Diarrhoe.

Darmmittel 2 Tanacetum cp
Chronische Darmerkrankungen verschiedener Genese.

Gewebemittel

Gewebemittel 1 Caulophyllum cp
Frauenleiden, z. B. in der Pubertät, Schwangerschaft und im Klimakterium.

Gewebemittel 2 Equisetum cp
Anregung der Diurese, z. B. bei Katarrhen der ableitenden Harnwege, insbesondere der Blase.

Gewebemittel 3 Mezereum cp
Entzündliche und allergische Dermatosen verschiedener Genese.

Gewebemittel 4 Symphytum cp
Knochen-, Gelenk- und Bindegewebserkrankungen, u. a. der Nägel und Haare.

Gewebemittel 5 Conium cp
Trophische Dermatosen wie z. B. Ulcera und Drüsenerkrankungen.

Gewebemittel 6 Vincetoxikum cp
Nierenerkrankungen wie z. B. Steinleiden sowie Hyperurikämie und Gicht.

Gewebemittel 7 Millefolium cp
(G 5, Ad 2). Chronische Entzündungen wie z. B. Ulcus cruris, insbesondere als Folge von venösen Stauungszuständen, sowie z. B. Varikosis, postthrombisches Syndrom.

Gewebemittel 8 Chelidonium cp S
(G 10, St 2). Erkrankungen des Leber- und Gallensystems, insbesondere mit chronischer Obstipation.

Gewebemittel 9 Pulsatilla cp
(G 5, St 1, Ad 3). Ernährungs- und Stoffwechselstörungen als Folge von funktionellen Störungen des Magen-Darm-Trakts, der Leber und des Lymphsystems.

Gewebemittel 10 Podophyllum cp
Neurovegetative Störungen des Magen-Darm-Kanals.

Gewebemittel 11 Rhus toxicodendron cp
(G 5, St 5, Ad 2, Lf 1). Erkrankungen des rheumatischen Formenkreises, z. B. rheumatoide Arthritis, Arthrose und Gicht, und bei chronischen Dermatosen.

Gewebemittel 12 Sanguinaria cp
(G 1, Ad 1). Akute Entzündungen der Schleimhäute und Drüsen, insbesondere bei Frauen.

Gewebemittel 13 Ailanthus cp
Entzündungen des Rachenraums wie z. B. Tonsillitis, Laryngitis und Pharyngitis.

Gewebemittel 14 Belladonna cp
(G 13, Ad 3, Fb 1). Fieberhafte und eitrige Entzündungen von Rachen, Mandeln und Kehlkopf.

Gewebemittel 15 Condurango cp
Magenerkrankungen, z. B. Gastritis, chronischer Reizmagen und Refluxbeschwerden.

Gewebemittel 16 Nux vomica cp
(G 15, St 1, Ad 3). Chronische Magenbeschwerden.

Gewebemittel 17 Rhus aromatica cp
Blasenentleerungsstörungen verschiedener Ursache, z. B. Harnverhaltung.

Gewebemittel 17 Rhus aromatica cp D10
Harninkontinenz und Enuresis.

Konstitutionsmittel

Konstitutionsmittel 1 Thuja cp
Umstimmung des Organismus, z. B. bei Stoffwechselerkrankungen und deren Folgen, u. a. bei chronischen Dermatosen.

Konstitutionsmittel 2 Steffensia cp
(K 1, St 2, G 17). Chronische Harn- und Blasenleiden.

Konstitutionsmittel 3 Phytolacca cp
(K 1, Ad 2, G 5). Chronisch-entzündliche Erkrankungen der Haut, der Schleimhäute und der Drüsen.

Konstitutionsmittel 4 Clematis cp
(K 1, Ad 2, W 1). Chronische Hauterkrankungen, Eiterungen, Geschwüre.

Konstitutionsmittel 5 Vinca minor cp
(K 1, Ad 3, G 3, St 5). Chronische Hautausschläge, z. B. Ekzeme.

Fluide

Capsella cp-Fluid
Tonisierung des arteriellen Gefäßsystems sowie Blutstillung.

Populus cp-Fluid
Venöse Stauungszustände, z. B. bei Varikosis und Ulcus cruris, und chronische Entzündungen der Haut und Schleimhäute, u. a. bei Eiterungen, Fistelbildungen und Geschwüren.

Rhododendron cp-Fluid
Entzündliche und degenerative Muskel- und Gelenkerkrankungen sowie Neuralgien und Paresen.

Sambucus cp-Fluid
Spasmen des Magen-Darm-Traktes, der Atem-, Harn- und Gallenwege

Viscum album cp-Fluid S
Erschöpfungszustände mit Nervosität und erhöhter Reizbarkeit, u. a. im Klimakterium, und nervöse Erregungszustände u. a. bei Herzneurosen und Schlafstörungen.

Vis-Ca-Rhod S
Vegetative Dystonie mit Gefäßlabilität, wie z. B. Schwächezustände oder Hypotonie, und depressiven Zuständen, Föhnempfindlichkeit, z. B. Migräne, sowie Muskel- und Gelenkaffektionen.

Vis-Po-Sam S
Akute und chronische Entzündungen, u. a. mit Spasmen, Übererregbarkeit oder Schlaflosigkeit, insbesondere bei Stoffwechselerkrankungen, Leber- und Nierenleiden.

Ad = Adermittel
Br = Brustmittel
Fb = Fieber- oder Nervenmittel
G = Gewebemittel
K = Konstitutionsmittel
Lf = Lymphmittel
St = Stoffwechselmittel
W = Darmmittel

Hinweise zur Anwendung und Dosierung

Die Streukügelchen (Globuli)

- Allgemeine Dosierung:
  3mal täglich 10 Globuli.
- Etwa 30 Minuten vor den Mahlzeiten einnehmen und langsam im Mund zergehen lassen.
- Die drei Arzneimittel Adermittel 1 Avena cp, Fiebermittel 1 Aconitum cp und Gewebemittel 17 Rhus aromatica cp in der **Potenz D10** werden geringer dosiert: 3–5 Globuli in $\frac{1}{8}$ l Wasser auflösen und über den Tag verteilt schluckweise trinken.

Hinweis für Diabetiker: Der Zuckergehalt von 80 JKH-Globuli beträgt etwa 1 g. Etwa 1000 Globuli entsprechen damit 1 BE.

Die Fluide (Tropfen)

Orale Einnahme

- Allgemein gilt:
  3mal täglich 5 Tropfen direkt auf die Zunge oder mit etwas Wasser verdünnt einnehmen.

Topische Anwendung

- Für Einreibungen bzw. Umschläge das Fluid unverdünnt oder in etwas Wasser verdünnt auftragen.